Carl-Auer

Agnes Kaiser Rekkas

Die Farben von Amalfi

Suggestionen in der Hypnose – sensibel, stimmig, sinnvoll

2025

Themenreihe »Hypnose und Hypnotherapie«
hrsg. von Bernhard Trenkle
Reihengestaltung: Uwe Göbel
Umschlaggestaltung: B. Charlotte Ulrich
Umschlagmotiv: AdobeStock © VerAtro
Redaktion: Celine Eßlinger
Satz: Drißner-Design u. DTP, Meßstetten
Printed in Germany
Druck und Bindung: CPI books GmbH, Leck

MIX
Papier | Fördert gute Waldnutzung
FSC
www.fsc.org
FSC® C083411

CPI klimaneutral
Mehr Bäume.Weniger CO_2

Erste Auflage, 2025
ISBN 978-3-8497-0577-0 (Printausgabe)
ISBN 978-3-8497-8520-8 (ePUB)

Bibliografische Information der Deutschen Nationalbibliothek:
Die Deutsche Nationalbibliothek verzeichnet diese Publikation
in der Deutschen Nationalbibliografie; detaillierte bibliografische
Daten sind im Internet über http://dnb.d-nb.de abrufbar.

Informationen zu unserem gesamten Programm, unseren Autoren
und zum Verlag finden Sie unter: **https://www.carl-auer.de/**
Dort können Sie auch unseren Newsletter abonnieren.

Carl-Auer Verlag GmbH
Vangerowstraße 14 • 69115 Heidelberg
Tel. +49 6221 6438-0 • Fax +49 6221 6438-22
info@carl-auer.de

Inhalt

Einleitung: Die hypnotische Suggestion – eine Verführung

In Praxis und Lehre der Hypnose galt meine Vorliebe, neben meinem Spezialgebiet der »Ideomotorik«, stets dem Spiel mit der hypnotischen Sprache, angewandt in der Medizin und Psychotherapie, wie auch für gute Performance, sei es im Sport oder in der Musik. Nach rund 40 Jahren voller Überraschungen, Einsichten und Rückschlüsse im Rahmen der Arbeit mit Hypnose möchte ich nun gezielt meine Erfahrungen zum Gelingen und bestmöglichen Wirken von Suggestionen darstellen. Wie mit meinen bisherigen Fachbüchern zur Hypnose mache ich auch hier ein praxisorientiertes Lern- und Trainingsangebot, weshalb ich mich bezüglich der Theorie kurzfasse und nur pointiere, was mich persönlich besonders beeindruckt.

Das Phänomen Suggestion und Hypnose wird in Literatur und Wissenschaft thematisiert, seit der Begriff Hypnose Mitte des 19. Jahrhunderts das Licht der Welt erblickte und man begann, eigens induzierte Trancezustände therapeutisch zu nutzen. Tauchen wir in den Fundus der Werke zur und über die Suggestion ein, wird es immer interessanter, zumal manche Fragestellung aus früheren Zeiten auch heute noch bedeutsam ist. Zugleich wird es immer vielschichtiger, sodass es einiger Disziplin bedarf, das Ziel für das eigene Unterfangen im Auge zu behalten. So habe ich mich während der Arbeit am Manuskript zu diesem Buch dazu verleiten lassen, länger als geplant bei Hippolyte Bernheim (1840–1919) zu verweilen. Der französische Internist, Psychiater, Neurologe und Professor an der medizinischen Fakultät von Nancy vertrat schon 1884 in seiner Suggestionslehre die Überzeugung, dass der hypnotische Zustand eine psychische Reaktion auf bestimmte Suggestionen sei, und löste damit ältere Hypnose- bzw. Somnambulismus-Konzepte des Mesmerismus und des animalischen Magnetismus ab.

Von der leider nur auf Französisch publizierten, liebevoll recherchierten Biografie Bernheims, verfasst von seiner Großnichte Cathy Bernheim (Bernheim 2011), war ich derart eingenommen, dass ich im Fitnessstudio auf dem Laufband so einige Kilometer zurückgelegt habe, um das Ringen Bernheims um Erkenntnis wie Anerkennung der Möglichkeiten von Hypnose in der damaligen Zeit und ebenso den

Sinn von Suggestionen zu begreifen. Seine menschliche Art des Umgangs mit den Patienten[1], sein unermüdlicher Forschungsdrang und seine vielen dahingehenden Experimente sowie die letztlich daraus resultierende Überzeugung, nur die stimmige Suggestion könnte in der Hypnose Wirkung zeigen, haben mich fasziniert.

Nachvollziehbar, dass Freud es wert fand, Bernheims Schriften zu übersetzen (Bernheim 1888), obwohl er später aus vielerlei Gründen von der Hypnose abließ. Seinen damaligen Kenntnissen entsprechend wendete er sie in gewisser Weise »ungeschliffen« und autoritär an und damit weniger erfolgreich, als er es wünschte. Er wertete die ihm bekannte Form der Hypnose sogar als »verführend, missbräuchlich, spektakulär und paramedizinisch« ab (vgl. Oswald 2017).

Bernheims geradezu moderne Überzeugung, dass Fremdsuggestion nur als Anregung zur Autosuggestion wirksam werden kann (vgl. Revenstorf u. Prudlo 1994), war Freud nicht zugänglich, auch wenn er bis zu seinem Lebensende das Rätsel von Suggestion und posthypnotischem Auftrag zu entschlüsseln versuchte, wovon ein 1938 aufgespannter *Regenschirm* zeugt:

> »Man kann an hypnotisierten Personen experimentell nachweisen, dass es unbewusste psychische Akte gibt und dass die Bewusstheit keine unentbehrliche Bedingung der Aktivität ist. Wer einen solchen Versuch mitangesehen, hat von ihm einen unvergesslichen Eindruck empfangen und eine unerschütterliche Überzeugung gewonnen. Es geht ungefähr vor sich: Der Arzt betritt das Krankenzimmer im Spital, stellt seinen Regenschirm in eine Zimmerecke, versetzt einen der Patienten in Hypnose und sagt ihm: ›Ich gehe jetzt fort, wenn ich wiederkomme, werden Sie mir mit aufgespanntem Schirm entgegengehen und ihn über meinen Kopf halten.‹ Arzt und Begleiter verlassen darauf den Raum. Sobald sie wiedergekommen sind, vollzieht der jetzt wache Kranke genau das, was ihm in der Hypnose aufgetragen wurde. Der Arzt stellt ihn zur Rede: ›Ja was machen Sie denn da? Was hat das für einen Sinn?‹ Der Patient ist offenbar verlegen, er stammelt etwas wie: ›Ich dachte nur, Herr Doktor,

1 *Kleiner Hinweis zur Gendersprache:* Ich benutze sie nicht und verweise darauf, dass es in unserer deutschen Sprache, die mir bekannterweise am Herzen liegt, einen kategorialen Unterschied zwischen Genus und Sexus gibt. Das Maskulinum (Patient, Klient, Therapeut) ist keine »männliche Form«, sondern eine grammatische Kategorie, ebenso wie das Femininum und das Neutrum. Eine grundsätzliche Kopplung von grammatischem und biologischem Geschlecht gibt es im Deutschen nicht, was Wörter wie »Mensch«, »Person« oder »Opfer« belegen. Neulich wurde ich zu einem Podcast eingeladen, als »Gästin«. Als ich wissen ließ, dass ich nicht »gendere«, lud man mich sofort wieder aus, und das ziemlich unzimperlich, obwohl ich nicht mal »Mann« bin.

> da es draußen regnet, würden Sie den Schirm schon im Zimmer aufspannen.‹ – Eine offenbar unzulängliche Auskunft, im Augenblick erfunden, um sein unsinniges Benehmen irgendwie zu motivieren. Aber uns Zuschauern ist es klar, dass er sein wirkliches Motiv nicht kennt. Wir kennen es, denn wir waren zugegen, als er die Suggestion erhielt, die er jetzt befolgt hat, während er von ihrem Vorhandensein in ihm nichts weiß.« (Freud 1938, S. 145)

Inzwischen ist die Forschung, sowohl im kognitiv-emotionalen Bereich als auch in der Neurowissenschaft, zum Thema Suggestibilität und Suggestion weit fortgeschritten. Der große Nestor moderner Suggestionsforschung, mein Freund und Kollege Vladimir Aristos Gheorghiu (1926–2010), hat dabei einen unschätzbaren Beitrag geleistet. Er postuliert und belegt in Studien die folgenden, in ihrer Konsequenz vollkommen logischen und allgemeingültigen – von Therapie noch unabhängigen – Thesen:

1) Alle psychischen und psychophysiologischen Prozesse erweisen sich als durch Suggestionsabläufe beeinflussbar.
2) Jeder Mensch beeinflusst sich selbst und seine Mitmenschen durch explizite und implizite suggestive Richtungszuweisungen.
3) In jedem Lebens- und Tätigkeitsbereich, der auf zwischenmenschlichen Beziehungen beruht, kommt eine Vielfalt verbaler und nonverbaler Ausdrucksformen direkter und indirekter Suggestionen zum Ausdruck.

Stimmt. So erlebe ich, wiederum beim Fitnesstraining, das ich weniger aus Freude als aufgrund einer Mischung von Eitelkeit und disziplinierter Osteoporoseprophylaxe durchstehe, eine sehr motivierende Suggestion: Bei bestimmten Geräten gibt es nach dem 10. Krafteinsatz netterweise eine kleine Pause von etwa 8 Sekunden. Innerhalb dieser ist ein muskelbepackter, gebeugter Männerarm auf dem Bildschirm zu sehen, anfangs ganz in Grau. Doch bald schon füllt sich dieser langsam, aber stetig, von unten nach oben mit energievollem Sonnengelb an. Und wie sich das so sonnige Gelb in den Männerarm ergießt, merke auch ich eindeutig Kraft in meine strapazierten Muskeln strömen, sodass ich gleich wieder bereit bin, alles zu geben.

Hypnotische Beeinflussung und Fremd- wie Selbstsuggestion ist ein Teil des allgemein menschlichen Erlebens, der vorerst nichts mit Therapie zu tun hat und im Weiteren auch nicht Gegenstand der Betrachtung sein soll. Hier geht es um das Gelingen von Suggestion für ein persönliches, oft therapeutisches, Ziel. Für Gheorghiu ist in diesem Zusammenhang relevant, dass bei jeder Person ein Zustand von Unsicherheit, Ungewissheit und Instabilität die subjektive Suggestibilität mehr oder weniger erhöht – eine Erkenntnis, die genutzt werden kann.

Die Beteiligung suggestionaler Geschehnisse an Adaptionsabläufen zur Stabilisierung des Individuums sind empirisch gut erkannt und verhelfen dazu in Form von:

1) Stabilisierung durch Auflösung von Ambiguität und Ungewissheit
2) Stabilisierung durch Erhaltung (!) von Ungewissheit (Ambiguitätstoleranz)
3) Stabilisierung durch Labilisierung
4) Stabilisierung durch Aktivierung latenter Verfügbarkeit bzw. Ressourcen.

Vor diesem Hintergrund erklärt er die mögliche Wirksamkeit von Suggestionen, hier bezogen auf die Hypnotherapie.

Für den (Psycho-)Therapeuten trägt das Einsetzen von direkten und indirekten Suggestionsverfahren dazu bei,

- die Gerichtetheit der Person zu unterstützen und folgerichtig durch Auflösung oder Reduktion von Ungewissheit und Instabilität ihre Reaktionsbereitschaft zur Durchsetzung ihrer Bedürfnisse und Beweggründe zu begünstigen;
- über die Reduktion vorhandener Freiheitsgrade das Individuum auf ökonomischerem Wege zu eindeutigen Beurteilungen und Handlungsweisen gelangen zu lassen;
- latente psychische und psychophysiologische Dispositionen auf diesem Wege überhaupt erst verfügbar zu machen und zu utilisieren

(Gheorghiu 2000).

Milton H. Erickson hat das Substrat aller Forschungsarbeit zur Suggestion auf der Erlebnisebene geradezu simpel und zugleich meisterhaft in einem knappen Satz verifiziert. So wird erzählt:

> Milton Erickson wird eines Tages von einem sympathisch wirkenden jungen Mann aufgesucht, hochgewachsen, modisch gekleidet, gut ausschauend. Der junge Mann erklärt, er käme nicht wegen einer Therapiesitzung, sondern nur, um ihm die Hand zu geben und Danke zu sagen. Erickson schaut ihn verwundert an und meint, dass er ihn nicht kenne. Der junge Mann erwidert: »Das glaube ich Ihnen, Doktor Erickson, denn es ist viele Jahre her, dass ich bei Ihnen war, da war ich ein Kind. Meine Mutter hatte mich gebracht und 1 Stunde hier über mich geschimpft und lamentiert und sich beklagt, wie schrecklich ich sei. Faul, schlecht in der Schule, überhaupt ein ganz unerträgliches, miserables Kind. Sie schwiegen über die gesamte Sitzung und reagierten zur Empörung meiner Mutter überhaupt nicht auf ihr Lamentieren. Als wir uns dann verabschiedeten, gaben Sie mir Ihre Hand, schauten mir bedeutungsvoll in die Augen und sagten zu mir: ›*Mein Junge, ich bin neugierig, wie du da rauskommen wirst.*‹ Das war alles und dafür danke ich Ihnen.«

Generationen von Therapeuten und Hypnotherapeuten wurden von Milton H. Ericksons einzigartig sensibler Art, Hypnose zu praktizieren und Suggestionen zu verstecken oder einzubetten, inspiriert. Das spiegelt sich auch in dem dicken roten *Handbook of Hypnotic Suggestions and Metaphors* der American Society of Hypnosis, wider, herausgegeben von Corydon Hammond (1990). Mitgebracht vom Kongress der ISH 1997 in San Diego CA und aufgewertet durch Hammonds motivierend suggestive Signierung *To Agnes, respected colleague and hypnotherapist, with warm best wishes, Corydon,* hat es mich mit seiner Fundgrube an Hypnoseinterventionen und Suggestionsangeboten über viele Jahre begleitet.

Das Akzeptieren einer Suggestion verlangt eine gewisse Suggestibilität vonseiten des Hypnotisanden (Klient/Patient), vor allem aber die Stimmigkeit von Form, Inhalt und Zeit in Bezug auf die Person und ihr Thema. Je feinsinniger der Therapeut in Kontakt mit seinem Gegenüber tritt, umso größere Chance haben Suggestionen, bewusst wie unbewusst angenommen zu werden und Wirkung zu entfalten.

Teil 1 dieses Buches widmet sich in dieser Hinsicht der Grundlage für Treffsicherheit von Suggestionen. So wird das suggestive Gesamtgeschehen der hypnotischen Therapiesitzung, in der sich in chronologischer Folge 14 elementare Phänomene beobachten lassen, betrachtet. Es geht weiter über Unsinn und Sinn von Suggestionen bis hin zur Möglichkeit sehr einfacher, aber klarer Suggestionen, die im einfachen und klaren Kontext das Mittel der Wahl sind. Die Zeichnung der suggestiven Selbstbeeinflussung kumuliert dank einer

Studie an der Uni Basel in der reinen Vorstellung der Einnahme einer Placebopille zur erfolgreichen Reduktion von Prüfungsangst. Nackte Selbstsuggestion mit angstbrechendem Erfolg.

Wird das Thema komplexer, das Anliegen dringender und die Situation drängender, ist für den kunstvollen Einsatz von Suggestionen in Hypnose dann mehr als nur Fachwissen, Hypnotisierfähigkeit, Erfahrung und positive Formulierung gefragt. Hier ist die Resonanzfähigkeit des Therapeuten Voraussetzung für intuitives Formulieren von passgenauen Suggestionen und damit geschmeidiges »Verführen« zu dem, was im Bereich des Bestmöglichen liegt. Suggestionen treffen dann »ins Schwarze«, können Leben umkrempeln und manchmal sogar retten, was in den *Teilen 2–4* mit beispielhaften Tranceanleitungen und Fallbeschreibungen nachvollzogen werden kann.

Teil 2 präsentiert im ersten Unterkapitel anhand von vier Hypnosetexten in *detaillierter Aufschlüsselung* Intention und Gestaltung der zielgerichteten Suggestionen zu völlig unterschiedlichen Problembereichen. Danach folgt ein Text mit besonderem Augenmerk auf der *organisatorischen Struktur*, um die suggestive Dramaturgie – wie bei einem Musikstück – in einem Hypnosetext zu erschließen. Im dritten Unterkapitel mit seinen 24 Hypnoseanleitungen werden die *wichtigen Suggestionen* allein durch Markierung hervorgehoben, was implizites Lernen ermöglicht.

Teil 3 mit seinen *Hypnoseserien* lässt den Leser in eine Art von sieben fesselnden hypnotischen Fortsetzungsromanen mit bis zu sechs Folgen eintauchen. Inhalte sind die Bewältigung schwerer Beeinträchtigung, die Lösung vom Trauma an Leib und Seele und lebensbedrohliche Krisen bis hin zu deren Meisterung.

Teil 4 gibt die suggestiven Inhalte *längerer Therapieverläufe* wieder. Themen sind Selbstfindung, Lösung von Zwang durch Liebe und die bemerkenswert positive Wirkung auf das Befinden beim Krankheitsbild der Multiplen Sklerose, auf der körperlichen Ebene in Bezug auf Kraft, Ausdauer und Beweglichkeit, vor allem aber auf der psychischen Ebene.

Da hier jedes Wort, jede Suggestion und jede Geschichte unter dem Stern der Hypnose steht, findet Lernen hier auch hypnotisch statt, d. h. permissiv und unbewusst. Alle Texte sind zwar mal ausführlicher, mal sparsamer didaktisch aufbereitet, sollen aber vor allem dazu anregen, beim Lesen und Nachempfinden in den berühmten hypnotischen Flow zu kommen und sich dabei für die ganz eigene, persönliche Arbeitsweise bereichern zu lassen.

Fünf Hypnoseanleitungen haben einen QR-Code für die Audioversion der präsentierten Texte. Hiermit wird die Art des besänftigenden oder auch ermunternden Sprechens, mit der so wichtigen Betonung und den Pausen, sowie dem gelegentlich deutlich hörbaren Aufatmen oder den kleinen Seufzern und »Mhm's« parallel zum geschriebenen Text lebendig erfahrbar. Zudem wird in jeder Anleitung eine jeweils unterschiedliche Induktion oder Hypnosetechnik verwendet. Sie mögen diese Audios als didaktisches Medium betrachten, aber vielleicht ziehen Sie auch vor, die Wirkung der Hypnosen an sich selber zu verspüren und sie demzufolge zurückgelehnt, mit geschlossenen Augen und über Kopfhörer zu genießen. Aus Gründen der Anonymisierung sind die Tranceanleitungen »Die Hermeshypnose« und »Der Schlafwaggon« Studioaufnahmen. Die anderen, die in der Aufnahme keine Namen und persönlichen Angaben enthielten, geben die Aufzeichnung während der Therapiesitzung wieder.

Teil 5 zum Thema *Die Hypnotisierfähigkeit des Therapeuten und die Basis der guten Suggestion* bietet mit seinen zwei spielerischen Trainingseinheiten mit je sieben Arbeitsvorlagen im ersten Trainingsteil eine Basis für die Sicherheit im hypnotischen Kontext. Im Praxistraining wird das fantasievolle Einüben bzw. Formulieren gezielter und passender therapeutischer Suggestionen für beispielhafte Themenbereiche angeleitet. Und alles gipfelt in der »Souffleuse«, der unbewussten Eingebung: Keine Suggestion parat? Vertrau dem Unbewussten mit seinem Rat!

Ein singender Vogel, das rauschende Meer, ein wehendes Lüftchen und der blühende Oleander bringen zum Ausklang ins Träumen und somit in die innere Stille der Integrationsphase dieser langen, suggestionsreichen Trance … Eine schöne Verführung, Hypnose immer effizienter und zugleich leichthändiger und beschwingter zu nutzen.

1 Die Suggestion in der Therapie mit Hypnose

Eine Therapiesitzung hat per se suggestiven Charakter, wird sie doch im Glauben vereinbart, das Problem, Symptom oder Thema sei zu behandeln und/oder zu bewältigen. So sorgt die Hoffnung, eine Lösung, Linderung oder zumindest Verbesserung zu finden und nicht auf verlorenem Posten zu stehen, schon für einen Hauch von Suggestibilität. Davon abgesehen hat auch die Anzahl der anberaumten Sitzungen eine suggestive Wirkung. »Langzeittherapie« heißt eben »lange Zeit Therapie« und deutet auf eine gewisse Schwere des Befundes hin. Wird von einer kleinen Anzahl an Sitzungen (3–12) ausgegangen, vermindert sich das Gefühl, so krank, bedürftig oder problematisch zu sein. Und wenn der Therapeut verkündet, dass das Problem selbstständig zu lösen sei, kann das manchmal mehr stabilisieren als eine zusätzlich abgehaltene Stunde.

Ist Hypnose mit im Spiel, steigert sich der Glaube in den therapeutischen Effekt, da dann der Therapie im Sinne von Wunschdenken ein doch kaum einschätzbarer, manchmal sogar magischer Faktor beigemessen wird. Somit ist die Planung einer Hypnosesitzung schon von Beginn an eindeutig hypnotisierend. Es startet mit der Entscheidung für eine Hypnotherapie und geht bis zum Praktizieren der Selbsthypnose im privaten Raum, von der offiziell anberaumten Hypnose bis zu den nächtlichen hypnotischen Träumen, die wir zwar bewusst anregen können, die sich aber trotzdem unserer bewussten Kontrolle entziehen. Während das Konzept mancher Therapierichtungen viele Sitzungen in regelmäßigen Abständen über einen längeren Zeitraum verlangt, kann die Hypnotherapie aufgrund der Depotwirkung von Hypnose im zeitlichen Ablauf flexibler gestaltet werden und erfordert meiner Erfahrung gemäß weniger Therapiestunden, was aus vielerlei Hinsicht (zeitlich, energetisch, pekuniär) als vorteilhaft eingeschätzt wird.

Bekanntlich birgt jeder intensive Austausch suggestive Elemente, mehr noch eine medizinische Beratung, wie wir es von eigenen Besuchen beim Arzt kennen. Das therapeutische Gespräch hat bereits eine einflussreiche Bedeutung, die hypnotherapeutische Sitzung selbst aber ist aber von unvergleichlicher Suggestivkraft aufgrund des

Glaubens, dass etwas »Besonderes« passiere. Und dieses »Besondere« beginnt manchmal schon vor der Kontaktaufnahme zum Therapeuten, wie ein kleiner Exkurs in die Praxis zeigt:

> Aufgrund einer Erkältung versagt mitten in der Arie der Hauptrolle die Stimme des jungen Opernsängers. Der GAU für einen Sänger, ein Drama, ein Trauma. Die Stimme bleibt weg und das über Monate. Depressionen schleichen sich ein. Aus einem fernen Land stammend vereinsamt er, magert ab, sein Leben erscheint ihm gefährlich sinnentleert. Von seinem HNO-Arzt, einem Landsmann, wird er an mich empfohlen. Kaum haben wir uns im Vorgespräch ein wenig in seine persönliche Geschichte und seine Ressourcen vertieft, beobachte ich bei ihm einen beginnenden Trancezustand, ohne irgendeine Induktion durchgeführt zu haben, was mich erstaunt. Ich entscheide mich, diesen spontan zu nutzen, und entwerfe eine ressourcenvolle, erdende Hypnose, die ich ihm – wie gewohnt – für die Selbsthypnose zuhause aufnehme. In tiefster Trance sitzt er reglos da, kreidebleich wie eine Marmorstatue. Anschließend kehrt er wie aus tiefem Schlaf zurück und erinnert sich »bewusst« an nichts. Zu meiner Beruhigung kommt Farbe in sein Gesicht.
>
> Als er 10 Tage später zum 2. Termin erscheint, berichtet er freudig, dass er die Hypnose mehrfach praktiziert habe und dabei immer sofort tief »weggewesen« sei. Und: Er habe schon am Tag nach unserer Sitzung wieder gesungen. Seine Stimme kam »plötzlich« zurück. Wir halten noch 2 weitere Sitzungen ab, jeweils mit Hypnose. Sein Befinden stabilisiert sich vollkommen, er ist zuversichtlich und wirkt gelöst. Er tritt wieder auf und nimmt wenig später die Stelle an einem großen Opernhaus an. Obwohl ich über diese Spontanremission einigermaßen verwundert bin, freue ich mich – mit ihm – natürlich über den Erfolg. Was er mir erst viel später, 2 Jahre sind vergangen, in einem kurzen Austausch berichtet, ist, dass ihm der Arzt seines Vertrauens angekündigt hatte, dass er bei mir auf der Stelle in eine Art Tiefschlaf sinken und damit gesund werden würde, dass er in gute Stimmung kommen, die Stimme sich automatisch wieder lösen und er wieder singen können würde. So ist davon auszugehen, dass die überwältigend schnelle Heilung ein glückvolles Zusammenspiel war, wobei der HNO-Arzt den Löwenanteil geleistet hatte.

Der Sänger veranschaulicht mit seiner »Spontanheilung« plastisch, wie allein die positive Erwartung schon Wirkung entfalten kann.

Desgleichen tut es Tante Linda, eine 89-jährige, aufgeschlossene Dame mit starken Schmerzen. Sie leidet an rheumatoider Arthritis und muss viele Medikamente, mehr als ihr lieb, einnehmen. Sie glaubt aber fest an Selbstheilungskräfte und ist überzeugt, mit der richtigen Anleitung die Entzündungswerte senken, die Schmerzen mindern und ihr Befinden bessern zu können. So bestellt sie das Hörbuch *Raus aus dem Schmerz*, dessen 21 Tranceanleitungen genau für diese Art von Beschwerden konzipiert sind. Da sie die Hypnoseanleitungen über ihren CD-Player abspielen möchte, die Audios aber eigentlich nur als Download erhältlich sind, müssen sie erst noch auf CDs gebrannt werden. Zu ihrer Information erhält sie vorweg schon einmal das Booklet mit der ausführlichen Beschreibung der Inhalte der Hypnosen.

Kurze Zeit später lässt sie überraschenderweise wissen, dass es ihr wesentlich besser gehe: »Die Methode gegen meine Rheumaschmerzen hat sich bewährt. Ich habe weniger und seltener Schmerzen.«

Dabei hatte sie aber die Hypnosen doch noch gar nicht praktiziert. Was ist passiert?

Tante Linda: »Beim Lesen der Beschreibungen zu den Titeln sind mir schon die Augen zugefallen, und das hat mir bereits sehr geholfen.«

Eindrucksvoll, wie sehr die Überzeugung in die therapeutische Wirkung einer Maßnahme wirkt – in ihrem Fall eine Selbsthypnose, entwickelt aus den Beschreibungstexten mit offensichtlich suggestivem Effekt.

Beschäftigen wir uns mehr mit diesen suggestiven Effekten, stellt sich eine Reihe an Fragen:

- Wer ist suggestibel? Wann und warum?
- Was ist überhaupt eine Suggestion?
- Welche Arten von Suggestionen (z. B. permissiv oder präzise) gibt es?
- Wann sind Suggestionen überhaupt angebracht?
- Welches Thema verlangt welche Art von Suggestion?
- Welche Situation erfordert welche Art von Suggestion?
- Welcher Typ Mensch spricht auf welche Art von Suggestion an?
- Wie werden Suggestionen formuliert?

- Wie werden Suggestionen ausgesprochen? Macht der Ton wirklich die Musik?
- Spielen die Kraft der tiefen Hypnose und die Art der Suggestion ineinander?
- Wie entsteht die Depotwirkung von Suggestionen?
- Welche Suggestion für viel Entwicklung in wenig Sitzungen?

Während der Lektüre dieses Buches werden sich die Antworten darauf finden, sei es in Beispielen, Fallgeschichten oder Hypnosetexten, oft unterschwellig und zwischen den Zeilen. So erfolgt Lernen, ohne wie Lernen zu wirken. Gerade aber durch unbewusstes Lernen werden Inhalte besonders gut abgespeichert und bei Bedarf und abhängig vom Kontext als Formulierungsstützen und Interventionsideen sinnvoll abrufbar sein.

Ui, war das jetzt schon ne Suggestion?

Wie man möchte. Uns allen ist ja sowieso bewusst, dass jegliche Technik sekundär ist und die therapeutische Beziehung das Wichtigste.

1.1 Vom Sinn und Unsinn von Suggestionen

Wenden wir uns dem Sinn (und Unsinn), dem Inhalt und der Platzierung von Suggestionen zu. Und beginnen wir mit dem Unsinn. Dabei wird noch deutlicher, dass, wenn später von Suggestion die Rede ist, damit nicht eine Art gezielt berechnender Einflussnahme verstanden wird. Im Gegenteil wird sich klären, was zu berücksichtigen ist, um Suggestionen eine gute Chance für einen positiven inneren Widerhall zu geben. Hierfür wieder ein Blick in die Praxis …

Wunsch nach Metamorphose

Ein Herr aus einer weit entfernten Stadt bittet mich über E-Mail, ihm eine etwa 20-minütige Audioanleitung mit einer Hypnose zu sprechen und in dieser die Liste seiner Probleme abzuhandeln. Diese reichen von schlechtem Schlaf über Prokrastination und der Situation als Mobbingopfer bis hin zu Einsamkeitsgefühlen und dem Empfinden von Hoffnungslosigkeit. Ich melde ihm freundlich zurück, dass da mit einer einzelnen Hypnose nicht viel auszurichten sei. Er bleibt aber beharrlich, was ich schätze, denn daran merke ich, dass er etwas erreichen will. Nach einigem Mailverkehr über eine längere Zeitdauer schickt er mir ein von ihm selbst ausgetüfteltes, wirklich beachtenswert ausgefeiltes Programm für seine Hypnose. Es handelt sich dabei um eine Reihenfolge immerhin positiv ausgedrückter Wünsche, Empfehlungen und Forderungen sowie Visionen. Seine Sprache ist wohlformuliert und mutet poetisch an. Nach einer schönen Induktion beinhaltet das Schriftstück 19 unterschiedliche Aspekte. Er bittet um Rückmeldung mit eventueller Korrektur:

- »An einem wunderschönen türkisblauen Strand stehe ich, umgeben von der sanften Brise des Meeres. Die Sonne wärmt meine Haut, während ich tief ein- und ausatme. Mit jedem Atemzug spüre ich, wie sich meine innere Ruhe vertieft und ich mich an einem friedlichen Strand befinde.«
- »Mein Selbstwert und meine Selbstliebe blühen in mir auf wie farbenfrohe Blumen. Ich erkenne meinen eigenen Wert und liebe mich bedingungslos. Jeder Tag bringt neue Möglichkeiten, mich selbst zu schätzen und anzunehmen. Diese Liebe zu mir selbst strahlt in allem, was ich tue, und ich bin voller Zuversicht und Stärke.«
- »Die Fähigkeit, mich in Gruppen zu integrieren, liegt in mir wie ein natürlicher Instinkt. Wie ein Puzzlestück füge ich mich mühelos in jede soziale Situation ein, und es passt perfekt zusammen. Mein Lächeln, meine Offenheit und meine positive Ausstrahlung machen mich für andere Menschen sympathisch.«
- »Wenn Provokationen mich erreichen, bleibe ich ruhig und gelassen wie ein stiller See. Egal wie stark die Wellen der Provokation auch sein mögen, sie können meine innere Ruhe nicht erschüttern. Ich reagiere mit Klarheit und Gelassenheit, denn ich trage die Kraft der inneren Ausgeglichenheit in mir.«
- »Existenzängste und Versagensängste lösen sich auf wie Nebel im Morgenlicht. Ich weiß, dass ich fähig und stark bin. Jeder Schritt, den ich mache, führt mich näher zu meinen Zielen. Ich vertraue auf meinen Weg und gehe mit Zuversicht voran.«
- »Mein Verstand ist wie ein Schwamm, der Wissen aufsaugt und es mit Leichtigkeit wiedergibt. Neue Informationen nehme ich auf wie frischer Wind, der über das Meer weht. Mein Gedächtnis ist scharf und mein Denken klar. Ich kann mich auf mein Wissen verlassen und es jederzeit abrufen.«
- »Wie die Sonne den Himmel erhellt, strahle ich eine anhaltende Freude und Leichtigkeit aus, die meine Stimmung aufhellt und mich positiv durch den Tag begleitet.«

- »Bei Kundenabsagen lasse ich mich nicht entmutigen. Wie eine Welle, die hartnäckig den Strand erreicht, gehe ich weiter voran. Jede Absage bringt mich näher zum Erfolg. Ich bleibe fokussiert und arbeite hart, denn ich weiß, dass mein Angebot wertvoll ist.«
- »Die Kundenliste anzurufen ist für mich eine Gelegenheit, mich zu zeigen. Mit jedem Anruf öffne ich neue Türen. Meine Stimme klingt klar und überzeugend, und ich bin bereit, die Chancen zu nutzen, die sich bieten.«
- »Die Fähigkeit, mich in Gruppen einzufügen, ist meine natürliche Gabe. Ich bin offen, freundlich und zeige Interesse an anderen Menschen. Ich finde Gemeinsamkeiten und bin eine wertvolle Bereicherung für jede Gruppe, der ich mich anschließe.«
- »Kunden von meinem Angebot zu überzeugen, ist meine Stärke. Ich erkenne ihre Bedürfnisse und spreche direkt zu ihrem Herzen. Meine Worte sind überzeugend und authentisch, und ich gewinne das Vertrauen meiner Kunden.«
- »Meine Rhetorik ist fließend und kraftvoll. Wie Wellen, die sanft an den Strand rollen, erreichen meine Worte die Herzen meiner Zuhörer. Ich kommuniziere klar und präzise, und meine Botschaft kommt an.«
- »Selbst in stressigen Situationen bewahre ich meine Ruhe. Wie der Himmel über dem Ozean klar bleibt, behalte ich meinen klaren Geist. Ich treffe fundierte Entscheidungen und handle mit Bedacht.«
- »Ein warmes Licht durchdringt meine Gedanken, während es die Dunkelheit der leichten Depression vertreibt. Jeder Tag bringt mir mehr Leichtigkeit und Freude. Ich entdecke die positiven Aspekte des Lebens und schätze die kleinen Momente.«
- »Die Einsamkeit weicht dem Gefühl der Verbundenheit. Wie die Wellen des Ozeans bin ich in einem harmonischen Fluss mit anderen Menschen. Ich ziehe positive Beziehungen an und fühle mich nie allein.«
- »Ich ziehe eine wundervolle Partnerin in mein Leben, denn ich strahle Selbstvertrauen und Charisma aus. Ich bin offen und authentisch, und meine Ausstrahlung gewinnt das Herz einer besonderen Frau.«
- »Mein Schlaf ist erfrischend und revitalisierend. Wenn mein Kopf das Kissen berührt, schlummere ich sofort ein und finde tiefen Frieden im Traumland. Ich erwache am Morgen voller Energie und Tatendrang.«
- »Meine Ausstrahlung ist charismatisch und anziehend. Wie das strahlende Sonnenlicht am Strand, ziehe ich positive Energie an und beeindrucke Menschen mit meiner Präsenz.«

- »Im Beruf gehe ich jeden Tag motiviert an meine Aufgaben heran. Ich erkenne den Wert meiner Arbeit und handle entschlossen. Meine Energie ist unerschöpflich, und ich erreiche kontinuierlich meine Ziele.«
- »Mein Körper sendet mir klare Signale, wenn ich satt bin. Ich esse achtsam und genieße jede Mahlzeit. Mein Hungergefühl und Sättigungsgefühl sind in Balance, und ich nehme genau die Menge an Nahrung auf, die mein Körper braucht.«
- »Mein Unterbewusstsein wird diese Suggestionen aufnehmen und in meinem täglichen Leben umsetzen. Ich werde Veränderungen bemerken, die mich zu einem selbstbewussten, motivierten und erfolgreichen Menschen machen. Ich bin bereit, mein volles Potenzial zu entfalten und mein Leben in allen Bereichen zu verbessern. Wenn ich meine Augen öffne, werde ich mich erfrischt, gestärkt und voller positiver Energie fühlen. Ich bin bereit, die Welt mit meinen neuen Fähigkeiten zu erobern.«

Wie viel Arbeit, wie viel Hoffnung, wie viel Liebe, leider auch Zwang, stecken in dieser Ausarbeitung! Und: wie viel Gefahr des Scheiterns. Denn diese Neuinterpretation seiner selbst, man sollte es gar nicht Selbsthypnose nennen, ist ein gutes Beispiel für falsche Einschätzung unbewusster Prozesse und Selbstüberforderung. Eine Suggestion jagt die nächste. Bestenfalls erfolgt dadurch eine kleine Verbesserung in kleinen Bereichen, schlimmstenfalls folgt Enttäuschung mit Verschlimmerung der Gesamtsymptomatik. Was tun?

Der Herr glaubt an bildhafte und zugleich prägnante Zuschreibungen, schnelle Veränderung und an die Kraft des Unbewussten. So soll sich seines Erachtens das »Wunder« ereignen. Und genau das kann genutzt werden, es scheint ja der Königsweg für ihn zu sein. Damit wären wir bei der »Wunderfrage« aus der Systemischen Therapie angelangt: »Stell dir vor, heute Nacht geschieht ein Wunder! Was wäre morgen anders?«

In meiner Antwort lasse ich ihn als Erstes wissen, dass ich seine Ausarbeitung schätze und darin erkenne, dass er ein genaues Bild von dem hat, was er erreichen möchte. Ich erkläre ihm, dass das Unbewusste sich mit den ganzen Aufgaben im Gesamtpaket von 19 vollkommen unterschiedlichen Themen, Zielen, Wünschen und Ideen für Verbesserungen und Entwicklungen überfordert fühlen könnte und nicht wie ein Automat reagieren würde. In Konsequenz schlage ich ihm vor, sich jedem der 19 Themen in einer separaten Hypnose zu widmen. Dazu möge er sich abends vor dem Einschlafen ganz konzentriert mit einem dieser Themen beschäftigen und sich ganz genau vorstellen, wie es (das Wunder) sich ereignet, wie es ausschaut, wie es sich körperlich, geistig und seelisch anfühlt und wie es sich im Detail auswirkt, wie andere darauf reagieren werden und wie er stolz auf sich ist: »Sie müssen sich das ganz akribisch vorstellen und eintauchen in den Zustand und in die Person, die Sie gerne sein möchten. Am nächsten Tag können Sie sich einen anderen Punkt vornehmen und das wie auf der inneren Bühne abspielen und so in der inneren Realität schon mal erleben, wie es in Zukunft sein wird. So verwirklichen sich langsam die von Ihnen gewünschten Veränderungen, auf Ihre ganz persönliche Art und Weise.«

Mit diesen intensiven Vorstellungen möge er in den Schlaf sinken und seiner unbewussten Arbeit vertrauen. Am nächsten Tag soll er darauf achten, welche kleinen Unterschiede es gibt zum vorherigen Tag, welche kleinen, vielleicht auch klitzekleinen Veränderungen und Lichtblicke, und sich dabei immer deutlich machen, dass solch kleine Veränderungen einen Dominoeffekt haben. Ich bitte ihn, geduldig zu sein und mich auf dem Laufenden zu halten, und versichere ihm, dass ich meine Beratung nicht in Rechnung stelle.

Bis heute habe ich nichts mehr von ihm gehört, und ich nehme auch Abstand davon, ihn zu kontaktieren. Ergo: Resultat (bislang) unbekannt. Leider. In meiner Fantasie ist er woanders gelandet, muss kräftig zahlen und kann jetzt seinen Kopf nicht mehr aus der Schlinge ziehen. Aber: Ich habe ihm das gegeben, was ich für richtig empfinde und fühle mich dabei gut.

Make your unconscious your servant?

Ein jüngerer Mann, der sich in Abständen eine Hypnosesitzung bei mir gönnt, ist Fan eines US-amerikanischen Coachs und praktiziert bestimmte Rituale mit lautem Sprechen von selbstsuggestiven Affirmationen in englischer Sprache, welche er mir für diese Veröffentlichung übersetzte:

I now command my subconscious mind to give me the

strategy and clarity

strength and persistence,

emotion and persuasion,

humor and brevity,
focus & discipline
whatever it takes to ...

(Ich beauftrage jetzt mein Unterbewusstsein, mir das zu geben:
Strategie und Klarheit
Stärke und Ausdauer,
Emotion und Überzeugung,
Humor und Bündigkeit,
Konzentration und Disziplin
was auch immer nötig ist, um ...)

All I need is within me now
All the boldness I need is within me now
All the concentration I need is within me now
All the intelligence I need is within me now

(Alles, was ich brauche, ist jetzt in mir
All die Kühnheit, die ich brauche, ist jetzt in mir
Die die Konzentration, die ich brauche, ist jetzt in mir
Die die Intelligenz, die ich brauche, ist jetzt in mir)

Bei den anschließenden Affirmationen waren die Sätze im Original in falscher Reihenfolge aufgebaut, und zwar so, dass das, was ich eben nicht will, am Schluss des Satzes kommt (gleich merken!). So heißt es ursprünglich:

I will lead and not follow!
I will create and not destroy!
I will believe and not doubt! Etc.

Nach meiner Intervention und Erklärung, dass die wichtige Aussage zum Schluss erfolgen muss, um »nachzuhallen«, hat er den Text dahingehend umgesetzt:

I will not follow but LEAD!
I will not destroy but CREATE!

I will not doubt but BELIEVE!
I will not hate but LOVE!
I will not revenge but FORGIVE
I will not envy but LEARN
I will not fear but solve the challenges
I will not be angry but kind
I will not be distracted but concentrated

(Ich werde nicht folgen, sondern FÜHREN!
Ich werde nicht zerstören, sondern SCHAFFEN!
Ich werde nicht zweifeln, sondern GLAUBEN!
Ich werde nicht hassen, sondern LIEBEN!
Ich werde mich nicht rächen, sondern VERGEBEN
Ich werde nicht beneiden, sondern LERNEN
Ich werde die Herausforderungen nicht fürchten, sondern lösen
Ich werde nicht wütend sein, sondern freundlich
Ich werde nicht abgelenkt sein, sondern konzentriert)

Zweifelsohne, die Sätze sind prägnant, können kaum schaden, sind aber in der Wirkung vermutlich eher bescheiden. Es reicht nicht aus, das Unbewusste zu »beauftragen« oder sich bewusst einzuhämmern, dass man unschlagbar ist. Es erinnert an den Slogan des fraglos fabelhaften Fitnessgerätes TRX (Fitness everywhere), entwickelt für die US Army: »Make your Body your Machine«. Nun, der Körper lässt sich trainieren, ist aber trotzdem keine Maschine, die Seele kein Kaugummiautomat und das Unbewusste, das respektvoll und einfühlsam behandelt werden will, mehr als KI.

»Hypnotiseur« versus Hypnotherapeut

Eine Vielzahl an unseriösen Anbietern auf dem Markt versprechen dem suchenden Laien schnelle Erfolge und lassen dann auf den armen Menschen in einer ohnmachtsähnlichen Trance schnittige Suggestionen einhageln wie: »Du wirst nicht mehr rauchen / schlägern / dich schneiden / Haare raufen / kratzen / maßlos essen / Nägel beißen / klauen / deine Arbeit vernachlässigen, dafür aber erholsam schlafen / der Spinne ins Auge schauen / die Arbeit effizient verfolgen / den Richtigen finden / potent werden / regelmäßig Sport treiben und richtig viel Geld verdienen.«

Eine Kollegin aus meinem DGH-Weiterbildungscurriculum machte sich die Mühe, die Hypnose eines »Internet-Hypnotiseurs« zum Thema Spinnenphobie zu transkribieren. Der Text füllt sechs DIN-A4-Seiten, die wir uns im Seminar bezüglich Aufbau und Suggestionen genauer anschauten. Abgesehen davon, dass es an Wissen um Psychodynamik und auch an Feingefühl mangelt, scheint es eher darum zu gehen, der anderen Person etwas einzutrichtern. Wir fassen zusammen:

- sehr lange Hypnoseinduktion mit dem Ziel, den Hypnotisanden zu verwirren und irgendwie »platt« zu machen
- viele Suggestionen, die strikt befolgt werden sollen
- Angebote, die zum Teil unsinnig sind, wenn nicht sogar übergriffig, und die auf ein bewusstes Verstehen abzielen
- Aufforderungen, Probleme einfach abzustreifen, ja, sie »prasseln« geradezu ab
- simple Suggestionen, was zu tun und zu lassen ist, damit es einem besser geht, und was man »einfach« anders machen muss
- plausible Erklärungen wie: »... du entdeckst, dass diese Spinne auch ein wichtiger Teil der Natur ist.«

Hoppla, so etwas zu verstehen, ist eine bewusste Leistung und keine unbewusste. Mit einer tiefen, unbewusst autonomen Arbeit, wie wir sie intendieren, damit eigenständig Lösungen gefunden werden, und sei es, der Spinne die Hand zu reichen, hat das nichts zu tun.

Make it simple!

Wie unterschiedlich dazu lauten die bescheidenen, klaren, realistischen und bodenständigen selbstsuggestiven Sätze eines Leichtathleten für sein so tituliertes *»Geheimnis von Langlebigkeit«*.

»Habe Respekt vor dir selbst.«

»Mach Sport zu deiner Profession.«

»Sei diszipliniert.«

»Sei präsent.«

»Sei geduldig.«

Seit zwei Jahrzehnten läuft der 1984 geborene kenianische Leichtathlet Eliud Kipchoge ohne nennenswerte Verletzungen und Krankheiten und steht an der Spitze seiner Disziplin. Er gilt als bester Langstreckenläufer seiner Zeit und als einer der besten aller Zeiten. Gefragt nach seinem Geheimnis, gibt er als präzise Antwort sein Motto der 5 Sätze. Sie wirken einfach, sind aber offensichtlich selbstwirksam, eben aus diesem Grunde (gelesen in der NZZ, Ausgabe März 2023).

Reinhold Messner sagte in einem Interview einmal einen beachtenswerten Satz, der in einer Hypnose (unter Nennung seines Namens) eine gute Suggestion abgeben könnte: »Die Angst wächst mit dem Zögern, der Mut wächst mit dem Weitergehen.«

Ebenso bescheiden, klar, realistisch, bodenständig, einfach lässt sich die Einleitung einer Hypnose gestalten, sei es mit einer Szene am Meer oder im Wald. Und nach der Einleitung würde nur die Suggestion folgen, dass das Unbewusste jetzt sinnvolle Arbeit macht, während man genießt und vertraut. Sowieso weiß es ja besser über das Thema, die Erkrankung oder das Problem und auch die Lösung Bescheid und übernimmt jetzt selbsttätig die therapeutische Arbeit.

Szene am Meer:

Ich rieche Meereslüfte ... und fühle frische Brise ...

Ich blicke in die Weite ... und höre Meeresrauschen ...

Ich atme auf, schließe die Augen ... und sage ›Meer‹ ...

sinke in Hypnose ... und geh mit meinem Unbewussten tauchen ...

Szene im Wald:

Ich blicke in sattes Grün ... und höre Waldesrauschen ...

Ich rieche Waldesdüfte ... und fühle sanftes Wehen ...

Ich atme auf, schließe die Augen ... und sage ›Wald‹ ...

sinke in Hypnose ... und lass mein Unbewusstes gehen ...

1.2 Die Suggestion – einfach und wirksam

Klar umrissene Probleme und Symptome können mit klaren, einfachen Suggestionen bedient werden, denn diese fallen auf fruchtbaren Boden wie in folgenden Beispielen aus der Schmerztherapie, der Schlafforschung und einer Studie zur Prüfungsangst.

Beispiel 1: Suggestionen für Schmerzlinderung nach Barber
»… just a little bit more comfortable than before« – mit sanfter und getragener Stimme im Rhythmus der Atmung des Patienten ausgesprochen, ist die wirkungsvolle Induktions- und Vertiefungstechnik von Jo(seph) Barber, dem Schmerzexperten in der US-amerikanischen Hypnose-Elite, ehem. Präsident der Society for Clinical and Experimental Hypnosis (Vgl. Barber 1996). Seine einfachen und doch so wohltuenden Suggestionen für Schmerzpatienten lauten nach der Induktion über eine Treppe und gerade ankommend bei Stufe zehn folgendermaßen:

Und jetzt, bei ›Zehn‹ unten am Fuß der Treppe angekommen, haben Sie die Möglichkeit, mit jedem Atemzug Ihr Gefühl von Wohlbefinden zu vertiefen, fast so, als ob Sie mit jedem Atemzug Moleküle des Wohlbefindens aufnehmen könnten, Sie in Ihren Körper einfach einatmen und diese Moleküle des Wohlfühlens zu einem Teil Ihres Körpers machen. Genauso, wie Sie jedes Mal, wenn Sie ausatmen, Gefühle des Unbehagens, Gefühle von Stress, von Müdigkeit und Sorgen wegatmen, jeden Atemzug nutzen, um zu immer mehr Wohlbefinden beizutragen, indem Sie Wohlgefühl einatmen, Unbehagen ausatmen, Wohlgefühl einatmen, Unbehagen ausatmen, immer und immer wieder, Wohlgefühl einatmen, Unbehagen ausatmen. Genau so!

Mit jedem Atemzug haben Sie die Möglichkeit, Ihre Aufmerksamkeit zu fokussieren, immer mehr Ihr Wohlbefinden und Ihren Seelenfrieden in den Mittelpunkt zu stellen, ohne sich von irgendetwas stören zu lassen. Und Sie haben die Fähigkeit, Ihre Aufmerksamkeit zu verlagern. Sie haben die Fähigkeit, Ihren Fokus zu verändern, und so können Sie zu jedem Zeitpunkt des Tages oder der Nacht immer tiefer in Ihr Wohlgefühl und Ihr Wohlbefinden eintauchen, ohne sich von irgendetwas stören zu lassen. Und mit jedem Augenblick, der vergeht, mit jedem Tag, der vergeht, können Sie mehr und mehr Ihr Nervensystem umschulen, so dass es nur auf diejenigen Empfindungen achtet, die Sie spüren wollen, und genau die Empfindungen ausblendet, die Sie eigentlich gar nicht wahrnehmen müssen.

Und so können Sie Tag für Tag und Woche für Woche lernen. Sie können lernen, jene Empfindungen auszublenden, die keinen Wert haben und die für Sie nicht wichtig sind. Sie können sich dieser Gefühle, die Sie nicht haben wollen, immer weniger bewusst werden. Und stattdessen immer häufiger überrascht feststellen, dass Sie sich im Laufe der Zeit – einfach so – immer besser fühlen.

(Ausschnitt einer privaten Audioaufnahme, transkribiert und frei aus dem Amerikanischen übersetzt von der Verfasserin)

Beispiel 2: Suggestionen für guten und tiefen Schlaf (Studie der Universität Freiburg/CH)

Studienergebnisse zeigen, dass hypnotische Suggestionen vor dem Einschlafen den Schlaf nicht nur vertiefen, sondern auch verlängern können. Gleichzeitig wurde der Schlaf von den Probanden auch als besser und erholsamer eingeschätzt. In einer Untersuchung von Prof. Dr. rer. nat. Björn Rasch, Dr. Maren Cordi von der Universität Freiburg (CH) und Prof. Angelika Schlarb von der Universität Bielefeld sollten Versuchspersonen, die bereits im Bett lagen, sich einen Fisch oder Delfin vorstellen und mit diesem Meerestier entspannt im Wasser schwimmen, um dann mit ihm langsam tiefer und immer tiefer einzutauchen. Suggestionen bezüglich Sicherheit und Wohlgefühl begleiteten das entspannte Loslassen für erholsamen Schlaf (Vgl. Rasch 2022, S. 38).

Auszug aus dem verwendeten Text mit hypnotischen Suggestionen:

> ... und Sie können sich vielleicht an Ihr Bild erinnern ... das Bild mit dem Meer ... und der Schlaftiefe ... und Sie können ganz von allein tiefer und tiefer eintauchen ... eintauchen in den Schlaf ... um tief zu schlafen ... tief und entspannt zu schlafen ... während sich alles ausruhen kann ... jeder einzelne Teil Ihres Körpers sich ausruhen kann ... tief entspannt ... ausruhen ... ganz tief ... bis zum Grund des Bildes ... tief einsinken ... entspannen ... eine lange Zeit ... tief entspannt ... einfach loslassen ... und wissen, dass alles in Ordnung ist ... (Rasch 2022, S. 38)

»Der Schlaf wurde mit Hilfe der Elektroenzephalografie (EEG) objektiv bestimmt. Im Vergleich zu dem Kontrolltext hatten die Versuchspersonen [gesunde Probanden ohne Schlafstörungen wie der Insomnie] einen deutlich längeren Tiefschlafanteil, wenn sie vor dem Einschlafen die hypnotischen Suggestionen zur Schlafvertiefung hörten« (Rasch 2022, S. 38).

Möchte man aufgrund der Idee dieser Studie selbst eine suggestionsreiche Tranceanleitung entwerfen, könnte diese folgendermaßen lauten:

> **Tiefblaue Ruhe – erholsamer Schlaf**
> Eine tiefe ... entspannende ... wohltuende Hypnose für dich ...
>
> um zur Ruhe zu finden ... um ins Gleichmaß zu sinken ... in atemgleiche Ruhe ...

um abzutauchen … tiefer … als tief …

so erholsam tief, wie du es dir schon lange gewünscht hast …

schon lange ersehnt … und wie es dir jetzt gelingt. Schön!

Du atmest einfach ruhig … und regelmäßig … und es überrascht dich vielleicht …

denn du siehst vor deinem inneren Auge das Wort *Ruhe* …

in großen Lettern geschrieben …

das Wort *Ruhe* in angenehmen Tönen …

in schönen Schriftzügen und … mit schön beruhigender Ausstrahlung …

Und ganz von selbst … strömt das Wort … *Ruhe* … beim Einatmen in dich herein … hm …

Und ganz von selbst … kommt beim Ausatmen das Wort … *Ruhe* … in dir zum Klingen …

Einatmen … Ruhe strömt ein …

und Ausatmen … Ruhe erklingt …

Einatmen … Ruhe strömt ein …

Ausatmen … Ruhe erklingt …

Einatmen … Ruhe strömt ein …

und Ausatmen … Ruhe erklingt …

Und mit dieser Ruhe … so ganz ohne Mühe …

sinkst du mit jedem Ausatmen tiefer und tiefer … in gelassenes Sein …

Und dieses gelassene Sein hat eine wundervolle Farbe … wohl die Farbe des Meeres …

da sinkst du ein … leicht und frei … tauchst ein … warm und schwer …

So fühlst du ein Schweben und Sinken … zugleich …

ein Treibenlassen und Dahingleiten … zugleich …

Treibenlassen … in diesem wundervollen Befinden … tiefer und tiefer …

dahingleiten … in diesem wundervollen Blau … sich ausbreiten in Wohlgefühl … wie schön!

Die Atmung von alleine fließen lassen … das Herz von alleine pumpen lassen …

und dieses herrlich rote Blut durch deine Adern strömen lassen ...
voller Vertrauen ... selbsttätig ... alles wie von der Natur vorgegeben ...

Und irgendwo ... ja, irgendwo ...
die Sonne mit ihrem goldenen Strahlen ...
die Sterne mit ihrem leuchtenden Glitzern ...
der Mond mit seinem silbernen Schimmern ...
und du tief und tiefer in Ruhe ...
so erholsam ... so tief entspannend ... einfach sinken ...
einfach treibenlassen in aller Gelassenheit ... in der Farbe des Meeres ...
in dem sich die bunten Fische tummeln und geruhsam an dir vorübergleiten ...
um tiefer zu tauchen ... und die Seeanemonen zu begrüßen ...
und einen Besuch abzustatten in einer so ganz anderen Welt ...
geheimnisvoll ... voller Zauber und süßer Träume ...

Und ein bisschen mag es wie Schlaf sein ... oder sogar mehr als Schlaf ...
dieses tiefe Erholen ... dieses süße Träumen ... in friedvollem Sein ...
tiefer als tief ... eintauchen ... entspannen ... jetzt!

Jeder einzelne Teil deines Körpers kann sich ganz wunderbar erholen ...
wunderbar gelöst ... wunderbar entspannt ... herrlich warm durchblutet ...

Du tauchst tief ab ... sinkst bis auf den Grund der tiefsten Erholung ...
und immer fühlst du den Halt unter dir ... die Weite nach oben ...
und dabei die vollkommene Befriedung deines Seins ...

Ruhe im Körper ... Ruhe in der Seele ... und Ruhe im Geist ...
einfach loslassen ... einfach loslassen und wissen, alles ist in Ordnung ...
Sehr schön ... sehr gut ...

Mag sein, du hörst dieses feine Unterwasserknistern ...
Vielleicht auch eine zarte Melodie, nur für dich gespielt ...
Tiefe Ruhe ... tief ersehnt und tief erfüllt ... jetzt ...

Und du siehst dich in dieser wundervollen Farbe ruhen ...

mit gelöstem Gesicht, wunderschön entspannten Zügen ...

ruhig atmenden Lungen ... ruhig schlagendem Herz ... ruhig arbeitenden Organen ...

gelösten Gliedmaßen ... in tief befriedetem Sein ...

muntere Fische umrahmen deine Gestalt ... schenken Energie und Zuversicht ...

ein kraftspendendes Bild ... und das prägt sich tief in dir ein ...

Mit diesem Bild kommst du in tiefe Erholung ...

und mit diesem Bild kommst du tief in tiefen Schlaf ...

Immer, wenn es dich verlangt nach dieser tiefen Ruhe ...

siehst du wieder das geschriebene Wort *Ruhe* vor dir, du atmest es ein ...

und lässt es beim Ausatmen in dir erklingen ...

Du spürst das Sinken in die Farbe des Meeres ...

und wirst bald den bunten Fischen begegnen ...

tauchst tief mit ihnen bis zu den Seeanemonen ... sinkst tief ein in vollkommene Ruhe ...

Und erst dann, wenn du dich ausgiebig erholt haben wirst ...

Wendest du dich deinem Leben im Hier und Jetzt wieder zu.

(entnommen aus dem Hörbuch *Selbsthypnose bei Multipler Sklerose*, hrsg. von Agnes Kaiser Rekkas)

Beispiel 3: Die eingebildete Placebopille (Studie der Universität Basel)

Selbstsuggestion in Reinform war Gegenstand einer Studie mit drei Gruppen zur Behandlung von Prüfungsangst bei Studenten.

Die Teilnehmer der 1. Gruppe nahmen drei Wochen lang zweimal täglich eine Pille, die offen als Placebo deklariert wurde.

Die Teilnehmer der 2. Gruppe stellten sich lediglich vor, drei Wochen lang zweimal täglich eine Placebopille gegen Prüfungsangst zu schlucken.

Die Teilnehmer der 3. Gruppe machten weiter wie bisher.

In beiden Placebogruppen nahm die Prüfungsangst deutlich ab im Vergleich zur Kontrollgruppe. Aussage: Imaginäre Pillen wirken ebenso gut wie Placebopillen (Buergler et al. 2023).

Das Konzept einer imaginären Pille war übrigens schon 1984 von Steve de Shazer in den Kontext der klinischen Hypnose eingeführt worden (de Shazer 1984).

1.3 Suggestionen im täglichen Leben

Die folgenden kleinen Geschichten mit klaren suggestiven Ansagen führen uns auf die Alm, auf eine Party und in den karibischen Rainforest.

Allergischer Anfall allein auf der Alm

Die Notfallmedizin hat ihre eigene klare Sprache, denn hier ist schnelles Handeln und eine schlüssige Suggestion mit einem guten Bild angesagt. Eine ärztliche Kollegin hat mir hierzu folgende von Erfolg gekrönte Intervention berichtet:

Ihr erwachsener Sohn hat eine Nahrungsmittelallergie. Er ist allein auf einer Alm. Es ist Abend. Unwissentlich hat er etwas verzehrt, auf das er heftig allergisch reagiert. Er bekommt die bekannten Symptome, gerät in Panik. Unmöglich, den Berg hinunterzukommen und irgendwo ein Krankenhaus aufzusuchen. Glücklicherweise gibt es Handyempfang. Er ruft seine Mutter an. Geistesgegenwärtig gibt sie ihm folgenden suggestiven Rat: »Hole dir ein großes Gefäß, am besten einen Eimer. Setze dich im Kutschersitz davor hin und lasse deine Hände in den Eimer hängen. Atme ruhig und langsam und erlaube, dass alles überflüssige Histamin aus deinem Körper in deine Arme fließt, durch diese hindurch in die Hände hinein, und aus den Fingerspitzen hinaus in den Eimer tropft. Du siehst, wie das Histamin in deine Hände strömt und dann hinausläuft, und du fühlst es. Du hörst jetzt, wie die Tropfen in den Eimer fallen. Beobachte dabei, wie du dich nach und nach entspannen kannst und wie die Allergie nachlässt, wie du besser Luft holen kannst und es dir Tropfen um Tropfen besser geht. Tropfen um Tropfen besser!«

Einsam durch Emetophobie

Anfrage einer ärztlichen Kollegin: »Eine junge Dame, Patientin von mir, hat eine Phobie vorm Erbrechen. Sie trinkt keinen Alkohol, vor Angst sich übergeben zu müssen, geht deshalb auf keine Party – mit 25 Jahren! – vor Angst, jemand übergibt sich. Sie ist mittlerweile so eingeschränkt, was ihr Leben angeht. Immer zuhause, immer allein. Sie will eine Hypnose. Hast du da eine Idee?«

Antwort AKR: »Als Ärztin wirst du ihr natürlich erst mal klarmachen, dass Erbrechen eine ganz wichtige Funktion des Organismus und lebensnotwendig ist. Dann würde ich im Gespräch mal genau mit ihr diesen Prozess durchgehen, wenn sie sich erbricht oder jemand anderer sich erbricht, und was dann eigentlich alles Schlimmes passiert. Also durchfantasieren bis zum bitter-ekligen Ende, wo man sich den Mund ausspült und die Schweinerei wieder sauber macht.

Als Weiteres machst du eine schöne tiefe Hypnose mit ihr und suggerierst ihr, dass ihr Körper nur erbrechen wird, wenn er etwas Unverdauliches loswerden will und dass sie damit ganz entspannt sein wird. Und wenn sich jemand anderes übergibt, wird sie sich entspannt abwenden.

Falls Sie im Zusammenhang mit Erbrechen etwas Traumatisches erlebt haben sollte, wirst du es finden und mit ihr ideomotorisch, also auf unbewusster Ebene sachte auflösen. Die Symptomatik mag eine zwanghafte Komponente haben, die mit Humor und tiefer Hypnose aufgelöst werden kann.«

Business Coaching im Busch

Wir kurven in einem kleinen Jeep durch die Regenwaldberge von Tobago. Üppig grün und verwunschen. Auf der Straße ab und zu ein Mann mit einem Buschmesser, Frauen mit Körben und Kinder in Schuluniform mit ihren Schultaschen. Es ist heiß, und wir sind durstig. Irgendwann führt uns die Straße an einem eher bescheidenen kleinen Kiosk vorbei. Wir halten an. Wie verloren baumeln ein paar schrumpelige Papayas, noch grüne Ananas und zu braune Bananen an Fäden von der Decke, und auf dem Tresen warten andere müde Früchte. Alles macht einen verschlafenen Eindruck. Nach einiger Zeit regt sich aber etwas, und ein junger, drahtiger Mann taucht wie aus dem Nichts auf. Wenig später gesellt sich eine quirlige Kinderschar dazu. Wir kommen ins Gespräch. Ja, alles seine Kids. Und nicht einfach, die über die Runden zu bringen. Sein Name: Freddy.

Mein Mitfahrer ist ein äußerst erfolgreicher Hotelier von der Insel San Lucia. Es verwundert nicht, dass er sogleich einen supersuggestiven Werbeslogan parat hat …

Als mich meine Reise ein Jahr später wieder an diesem verwunschenen Ort vorbeiführt, ist alles wie ausgewechselt. Ein Parkplatz lädt zum Verweilen ein, eine Bank aus Bambus zum Niederlassen, ein Tisch unter Palmwedelschatten zum Schlürfen von Coconutwater.

Die Früchte wirken verlockend. Drei kleine Vans stehen herum. Sie gehören zu Touristen.

Über allem prangt karibisch frech und süß: »Freddy's Fresh Fruit«

1.4 Suggestibilität – eine Variable

Trotz dieses kleinen Ausflugs in den Dschungel wird, wenn im Folgenden von Suggestion die Rede ist, natürlich nicht eine Art gezielt berechnender Einflussnahme verstanden. Der Erfahrung nach werden – eine gesunde Psyche vorausgesetzt – manipulativ wirkende Suggestionen auf der unbewussten Ebene weder aufgegriffen noch umgesetzt, sondern verworfen oder im besten Fall gar nicht erst registriert. Direktive Aufforderungen, auch die sog. Affirmationen, mit dem Ziel der Veränderung von Vorstellung, Empfindung oder Handlungsimpulsen, erweisen sich zumeist als ineffektiv. Obwohl logisch klingend, wird sowohl auf bewusster, aber vor allem auf unbewusster Ebene, die geforderte Variante des Denkens, Fühlen und Handelns psycho*logisch* als fremd und nicht stimmig empfunden und somit nicht akzeptiert und integriert.

Suggestionen dieser Art bringen nur bei eindeutig umschriebenem Einsatz, im Einklang mit unbewussten Vorgängen, das gewünschte Resultat. Gelingen tut dies z. B. im Not- und Krisenfall, wie schon von der Alm berichtet. Und so lautet auch eine der berühmten Suggestionen von David Cheek: »Stop the bleeding now! Don't waist your precious blood!« (Rossi a. Cheek 1988). Eine Blutung willentlich und bewusst zu stoppen, ist eine wohl schwer zu erfüllende Aufgabe. Aber vom Verletzten – hochsuggestibel, da unter Schock stehend – wird die glasklare Suggestion bewusst und unbewusst ganz selbstverständlich als lebensrettend interpretiert und integriert. Die Blutung stoppt. Die Suggestion des Arztes korrespondiert mit der Selbstsuggestion der verwundeten Person.

Erfolgreich erprobte dies ein Arzt in meiner Hypnoseausbildung in einem – natürlich unfreiwilligen – Selbstversuch beim Holzhacken mit einem Beilhieb ins Bein. Er stillte den Schmerz und auch die Blutung durch Autosuggestion. Was ihm zusätzlich half, war die Vorstellung, dass es sich nicht um sein eigenes Bein handele, sondern um das eines Patienten. Die herbeigerufenen Sanitäter brachten sein Konzept anfänglich zwar etwas durcheinander, verstanden dann aber doch schnell und ließen ihn seine Hypnose machen, was letztendlich ihre Arbeit ja auch erleichterte.

(Später staunten die Ärzte nicht schlecht, wie schnell der osteosynthetisch versorgte Bruch heilte und dass dies ein Skifahren schon im kommenden Winter wieder möglich machte, was vermutlich auf das konsequente Durchführen der Selbsthypnose auch nach der operativen Versorgung zurückzuführen ist.)

In der Praxis zeigt sich: je stärker das aktuelle Leid/der aufgeschaukelte Stress/der akute Schmerz, umso höher die Motivation, die Situation zu verändern. Das entspricht den schon erwähnten Untersuchungen von Gheorghiu, dass bei einer Person im Zustand von Unsicherheit, Ungewissheit und Instabilität die Suggestibilität hoch ist. In Schock- und Notsituationen ist die subjektive Suggestibilität sogar sehr hoch und somit die Toleranzschwelle gegenüber Suggestionen niedrig. Das kann therapeutisch genutzt werden.

Im Normalfall ist die Suggestibilität im dritten Drittel der Hypnose generell am höchsten, da dann die Trance durch die inzwischen entstandene fokussierte Dissoziation und konzentrierte Absorption am tiefsten ist. Die wichtigsten Suggestionen sollten sinnvollerweise in diesem Zeitraum erfolgen, und wenn es die Umstände (Zeitrahmen, Bereitschaft des Patienten, Kontext) erlauben, kann eine Hypnoseanleitung so aufgebaut werden, dass sie in ihrer gesamten Organisation darauf hinarbeitet.

Die haltgebende Struktur der Hypnoseanleitung

Der Text einer Hypnose sollte, wenn es Zeitrahmen und Kontext erlauben, einen klar organisierten Aufbau haben, vergleichbar mit einem Musikstück. Wie in jeder guten Psychotherapie werden dabei direkt und indirekt wichtige therapeutische Fakten und Inhalte vermittelt, wobei die unter 6–12 aufgelisteten »hypnose-spezifisch« sind. Ab Punkt 9 kommen die wichtigen Suggestionen zum Einsatz.

1) Sie sind in Begleitung (durch den Therapeuten).
2) Das Thema lässt sich bearbeiten und lösen oder zumindest verbessern.
3) Sie sind voller Stärken und Ressourcen, und zwar …
4) Sie werden Abstand und eine neue Sichtweise gewinnen.
5) Schwere und Dramatik der Situation werden sich (auf-)lösen.

6) Wir setzen den Fokus auf Erweiterung von Mustern, Veränderung, Verbesserung, Erleichterung, Entwicklung.
7) Hürden, Hindernisse, eventuelle tiefsitzende Irrungen, Wirrungen, Traumata können auf unbewusster Ebene und somit schonend und sanft behandelt werden.
8) Sie können sich und Ihrem Unbewussten vertrauen.
9) Sie genießen Ihr angenehmes Befinden, während sich unbewusste Arbeit vollzieht.
10) Vielleicht nehmen Sie in aller Ruhe schon leichte Veränderungen wahr.
11) Mag auch sein, Sie bekommen eine Ahnung oder Vorschau von der Zukunft, d. h. der Zeit nach Überwindung der momentanen Themen/Situation.
12) Und diese Zukunftsvision wirkt jetzt schon positiv auf Sie zurück.
13) Vermutlich können Sie sich jetzt schon spontan etwas erleichtert und besser fühlen.

Diese Struktur wird besonders deutlich in Kapitel 2.2 *Der Kopf befreit, im Sommerkleid* aufgezeigt.

1.5 Die 14 suggestiven Stationen im Ablauf der Therapiesitzung

Betrachten wir den Ablauf einer Therapiesitzung mit Hypnose, erkennen wir bereits suggestive Effekte, noch ohne überhaupt eine einzige direkte Suggestion ausgesprochen zu haben.

1) Die erste, grundlegende Suggestion ist eine Selbstsuggestion. Entscheidet sich jemand für Hypnose und sucht einen Hypnotherapeuten auf, verspricht er sich etwas Besonderes, auch wenn die Erwartung oft nur vage in Worte gefasst werden kann.

Der Klient/Patient ist voller Hoffnung, dass etwas »Wundervolles« geschehen möge, das ihm hilft und ihn weiterbringt. So kommt er schon in leichter Trance in die Praxis.

Typisch dafür ist, dass neun von zehn Personen an meiner Praxis vorbeischießen in ein höheres Stockwerk und mich dort verzweifelt suchen. Interessanterweise passiert das, obwohl ich mir aus diesem Grund angewöhnt habe, in einer Mail vorher anzukündigen, man möge beachten, dass meine Praxis im ersten Stock liegt. Ich warte dann immer bis kurz nach der verabredeten Zeit, gehe auf den Flur und rufe den Namen der Person, die irgendwo im Treppenhaus verloren herumrennt. Der Stress legt sich sofort, wenn ich lachend verkünde, dass ich »noch nicht ganz oben angelangt bin«.

2) Der zweite suggestive Moment erfolgt beim Eintritt in die Praxis mit Beginn der Rapportbildung.

Nach dem »Prinzip der Kooperation« (Gilligan 2008) empfängt der Therapeut den Klienten/Patienten auf Augenhöhe und als Kooperationspartner. Er gibt sich als Mensch zu erkennen und bietet an, mit ihm ein Team zu bilden.

Hierzu ein Beispiel aus der Praxis:

Nach langem Zögern hatte ich einen Termin mit einem Herrn vereinbart, der sich per E-Mail an mich gewendet hatte und angab, schon eine zwölfjährige Odyssee bezüglich seiner Schmerzgeschichte hinter sich zu haben, mit unzähligen Untersuchungen, etlichen Therapien medizinischer und psychotherapeutischer Art, auch mit Hypnose – und alle leider ohne jegliche Erleichterung, geschweige denn Erfolg. Das schien mir nicht gerade ein Leckerbissen zu sein, und abgesehen davon möchte ich sowieso gerne weniger arbeiten. So wollte ich ihm vorerst keinen Termin geben. Aber er bat mich so eindringlich und ging auf all meine Bedingungen ein, dass ich schließlich weich wurde. Okay, ich war also zum verabredeten Termin pünktlich in der Praxis. Er kam nicht. Dann ging ich in den Hausflur und rief seinen Namen. Es antwortete jemand. Auch er war in ein höheres Stockwerk geraten. Ich erwartete einen behäbigen älteren Mann, der ächzend, mit schmerzhaft verzerrtem Gesicht, Sorgenfalten und Empörung, dass er mich nicht gleich gefunden hatte, aus dem Lift quillt. Aber es hopste ein sportlicher junger Kerl die Treppen herunter, kam mir mit offenem Blick und leuchtenden Augen entgegen, schüttelte mir herzlich die Hand und bedankte sich für den Termin. Ich war frappiert. Und genau das sagte ich ihm auch: »Jetzt dachte ich doch, dass sich ein griesgrämiger alter Herr mühsam durch den Hausflur quält, sich seufzend in meine Couch plumpsen lässt und mir sein Leid klagt, und da kommt ein junger Spund angesprungen. Das muss ich erst mal verkraften.« Und wir beide lachten. »Wie alt sind Sie denn?« Und er antwortete mir: »31.« Der arme (junge) Mann, ehemals ein aufblühender Star in einer sportlichen Disziplin, hatte also schon eine Schmerzkarriere von zwölf Jahren. Die Therapie begann mit Lachen und fröhlicher Herzlichkeit.

Der Klient/Patient fühlt sich willkommen und angenommen: Er atmet auf und gibt ab.

3) Die dritte suggestive Situation bildet das Vorgespräch ausanderer Perspektive und Orientierung auf die Lösung.

Der ausführliche Austausch vor der Hypnose, sei es in der ersten Sitzung oder in einer der folgenden, dient der allgemeinen Informationsgewinnung, ist aber indirekt schon getränkt mit Suggestionen. Neben all den üblichen wichtigen Inhalten zur Situation, wie Genese, bisherige Strategien zur Bewältigung, Ausnahmen von der Regel, systemische Ein- bzw. Auswirkung und Erwartung, zielt das Gespräch schon stringent in Richtung Problemlösung, Erweiterung von Bezugsrahmen und Veränderung innerer Muster. So werden kleine lösungsorientierte Such-Fragen eingestreut, die sachte vom Wege abbringen, d. h. das übliche Muster überschreiten lassen. Das sind Fragen wie beispielsweise:

- Was würden Sie sich selbst raten?
- Nehmen wir an, heute Nacht geschieht ein Wunder ... (Wunderfrage)
- Sollen wir mal nachforschen, ob es auf der unbewussten Ebene schon ein Lösungsmodell gibt?
- Wie werden Sie sich nach einer erfolgreichen Therapie fühlen?
- Was werden Sie alles anstellen, wenn Sie wieder in Ihrer Kraft stehen?
- Was werden Sie später Ihrer besten Freundin / Ihrem besten Freund berichten, wie Sie das alles gemeistert haben?
- Schön, wie Sie das erzählen. Schließen Sie bitte die Augen und erzählen Sie mir mehr ...
- Bei einer späteren Sitzung hat folgende ideomotorische Frage enorme selbstsuggestive Kraft: Fragen wir doch mal Ihr Unbewusstes: Sind Sie in der Therapie eigentlich schon weiter, als Sie bewusst bemerkt haben? (Das wird normalerweise mit einem ideomotorischen Ja-Zeichen beantwortet.)

Der Patient/Klient gelangt in anderes Fahrwasser: Er kommt auf neue Art und Weise zu sich.

4) Die vierte Suggestion ist das »Welcome on Board!«.

Der Therapeut informiert sachlich über Therapiemöglichkeit, Erfolgsaussichten sowie Organisation der Therapie und bringt vielleicht ein Beispiel von einem anderen Klienten wie: »Normalerweise lässt sich das gut mit Hypnose behandeln. Da denke ich an …« oder »Zu ihrem Symptombild gibt es wissenschaftliche Untersuchungen zur Behandlung mit Hypnose.«

Der Patient/Klient erfährt: Ich weiß, was ich erwarten kann. Ich stehe nicht allein. Ja, ich bin ein »hoffnungsvoller« Fall.

5) Die fünfte Suggestionsrunde nährt sich aus der Schatzkiste der Ressourcen.

Sorgfältig wird nach überwundenen Hindernissen, besonderen Stärken, individuellen Talenten oder einfachen persönlichen Begabungen geforscht, die im Gespräch gewürdigt und in der Hypnose nutzbringend zitiert werden können.

Dem Patienten/Klienten wird klar: Ich verfüge über Potenziale, und diese sind jetzt hilfreich für mich.

6) An sechster Stelle schnürt das Erstellen der Wunschliste ein ganzes Paket an Suggestionen.

Es mutet den Klienten/Patienten geradezu traumhaft an, dass er alle Wünsche äußern darf – wohlgemerkt in positiver Formulierung! –, die jetzt in der Hypnose Thema sein dürfen. Gleichzeitig ergibt dies das Material für den Inhalt der Hypnose. Ich verlange normalerweise drei Wünsche an die Hypnose und sage vielleicht: »Sie haben noch einen Wunsch offen. Was soll heute in der Hypnose noch erreicht werden, damit Sie anders aus der Türe hinausgehen, als Sie hereingekommen sind?« Manchmal tritt erst hier das wirklich wichtige Thema zutage.

Alles wird notiert und später in die Hypnose eingebaut – sei es im Nebensatz (»Und ganz nebenbei und unbemerkt beginnt auch dieser kleine Bereich sich auszuheilen.«) – und das vielleicht auch nur zur unbewussten Beschäftigungstherapie nachts im Schlaf.

Der Klient/Patient ist positiv beeindruckt: Die Vielfalt des therapeutischen Vorgehens, aber vor allen Dingen die offensichtlichen Möglichkeiten der Arbeit mit Hypnose sind ihm neu.

7) Die siebte massive Suggestion heißt einfach: »Jetzt geht's los!«

Der Therapeut kündigt an: »Wir beginnen jetzt mit der Hypnose./ Wir machen jetzt eine schöne Hypnose, damit es Ihnen besser geht. Und Sie brauchen rein gar nichts dazu zu tun, denn Hypnose ist wie Urlaub, Urlaub vom Alltag!« Wird in der zweiten Hälfte der Sitzung die »offizielle« Hypnose angekündigt und eingeleitet, ist schon der Begriff »Hypnose« an sich und die Erwartung, dass jetzt Hypnose stattfinden werde, eine machtvolle Intervention. Auch wenn vorher schon Tranceeffekte eingetreten sind, weil das Gespräch in einer positiv orientierten Trancesprache geführt wurde, wird die Situation ab jetzt eindeutig als Hypnose definiert. Die Verfassung des Klienten/ Patienten wird im Weiteren als »in Hypnose befindlich« beschrieben, und diesem Befinden wird eine besondere Bedeutung beigemessen.

Der Klient/Patient versteht: Jetzt geht's los. Jetzt wird es wichtig. Das ist es.

8) Die starke achte Suggestion wird vom Überraschungseffekt ausgelöst, dem Beweis, dass jetzt tatsächlich Hypnose »passiert«.

Die Tranceinduktion fokussiert den Klienten/Patienten. Dafür empfiehlt sich das Erleben der unwillkürlichen Handlevitation, am überzeugendsten mit der Technik der »Paradoxen Handlevitation« (zeitgleicher Ablauf von bewusster und unbewusster Bewegung, siehe Hypnosetranskript *Die Farben von Amalfi*, Kap. 2.3.7). Die Trancevertiefung kann nach Belieben gewählt werden.

Der Klient/Patient wird überzeugt: Er erlebt mehr, als er erwartet hat, und das überraschend und erstaunlich. Er ist zunehmend absorbiert von seinem inneren Geschehen.

9) Hochsuggestiv ist Nummer neun, der »Hypnotische Raum«. Beim Eintritt in diesen verdichtet sich die suggestive Atmosphäre.

Es erfolgt die Einladung in den »Hypnotischen Raum«. Dieser offeriert alle Attribute von Sicherheit, Freiheit und Handlungsspielraum. Er ist Ort der Reflexion, der inneren Begegnung, Spielplatz für Visionen, Experimentierbühne, Trainingsstätte für das Einüben von Bewältigungsstrategien bei Herausforderungen, Tempel der Heilung und Planet der Erkenntnis. Wie in den Hypnosetexten in den Teilen 2, 3 und 4 veranschaulicht, spielen sich dort überaus fantasievolle Szenen ab, sei es am Fuß der Palme, im Korallengarten, an der amalfinischen Küste, im Schlafwaggon oder auf Rosenblütenblättern.

In tiefem hypnotischen Befinden, losgelöst von Zeit und realem Raum, bietet sich die Möglichkeit, das Thema in vollkommen neuem Licht zu präsentieren: Angst wird abgelöst durch Vorfreude. Missmutige Depression entpuppt sich als wichtige Lernerfahrung (Kap. 2.3.15). Kindheitsdramen werden zur wundervollen inneren Begegnung mit sich selbst (Kap. 4.3.5). Zwang offenbart sich als Liebesthema, was nur durch Liebe heilbar ist (Kap. 4.2.3). Die gefährlich und ausweglos erscheinende Lebenskrise entpuppt sich als Chance des Lebens, um als Erste und Einzige die Familie endlich sicher aus dem über Generationen herrschenden Chaos zu führen (Kap. 3.3). Ein Verlust wird, in Andenken an das Verlorene, Anlass für Reifung und Treue zu sich selbst (Kap. 2.3.16). Das Aufgeben des Rauchens mündet in ein »dolce far niente« (Kap. 2.3.10) usw.

Der Klient/Patient ist dissoziiert: Er wandert wie verzaubert in der Wundertüte der 1001 Möglichkeiten, lernt und heilt.

10) Platz zehn nehmen die Suggestionen ein, die besonders tief wirken sollen.

In möglichst tiefer Hypnose, zumeist im 3. Drittel der Hypnose, erfolgen nun die eigentlichen, tief wirksamen therapeutischen Suggestionen in Richtung Anerkennung, Bestärkung, Wertschätzung, Ermutigung, Gesundung, Appell an Selbstfürsorge und -achtsamkeit.

In diesen Suggestionen muss der Klient/Patient sich 100%ig wiederfinden können. Sie greifen exakt das Thema in seiner Vielfalt auf und verdeutlichen, ihn genau verstanden zu haben. Daher kann jetzt haargenau das Richtige angeboten werden. Es ist nicht ein Überstülpen von Ideen, sondern ein minutiöses Hervorrufen von Ressourcen, Animieren von Qualitäten und Befähigen in eindeutiger Zielrichtung. Dies in präzise Worte verpackt, zur richtigen Zeit gesprochen, in stimmigem Tonfall – von flüsternd beruhigend bis anfeuernd ermutigend –, kann Wunder bewirken: am Leben erhalten, die Heilung erzielen, den Zwang bezwingen, durch eine invasive Therapie segeln (Kap. 2.1.4).

Der Klient/Patient ist tief in Trance: Er entdeckt sich neu.

11) Die elfte Suggestionseinheit bedarf keiner Worte, aber der Stille.

Nachdem der Klient/Patient erkundet und gelernt hat, vielleicht ohne zu bemerken, dass er erkundet und lernt und sich auf dem richtigen Weg befindet, erfolgt die Integrationsphase, die Phase der Stille. Diese

Zeit des Absinkens, der Ruhe und Erholung dient der Vertiefung und dem Einspeichern der Tranceerfahrung sowie dem »Einnisten« der Suggestionen.

Therapeut: »Ich bin jetzt einfach für ein paar Minuten still, damit sich die Dinge auf ihre ganz persönliche Art zusammenfügen und noch Wichtiges geschieht, was keine Worte braucht, sondern Stille. So kommt alles wunderbar zur Wirkung und Sie dürfen einfach tiefer in Hypnose gleiten, sich wohlfühlen und nur noch genießen.«

Der Klient/Patient erlebt sich tief erfüllt: Er genießt die Ruhe nach getaner Arbeit und sinkt, im Glauben an die Wirkung, in tiefe Trance. In diesem hochsuggestiblen Zustand erfolgen autonom unbewusste Öffnungs- und Integrationsprozesse.

12) Die posthypnotische Suggestion toppt die Hypnose wie ein Sahnehäubchen.

Die posthypnotische Suggestion ist die Komprimierung aller Suggestionen mit zukunftsweisender Wirkung, möglichst in einem Wortlaut, der wohltuend und stärkend nachschwingt, wie ein Reim oder ein Satz in animierender Satzmelodie: »Sie erleben Ihre Fähigkeit, in diesen Situationen cool zu bleiben ... nüchtern ... im Wissen, dass das, was Sie tun, in Ordnung ist ... Sie sehen sich selbst ... Sie verstehen sich selbst ... Das ist die Grundlage von Souveränität.«

Der Klient/Patient fühlt sich im Lot: im Einklang, vielleicht beflügelt.

13) Hier wirkt die Kraft der posthypnotischen Verfassung.

In der zweifelsohne immer noch suggestiven Verfassung nach der Hypnose ist alles zu vermeiden, was irgendwie auf die Problemebene zurückführen könnte. Dagegen ist diese Phase frohgemut für die weitere gute Bahnung zu nutzen, vielleicht mit der hypothetischen Frage, was der Klient/Patient wohl nächstes Mal alles berichten werde.

Der Klient/Patient ist zufrieden: Er fühlt sich bedient.

14) Die Wirkung der Suggestionen wird durch regelmäßiges Wiederholen verstärkt.

Das wiederholte Praktizieren der erfolgten Hypnose mithilfe der Audioaufnahme verstärkt die Bahnung der neuen Ideen, Muster, Dialoge und Sichtweisen auf der neuronalen Ebene und multipliziert den Effekt aller suggestiven Einheiten.

Der Klient/Patient erhält die Audioaufnahme zur Fortführung und Vertiefung der Hypnose mit der Anregung, darauf zu achten, wie das mehrfache Hören bzw. Praktizieren die Wirkung verstärken werde und voraussichtlich jedes Mal neue positive Phänomene zu beobachten seien.

Der Klient/Patient und ist zuversichtlich: Er glaubt an die Wirkung der Therapie, was die Therapie noch wirkungsvoller macht.

1.6 Die Suggestion im Therapiegeschehen mit komplexen Themen

Suggestionen – sinnvoll wofür und zielführend wodurch?
Halten wir uns vor Augen, was die Person, die zur Therapie kommt, grundlegend braucht. Primär findet sich das Bedürfnis, angenommen und akzeptiert zu sein und verstanden zu werden. Zudem besteht der Wunsch, dass die individuellen Stärken gesehen und die Schwächen, Ängste und Schmerzen als behandelbar oder lösbar eingeschätzt werden. Danach folgen vielfältige, konkretere Ziele wie Rückhalt bekommen, Bestätigung erhalten, Halt und Schutz in sich selbst finden, Aufwertung erfahren, Schmerzlinderung erreichen, Abstand nehmen, eindeutiger wahrnehmen, sich klar werden, den eigenen Weg finden, in seiner Mitte bleiben, gut mit sich selbst reden, gut mit sich selbst umgehen, sich für sich selbst Zeit nehmen, sich treu bleiben oder einfach nur mal durchatmen und nicht gleich reagieren müssen und in Konfliktsituationen einen kühlen Kopf behalten. Dazu gehört auch, Dinge mit Abstand zu sehen, innere Muster zu verändern, neue Sichtweisen zuzulassen, Zukunftsvisionen zu entwickeln, einfach mal nur zuzuhören und sich nicht drängen zu lassen, sondern bei sich zu bleiben dürfen.

Diese Themen klingen immer wieder durch, gehe es um Konfliktbewältigung, das Bestehen einer Prüfung, das Zusammenfinden oder eine Trennung, um ein Herausfinden aus einem Wahn, darum, eine neue Perspektive zu ermöglichen, von der Vergangenheit zu heilen, weniger Schmerzen zu haben, herauszuwachsen aus kindlichen Verhaltensmustern oder sei's auch, mit dem Rauchen oder anderen Verhaltensweisen aufzuhören. Innerhalb der Hypnose lassen sich all diese aufgelisteten Ziele durch passgenaue Suggestionen für Veränderung und Wachstum unterstützen, was in den Teilen 2–4 in den Beispielen von Hypnosen zu verschiedensten therapeutischen Themenbereichen verdeutlicht wird.

Das Gelingen und Wirken guter Suggestionen

Ausschlaggebend ist die Stimmigkeit mit der Erwartung (Sänger, Tante Linda, Buschbarbesitzer, Holzhacker, Student mit Prüfungsangst) bzw. die persönliche (Therapeut-Klient-)Beziehung oder zumindest das Gefühl, dass das Thema »getroffen« wurde. Es ist unverzichtbar, dass es einen positiven inneren Widerhall gibt. Wenn der Therapeut den Klienten nicht wirklich wahrnimmt, sondern hauptsächlich sich selbst, wenn er kathartisches Abreagieren und aufregende Emotionen liebt, stehen die Chancen schlecht, dass das so sensible »Unbewusste« anspringt und mitmacht. Falsche Zeit, falsche Form, falsche Kombination, unrealistisch klingende Suggestionen, Überforderung und Ungeduld führen zumeist in eine Sackgasse, meiner Beobachtung nach gelegentlich sogar in problematische Situationen. Dagegen können gut durchdachte Hypnosehörbücher, die ja gar nicht auf eine bestimmte Person zugeschnitten sind, sehr wohl schon Wunder vollbringen, wenn das Thema mit seinen Beschwerden und therapeutischen Möglichkeiten generell erfasst wurde. Und auch eine gut konzipierte Selbsthypnose kann reiche Früchte tragen.

Im besten Fall wird der Inhalt der Suggestionen, die therapeutische Wirkung zeigen sollen, im Zusammenspiel mit der Person und ihren Themen und zugleich mit den ihr innewohnenden Ressourcen und Entwicklungsmöglichkeiten innerhalb des Gespräches vor der offiziellen Hypnose herauskristallisiert. Während der Trance werden diese Suggestionen vom Therapeuten, der sich dabei bestenfalls selbst in einem sehr fokussierten und luziden Bewusstseinszustand befindet, zum richtigen Zeitpunkt aus dem Stegreif gesprochen. Gemäß der lateinischen Abstammung des Wortes wird die Suggestion in der therapeutischen Hypnose und Selbsthypnose als Zufügung, Empfehlung, Idee, Unterbreitung oder auch als Vorschlag betrachtet. Manchmal mündet sie tatsächlich in eine Verführung, und sei es für bessere Selbstachtung, Lebensplanung oder Verwirklichung. Es wird eine schöne und meist bessere Alternative angeregt, fördernde und motivierende innere Dialoge werden artikuliert und die heilsame Wendung visioniert. Ja, die stimmige Suggestion befähigt zur Nutzung individueller Potenziale, um das Handlungsspektrum zu erweitern und eine gute Entwicklung zu unterstützen. Bedingung ist, dass sie im Einklang mit den unbewussten Vorgängen steht, was u. a. auch die Freiheit von inneren Konflikten, Verboten, Verpflichtungen und Verflechtungen voraussetzt oder diese zumindest berücksichtigt bzw.

mitbehandelt. Das ist auch der Grund, weshalb die ideomotorische Arbeit in der Hypnose so zielführend ist, hält sie sich doch stets an die Vorgaben des Unbewussten und erspart Holzwege in der Therapie. Signalisiert uns das ideomotorische Zeichen (via Fingersignal), dass das Vorgehen zu früh, nicht richtig, in der falschen Reihenfolge oder was auch immer ist, forschen wir geduldig und elastisch nach der passenden und somit zielführenden Intervention (Kaiser Rekkas 2016).

Neue Perspektive, Trancelogik und die Trance des Therapeuten

Es obliegt unserer Kunst, das Thema aus anderer Perspektive, außerhalb des persönlichen Systems des Klienten, zu sehen und positiv umzudeuten – weg von der Problemebene, hin zu einer meist vollkommen unerwarteten und erstaunlich kreativen Bewältigungsebene. Je dramatischer oder schwerwiegender die Lage (Suizidalität, schwere Erkrankung, tiefer Konflikt, starker Verlust), umso prägnanter muss die diametral entgegengesetzte Sichtweise präsentiert werden. Dank der typischen Trancelogik im hypnotischen Befinden, die Widersprüchliches nebeneinander stehenlassen kann und aufgeschlossen ist für eine vollkommen andere Denk- und Sichtweise, wird Letztere erstaunlich flexibel angenommen und eingespeichert, meist ohne direkte bewusste Wahrnehmung. Es handelt sich hier nicht um ein einfaches Reframing, sondern es bedarf der passgenauen Neuinterpretation und Neuformung der Situation mit einem guten Ausweg, wonach sich ein Mensch in Notlage ja inbrünstig sehnt. Dieses Vorgehen muss höchsten moralischen Prinzipien entsprechen und verlangt ein Expertenniveau an psychodynamischem Fachwissen.

Dies gelingt umso überzeugender, ist der Therapeut mit seinen eigenen unbewussten Fähigkeiten in gutem Kontakt. Das heißt, dass er während seiner Tranceanleitung für den Patienten kurzfristig immer wieder selbst in Trance taucht. Er verlässt dafür die empathiebetonte Zugewandtheit, schaltet sein blitzgescheites Unbewusstes ein und produziert in Sekundenschnelle glasklare Ideen für eine Betrachtung der Lage aus einem vollkommen neuen Blickwinkel, um dann wieder beim Patienten zu sein. Wie schon erwähnt, sollten die wirksamsten Suggestionen dann im dritten Drittel der Hypnose ausgesprochen werden, weil zu diesem Zeitpunkt die Trance normalerweise am tiefsten ist. So kann die Suggestion auch am besten zur Wirkung kommen, vor allen Dingen, wenn ihr dafür dann während der sog. Integrationsphase Raum gegeben wird. Und all das verlangt Zeit.

»Ich habe Zeit für Sie!«

Die Frage der Zeitdauer einer Sitzung ist für mich essenziell. Viele Kollegen haben durch den Kontext ihrer Arbeitstätigkeit, zum Beispiel in einer medizinischen Praxis oder im Klinikbetrieb, nur einen gewissen Zeitrahmen zur Verfügung. Andererseits gibt es auch Hypnotherapeuten, die im 50-Minuten-Takt, ja, kaum zu glauben, sogar im 45-Minuten-Takt arbeiten. Ich habe gerne ausreichend Zeit. Seit Eröffnung meiner Praxis Mitte der 1980er-Jahre gönne ich mir 2 Stunden pro Klient/Patient. D. h., ich nehme mir in einer Sitzung ausreichend Zeit für das ausführliche Vorgespräch, das der Sammlung von Informationen für den Inhalt der danach erfolgenden Hypnose dient, aber auch der Feinabstimmung zwischen einer Person, der ich neu begegne, und mir. Auch bei längeren Therapieverläufen arbeite ich mit diesem großzügigen Zeitpotenzial, findet doch die Therapie in Intervallen von vielleicht 3–8 oder mehr Wochen statt, in denen viel geschehen kann. Im hypnotherapeutischen Prozess darf man sich nicht hetzen. Hypnose ist eine Kunst, und Kunst braucht Muße.

Feingefühl als Bedingung für die passgenaue Suggestion in der Hypnose

Im Wissen, dass in Trance gehörte Worte Bilder auslösen, diese Bilder wiederum Gefühle provozieren, welche den Körper bis in feinste organische Einheiten stimulieren können, sind Suggestionen, sollen sie therapeutisch wirksam werden, mit Bedacht zu formulieren. Sie dürfen, wie bereits beschrieben, weder blutleere noch aufgeblasene Worthülsen sein, weder überfordernd noch unterfordernd, weder bombastisch noch zu minimalistisch, sondern müssen angereichert sein mit dem authentischen Glauben, dass sie auf die Person, der sie gelten, zutreffen und für sie wirksam und erfüllbar sind. Im Brustton der Überzeugung ausgesprochen, feuern sie an, ermutigen sie, geben sie Halt und/oder einfühlsame Begleitung. Wird der exakte Zeitpunkt erspürt, wann was gesagt werden soll, in welcher Tonlage und Lautstärke, vielleicht in Frageform, als Ich-Aussage oder mit sehr gedehnten Worten, wird die Stimme des Therapeuten zum Träger der Suggestion. So schwebt sie förmlich in den Patienten hinein.

Mit sich in Kontakt, mit dem anderen in Schwingung

Je diffiziler und komplexer das Thema und die Zielsetzung in Bezug auf Symptom, Erkrankung, Kontext sind, umso feinsinniger und stimmiger müssen Suggestionen sein. Vor dem Hintergrund von intellektueller Erkenntnis, Expertise und Wissen um Psychodynamik schafft der Therapeut dafür ein Klima von gemeinsamem Schwingen. Dies ermöglicht, in Resonanz mit dem Patienten/Klienten zu gehen, die Voraussetzung für intuitiv gefundene passgenaue Suggestionen. Idealerweise reflektieren diese, was der andere möglicherweise schon erahnt, willens wäre zu tun, im Stillen vielleicht schon glaubt, für möglich hält oder sich vielleicht in den wildesten Fantasien ausmalt, aber nicht zutraut und üblicherweise – sei es aus Gewohnheit (alte Muster), Scham, Misstrauen oder/und Unsicherheit (Loyalitätskonflikte) – sofort wieder verwirft. Stimmige Suggestionen aber hallen im anderen innerlich wider, werden zu einer in Wort, Bild und Gefühl materialisierten Wunscherfüllung. Fühlt sich dabei der Patient/Klient gehört, akzeptiert und verstanden, reagiert er motiviert, vertrauensvoll und mit einer gesunden Portion an Zuversicht und Glauben.

Um das zu erzielen, gehen wir für den Zeitraum der Therapiesitzung auf besondere Art und Weise in Kontakt zu dem Klienten oder Patienten – und dies nicht nur bewusst, sondern auch unbewusst. Wir erreichen das, wenn wir mit uns selbst im Reinen und ganz bei uns sind und mit uns selbst verbunden. So bleiben wir natürlich und aufrichtig zugewandt. Erinnern wir uns zum Beispiel daran, wie es war, als wir Kind waren oder Teenager oder als uns etwas Schlimmes widerfahren ist und was wir damals gebraucht haben oder gebraucht hätten, bekommen haben oder nicht bekommen haben. So bleiben wir dem anderen Menschen in seiner Not und mit seinen Bedürfnissen glaubhaft zugewandt. Gleichzeitig beobachten wir im intensiven dialogischen Austausch vor der eigentlichen Hypnose mit der präzisen Erfassung der Bedürfnisse und Formulierung von Wünschen, wie von einem Erlebnis, das beschwingt, glücklich, verstimmt oder traurig gemacht hat, berichtet wird. Wie drücken die Augen Freude oder Glück aus? Oder auch Bestürzung oder Gekränktheit? Sind die Tränen Zeichen von Rührung oder Berührung, Wehmut, Trauer oder Schmerz? Wie fließt die Atmung? Schauen wir klar hin, hören aufmerksam zu, merken uns die Wortwahl, notieren eventuell einzelne Sätze. Die im Vorgespräch der Sitzung aufgezeichneten Notizen sichtbar vor uns, gehen wir während der Hypnose sicher, alle wichtigen Details zu berücksichtigen.

Atmen wir selbst ruhig und bleiben einfach natürlich. Erzählen wir auch ruhig mal etwas von uns, von eigenen Kindern oder irgendwelchen Erfahrungen, die gerade in die Situation passen. Das ist die Voraussetzung für ein Zueinanderfinden innerhalb der Sitzung und das Aussprechen der richtigen Worte in der richtigen Stimmlage, zur richtigen Zeit und in der ebenso passenden Lautstärke. Schließen wir während der Hypnose immer mal die Augen und erleben diese Verinnerlichung und erfühlen, wann zu schweigen ist, damit das Gesagte tief einsinken kann und eingespeist wird. Geben wir der Hypnose Zeit. Geben wir uns Zeit. Geben wir den Patienten Zeit. Geben wir der unbewussten Arbeit Zeit! Und verteilen ab und an ein Bonbon. Bonbon?

Ja, eine kleine, harmlos dahingeplauderte suggestive Bemerkung: »Und wir alle wissen doch: Liebe tut immer gut.«

Spielen mit Suggestionen auf der Basis von Resonanz

In Resonanz mit dem Patienten/Klienten kann im Rahmen der Struktur der Hypnose spielerisch agiert werden. Es lässt sich zum Beispiel

- die Suggestion in Reimform, die innerlich »nachklingt«, aussprechen.
- dem Patienten die Suggestion »auf die Zunge legen«, indem für entscheidende Sätze in die Ich-Form gewechselt wird.
- in eine Person, die sich in tiefer Trance befindet, die Suggestionen »hineinsprechen«.
- die Suggestion mit dem Zauberwort »jetzt« dynamisieren.

Suggestion in Reimform

Vielleicht hat sich die Sandale schon abgestreift ...
und der Fuß sich lustvoll vollkommen befreit ...
erfühlt, ertastet den festen Grund ...
kann auftreten ... abfedern ... elastisch gesund ... *(Pause)*
(*Die goldene Stunde*, Kap. 2.3.2)

Träumen von Blumen und Sonnenschein ...
schönen Landschaften ... und Glücklichsein ...
(*Sandmännchen*, Kap. 2.3.19)

Im Moment ... jetzt ... hast du die Chance, alles zum Guten zu wenden ...
und du ergreifst diese Chance kraftvoll mit beiden Händen! [...]

Und du schlupfst in dieses gesunde Sein … wie selbstverständlich ein.

(*Im Spiegel der Vernunft*, Kap. 2.1.2)

Dem anderen die Suggestion auf die Zunge legen

Sie werden auf einmal wissen …

dass Sie die Erfahrungen der letzten Zeit anders einordnen können …

anders bewerten … neu deuten … und als Chance begreifen …

als Chance, dieses scheinbar Unvermeidliche vermeidlich zu machen …

auf Ihre ganz eigene, persönliche, kreative Art und Weise …

und Sie sagen sich:

›Halt! Ich beende das Spiel meiner Vorfahren, weil es schädlich ist.

Ich lasse Gedanken und Schmerz hinter mir und trete in eine neue Lebensphase jetzt.

Alte Stimmen verblassen, weil Sie nicht mehr zu mir gehören …

und der Glaube in mir wächst, dass ich das wert bin,

dass ich gut bin,

dass ich das kann.

Und ich mache es mir zuliebe, meinen Kindern zuliebe, meinem Mann zuliebe, meiner kleinen Familie zuliebe.

Egal, was andere davon denken und davon halten.

Ich bin verantwortlich für meine Zukunft, unsere Zukunft … und ich gestalte diese.‹

(*Das weiße Segelschiff*, Kap. 3.3.)

Das suggestive hypnotische »Hineinsprechen«

Frage: »Ich habe gerade einen Jungen zur Hypnotherapie. Er ist 8 Jahre alt und stottert. Bisher hatten wir zwei Sitzungen und er schläft jedes Mal ein. Beim ersten Mal nach ca. 4 Minuten und dann nach ca. 12 Minuten. Er selbst ist ganz begeistert von der Hypnose und sagt, dass er alles mitbekommt. Hast du einen Rat für mich, oder kennst du jemanden, den ich fragen kann?«

Antwort AKR: »Was Besseres kannst du dir nicht wünschen. Wenn dieses Kind in eine Art von Hypnoschlaf fällt, kannst du eine hervorragende Wirkung erzielen. Das ist die Gelegenheit für dich als Therapeuten, wirksam werden zu können. Ich nenne das ›Hineinsprechen in der Hypnose‹, d. h., du sprichst in das Kind hinein, was du bewirken willst. Es hört, eingeschlafen wirkend, konzentriert zu und saugt genau das auf, was für die Veränderung hilft. Voraussetzung ist, dass es eine unbewusste Zustimmung gibt und die Symptomatik nicht eine Funktion, z. B. im Familiensystem, hat. Dem Jungen erzählst du, was er alles kann, wie sich die Sprache von selbst geschmeidiger artikuliert und alles das, was du für richtig hältst. Anschließend weckst du ihn wieder sachte aus seinem Dornröschenschlaf.

Ich habe früher viel mit Kindern gearbeitet, u. a. 4 Jahre in einem therapeutischen Kinderheim im Allgäu und danach in München in der Onkologie des Hauner'schen Spitals und mit Kindern mit Tourette-Syndrom. Die Kinder schienen immer wie eingeschlafen, haben sich aber erstaunlich verändert durch das ›Hineinsprechen‹ während der Hypnosen und profitierten davon. Das kann man natürlich auch bei Erwachsenen praktizieren. Voraussetzung für den therapeutischen Effekt ist, dass die Suggestionen des Therapeuten auf Einverständnis und Zustimmung auf unbewusster Ebene treffen.«

»Jetzt«

Das Wort »nun« wirkt geschmeidig im Klang und in der Wirkung.

Das Wort »jetzt« klingt prägnant, hart und gibt einen Schubs.

»Nun« hört sich angenehm an, wenn wir mit softer Stimme sprechen: »Und nun gleiten Sie in eine schöne Hypnose.«

Aber das Wort »jetzt« eignet sich viel mehr dazu, wenn wir jemanden zu etwas auffordern wollen, ihn anspornen möchten, ihm helfen möchten, sich zu überwinden. Und dieses Wort »jetzt« sollte mit einem kleinen zeitlichen Abstand sehr prägnant gesprochen werden.

> Und Sie gleiten in eine schöne Hypnose ... jetzt.
>
> Der Körper beginnt mit der Heilung ... jetzt!
>
> Sie wissen, was zu tun ist, was Ihnen guttut, und verfolgen das in aller Treue zu sich selbst ... jetzt.

»Jetzt« verleiht der Suggestion eine Dynamik, der man sich schlecht entziehen kann.
Beispiel:

Sie haben das Wissen.
Sie haben das Fundament.
Sie haben die Erfahrung.
Sie stehen anderen bei.
Sie können anderen helfen.
Sie wissen, was richtig ist.
Und genau das machen Sie auch für sich selbst ... jetzt!

Sie haben das durchlitten.
Sie sind da durchgegangen.
Sie haben es gemeistert.
Sie haben dadurch gelernt.
Und es geht weiter. Jetzt!
Und alles wird Ihren Glauben an sich selbst stärken!
(*Ein neues Kapitel im Buch des Lebens*, Kap. 2.3.16)

»Lehnen Sie sich zurück, ich übernehme die Führung!« – Die monologische Trance

Es gibt eine Unzahl von guten Hypnosetechniken wie die ideomotorische Arbeit, das Aussteigen aus der Symptomtrance, die Gehirnwäsche mit den Tönen, die Trance ganz ohne Worte, mit oder nur durch Körperberührung oder Bewegung. Auch Körperreisen, Metaphern, Fantasiereisen und die dialogische Trance finden in dem jeweiligen richtigen Kontext sinnvolle Anwendung.

Woltemade Hartman, der die Ego-State-Therapie mit Hypnotherapie verbindet, beschreibt in einem Online-Seminar[2] im Rahmen eines Fallbeispiels eine Frau, die fünf Jahre zuvor ihre damals 16-jährige Tochter durch ein Motorradunfall verloren hatte und seitdem in einer Art »Trauerstarre« verharrte. Vor ihrem inneren Auge lag ihr Kind immer noch leblos auf der Straße und »kochte«, weil es an einem heißen Sommertag geschehen war. Die Situation war in ihr wie in Stein gemeißelt. Sie willigte ein, begleitet von Woltemade eine (Trance-)Reise zu machen, um das Trauma aufzulösen. Durch seine Anregungen wurde es ihr schließlich möglich, das Mädchen von der

2 *Du wirst immer in meinem Herzen sein: Trauer als Ressource in der Psychotherapie*, Auditorium Netzwerk, 24.06.2024.

Straße aufzuheben und an ihr Herz zu drücken. Entgegen Woltemades ursprünglichem Impuls, irgendeinen guten Ort vorzuschlagen, wo das verstorbene Kind hingebracht werden könnte, überließ er den weiteren inneren Verlauf des Geschehens vollkommen der Frau, unterstützte sie aber durchweg mit der immer wieder gestellten Frage »Ja, und jetzt?«. So begleitete er sie weiter und weiter, bis sie die Tochter an einen (fantasierten) Ort bringen konnte, der für sie stimmig war. Die einzige Suggestion über eine längere Zeitdauer der Trance war also allein die Frage »Ja, und jetzt?«. Diese Frage führte sie immer weiter, bis zur Auflösung des Traumas. Auf seine letzte Frage – »Und jetzt?« – antwortete sie: »Und jetzt bin ich zufrieden.« Auch diese so einfach erscheinende Intervention ist möglich, muss jedoch sehr haltgebend sein und mit viel Fingerspitzengefühl ausgeführt werden.

In einer akuten Krise, momentanen Herausforderung, bei Erschöpfung, Schmerzen, schwerer Erkrankung oder schädigend zwanghaftem Verhalten gebe ich der monologischen Trance eindeutig den Vorzug. Sie gibt dem Patienten die stabile Sicherheit, gehalten, geführt und bestärkt zu werden. Immer in dem Sinn, dass Entwicklungsschritte selbsttätig und letztendlich doch aus eigenem Willen heraus gesetzt werden sollen und können.

Raffiniert und unwiderstehlich findet die indirekte Suggestion innerhalb der monologischen Hypnose Anwendung, wenn der Therapeut in der »Ich-Form« für den Patienten spricht und dabei eine Frage in die Luft wirft oder in die Tiefe senkt. Die Frage dient ausschließlich als Anregung für die unbewusste Beschäftigung mit der Lösung und lautet beispielsweise: »Wie wird es mir wohl gelingen, dass ich besser auf mich achte / mir treu bleibe?« Allein das Wort »wie« mit seinen harmlosen, aber nachklingenden drei Buchstaben lässt absolut keinen Zweifel daran, *dass* es gelingen wird.

Im Verlauf der später folgenden Texte sind derartige Fragen eingestreut, wie zum Beispiel:

> Wie kann ich ›Ich‹ bleiben, so, wie ich bin, mit meinen ureigenen Potenzialen und Fähigkeiten?
>
> Wie bleibe ich mir treu in unterschiedlichen Situationen?
>
> Wie kann ich auf mich bauen und mir mehr vertrauen und dadurch auch Neues wagen …
>
> und dabei immer wissen, ich habe meine Basis in mir.
>
> (*Im Korallengarten*, Kap. 2.3.5)

Diese Fragen sind Pseudofragen und verlangen keine Antwort, sondern sind »therapeutische Hausaufgaben an die unbewusste Ebene«. Wolfgang Oswald schreibt dazu:

> »Beim Formulieren einer Frage geht es weniger darum, eine Antwort zu bekommen, als vielmehr um das Auslösen von Suchprozessen. Insofern ist der Tonfall der Frage wesentlich, die folglich am besten in einer Haltung der Öffnung und Erweiterung des inneren Raumes gestellt werden.« (Oswald 2022, S. 57 ff.)

In diesem Buch sind ausschließlich Hypnosetexte mit monologischen Trancen präsentiert, um die formulierten Suggestionen in »Reinform« klar aufzuzeigen, damit sie deutlich aufgefasst werden können. Hier spricht der Therapeut, in diesem Fall die Therapeutin.

Die suggestive Wirkung des Titels der Hypnose

Es empfiehlt sich, jede Hypnose individuell zu benennen. Ob dies der Therapeut oder Patient macht, ist gleichgültig. Wichtig ist, dass der Titel oder Name der Hypnose die Zielrichtung anzeigt, denn schon dies hat Einfluss auf das anschließend an die Therapiesitzung gewünschte selbstständige Praktizieren der Trance. Bei einem längeren Therapieverlauf kann eine persönliche Audiothek entstehen, die ermöglicht, sich nach Lust und Laune eine bestimmte Trance zu Gemüte führen und spontan in den richtigen »mood« zu kommen, wie zum Beispiel durch *Die Schmerzen ziehen sich zurück* (Kap. 2.3.20) oder *Die Farben von Amalfi* (Kap. 2.3.7.).

Beispielhaft seien hier in chronologischer Folge die 30 Titel aus der Audiothek einer Hypnotherapie für eine Dame, die mit Hypnose zielstrebig und erfolgreich an ihrer Gewichtsreduktion arbeitete, wiedergegeben. Wie ersichtlich, beinhaltete die Therapie neben der reinen Veränderung des Essverhaltens auch Stressmanagement, Konfliktfähigkeit, Schlafverbesserung, Steigerung der Selbstachtung, Energetisierung, Befreiung der Kreativität etc. bis hin zum Dank an das Unbewusste für dessen Kooperation während der Therapie.

1) *Hypnosesprudel:* erster Hypnosegenuss und Start in die Therapie
2) *Die Apfelhypnose:* achtsam speisen – lustvoll genießen
3) *Selbsthypnose:* das Unbewusste immer mit im Boot
4) *Genießen wie ein Feinschmecker:* bewusst essen – unbewusst abnehmen

5) *Bodyscan:* sich entspannen – schnell, einfach, tief
6) *Beschwingt* – Intuitiv auf dem Weg zum Ziel
7) *Zu viel Gewicht? Steig heraus!* Sich innerlich befreien – unbewusst ressourcenvoll
8) *... und eine Portion genügt!* Warum nicht?
9) *Auf dem Gemüsemarkt:* Augen auf für Gesundes – Augen zu beim Genuss!
10) *Junkfood? Nein danke!* Weder zu salzig noch zu süß! – Für das (innere) Kind
11) *Das innere Freudenfeuer:* innere Klärung lässt Pfunde schmelzen
12) *Die Schutzhülle:* die Speckweg-Hypnose
13) *Gehirnwäsche:* alte Strapazen lösen
14) *Raus aus dem Stress:* Selbstfürsorge und Ruhe im Lebensalltag
15) *»Nein«-Sagen:* Abstand nehmen
16) *Schlafen wie ein Murmeltier:* Schlaf macht schön und schön schlank
17) *Träumen mit Ziel:* der nächtliche Auftrag an das Unbewusste
18) *Die Giraffe:* tiefe Hypnose – innere Stärkung
19) *Meine wirkliche Gestalt:* sich entfalten – kreativ und unbewusst
20) *Mein wunderbares kleines Kino:* Das Wunschgewicht in Trance erleben heißt unbewusste Prozesse bahnen
21) *Das Energietor:* Selbstschutz, Energie, Widerstandskraft
22) *Mein Körper von morgen:* Selbstfürsorge und Gewichtsreduktion – Hand in Hand
23) Die *Glückspraline* – Süßes nur mit voller Lust
24) *Selbstvertrauen, Selbstwert, Selbsthypnose* – Rückfallprophylaxe
25) *Ich tanze mich frei* – unbeschwert heiter und leicht – bald ist das Ziel erreicht
26) *Die Sonnenstrahldusche*
27) *Dank an das Unbewusste*

1.7 Vertrauen in unbewusste Prozesse

Sich während der Hypnose entspannt zurücklehnen, und zwar nicht nur als Klient, sondern auch als Therapeut? Ja, unbedingt! Es ist nicht nur möglich, es ist sogar Voraussetzung für wichtige unbewusste Vorgänge, die sich nur in der Stille vollziehen.

Ist das Therapieziel definiert, die therapeutische Beziehung stabil und sind die Ressourcen des Klienten aktiviert, eröffnen wir in Hypnose die Bühne für unbewusste Prozesse. Diese werden von unserem Wohlwollen, unserer Geduld und dem Glauben an die Fähigkeiten des Klienten getragen. Falls (Loyalitäts-)Konflikte, starre innere Muster, Double Binds, destruktive Selbstsuggestionen oder andere Hindernisse den Fortschritt stören sollten, lassen sich diese durch ideomotorisches Abfragen (Vgl. Kaiser Rekkas 2016) ohne Aufwand identifizieren, klären und auflösen. Wenn dann aber – eingebettet in eine gute Anleitung oder schöne Fantasiereise – Suggestionen passgenau, klar, und vielleicht in Teilen sogar in den Worten des Klienten formuliert (siehe Trainingsteil 5.2), ausgesprochen sind, ist das wichtigste therapeutische Medium unser Vertrauen in die unbewusste Arbeit. Klient wie Therapeut können gelassen durchatmen. In dem vom Therapeuten geschaffenen sicheren Rahmen und der konzentrativen Stille der Hypnose können sich jetzt wirksame, unbewusste Prozesse völlig autonom vollziehen. Zunächst mag uns dieses Phänomen verblüffen, doch mit wachsender Erfahrung werden wir uns immer mehr davon überzeugen, dass hochenergetische Prozesse in Eigenregie geschehen, wenn unsere Interventionen mit den tatsächlichen Zielen des Klienten im Einklang stehen. Wir lernen, diesen selbsttherapeutischen Kräften zu vertrauen, die vorzugsweise während derjenigen Sequenzen der Hypnose zum Einsatz kommen können, während denen der Therapeut einfach still ist, besonders aber während der gegen Ende der Hypnose gewährten Integrationsphase. Mit treffsicheren Suggestionen in Schwung gebracht, entfalten sich in diesem Zeitraum tiefgreifende Veränderungen, meist spontan, manchmal erst in der folgenden Nacht oder bei Wiederholung der Hypnose mithilfe der aufgenommenen Audiodatei.

Vor allem die Techniken der »Einfachen Ideomotorik« eignen sich für das Hervorrufen dieser selbsttätigen, unbewussten Arbeit im Stillen, während sich die Energie aus dem ruhigen, vertrauensvollen Zusammensein von Therapeut und Klient mit dem gleichen Ziel, wie z. B. der Selbstfindung, Entlastung, Befähigung oder Gesundung, bündelt. Das dafür besonders wirksame »Sammeln und Ausleeren« (Kaiser Rekkas (Hrsg.) 2022: Modul II.1.9) ist in den Hypnoseanleitungen (z. B. 3.1.3, 3.6.1, 3.7.2, 4.3.4) wiedergegeben. Hierbei sammelt der

Klient imaginativ all das in den Schalen seiner geöffneten Hände, was an Worten, Bildern, Situationen und Gefühlen schmerzhaft, belastend oder beeinträchtigend ist und entlassen werden kann. Dieser Vorgang wird bewusst initialisiert, aber unbewusst ausgeführt. Die Suggestion, dass die Arme sich immer länger anfühlen und die Hände weiter weg entfernt scheinen, fördert die hypnotische Dissoziation. Anschließend erfolgt die durch Suggestionen hervorgerufene unwillkürliche Innenrotation der Unterarme. Dadurch richten sich die Hände langsam auf, und der symbolische Inhalt rieselt – der Schwere nach – nach und nach heraus. Der Klient spürt mit Erstaunen die eigenständige Bewegung seiner Hände und erlebt den gesamten Vorgang als tief befreiend.

Eine junge Kollegin, noch in der »Verblüffungsphase«, berichtet fasziniert:

> »Letzte Woche habe ich mit einem Patienten ganz spontan 'ne Hypnose gemacht, die Variante mit den ›Händen als Schalen und diese dann von alleine ausleeren lassen‹. Der Patient kam eigentlich wegen Zwangsgedanken und Schwierigkeiten, sich im familiären Kontext gegenüber seinem Schwiegervater zu behaupten. Die Hypnose hatte ich ihm ganz beiläufig vorgeschlagen in dem Sinn: ›So ein bisschen Entspannung können Sie doch bestimmt gebrauchen!‹
>
> Heute kam er zur nächsten verabredeten Sitzung und berichtete aufgeregt: ›Frau U., da ist etwas Verrücktes passiert! Ich habe Ihre Hypnose zu Hause noch einmal gehört. Danach habe ich mit meinem Schwiegervater gesprochen und ihm endlich meine Meinung gesagt. Die Zwangsgedanken sind auf einmal weg, und ich habe aufgehört, an den Nägeln zu kauen. Das hatte ich über lange Jahre, und nichts hat geholfen!‹
>
> Das Witzige ist, dass ich von seinem Nägelkauen gar nichts wusste.«

Auch wenn sich zeigen muss, ob der Erfolg nachhaltig ist, beweist aber selbst eine kurzfristige Musterveränderung, dass eine neue und bessere Variante des Erlebens und Verhaltens überhaupt möglich ist. Und uns zeigt dieses Beispiel eindrücklich, dass das Vertrauen in die unbewusste Arbeit, nach der suggestiven »Verführung« in die therapeutische Zielrichtung, nicht nur neue Räume für innere Prozesse öffnet, sondern auch die Grundlage dafür schafft, dass der Klient selbst dieses Vertrauen entwickeln und sogar komplexe Herausforderungen bewältigen kann.

Als Beispiel, wie die stille Integrationsphase für unbewusste Leistungen platziert werden kann, sei hier eine relativ schnörkellose Hypnose für die Zeit direkt nach der operativen Versorgung mit einer Totalendoprothese des Hüftgelenkes bei einem älteren, sehr aktiven Herrn wiedergegeben.

Schnelle Erholung vom operativen Eingriff, die reibungslose Einheilung des neuen Gelenkes und baldige Rückkehr in ein kraftvolles, interessantes Leben

Induktion

Sie kennen meine Stimmer schon ... und kennen auch die gute Wirkung der Hypnose schon ...

So sitzen oder liegen Sie ganz gemütlich da und schließen genüsslich die Augen ... gut so!

Und nun folgen Sie in aller Ruhe eine Weile Ihren Atemzügen ...

in ihrem ganz natürlichen ruhigen Rhythmus ... ein und aus ... sehr gut ...

Mit jedem Ausatmen können sich Anstrengung und Spannung lösen ...

mit jedem Einatmen strömen Ruhe und Gelassenheit herein ...

Und ... Sie können wohl beobachten, wie Sie beginnen, sich wohler zu fühlen ...

Dabei mag vor Ihrem geistigen Auge ein sanftes, friedliches Licht erscheinen ...

Und während sich Ihr Atmen vertieft, wird dieses Licht heller und klarer,...

mit einer angenehmen Tönung, die mehr und mehr zum Strahlen kommt ...

und dieses Licht hüllt Sie nach und nach ganz wundervoll ein ... sehr angenehm.

Und so verspüren Sie mit jedem Atemzug, wie Sie tiefer und tiefer ...

in diese wohlige Behaglichkeit gleiten ...

voller Vertrauen ... voller Zuversicht ... so, wie es Ihnen entspricht ...

innig verbunden mit all der Kraft, die für Heilung in Ihnen ruht ...

Suggestionen für körperliche Heilung und Widerstandskraft

Die erste Hürde haben Sie schon genommen ... während der Operation ...

da wurde von den Ärzten mit wunderbarer Präzision ...

ein Kunstwerk in Ihren Körper eingebaut ...

und Ihr Körper hat diesem Vorgang sofort vertraut ...

Offen und freundlich hat er das neue Gelenk willkommen geheißen ...

und beim Wundverschluss durch die Ärzte schon mit der Heilung begonnen ...

sauber, trocken und einwandfrei fügen sich die Wundränder zusammen ...

verschließen sich auf die beste Art und Weise ...

Der Körper nimmt das kunstvolle neue Gelenk bedingungslos an ...

integriert es wie einen natürlichen Teil ...

und seine Muskeln und Sehnen passen sich geschmeidig dran ...

Ihr Immunsystem ist leistungsstark, wach und voller Lebensenergie ...

Es unterstützt den Heilungsprozess wie noch nie ...

Ihr treues Herz pumpt zuverlässig das nährstoffreiche Blut ...

und versorgt jede Zelle mit allem, was für sie gut ...

Suggestionen für Kraft und Mobilität

In der kommenden Zeit werden Sie sich daran erfreuen, wie es bergauf geht ...

jeden Tag spüren Sie mehr Elan ...

Ihre Muskeln arbeiten harmonisch daran ...

machen Sie stark ... und bringen ins Lot ...

Ihre Bewegungen werden geschmeidiger und stabiler ...

und es fühlt sich richtig gut an, sich erst vorsichtig, ...

dann immer selbstverständlicher zu bewegen ...

zunächst kleine Schritte ... und dann immer größere ...

immer achtsam ... immer sicher.

Und vielleicht sehen Sie sich schon, wie Sie bald ...

mit einem Gefühl von Zuversicht und Stärke ausschreiten ...

und sich Ihre Welt zurückerobern ...

Suggestionen für Wohlbefinden und Zufriedenheit

Während Ihr Körper kontinuierlich ausheilt ...

begleitet Sie große innere Gelassenheit ... und vernünftiger Mut ...

Jeder neue Tag bringt spürbar mehr von dem zurück,

von Ihrem persönlichen Lebensglück:

Beweglichkeit, Unabhängigkeit, Freiheit, Frohsinn, Freude am Leben.

Körper und Geist arbeiten Hand in Hand ...

Ihr kluger Geist weiß, wie wichtig Heilung ist ...

Ihr starker Körper folgt seiner Aufgabe mit Hingabe ...

während Sie ein Gefühl von Zufriedenheit erfüllt ...

mag sein auch Dankbarkeit ...

Suggestionen für unbewusste Arbeit in der jetzt erfolgenden Integrationsphase

Und nun erlauben Sie sich ... in aller Stille ...

das eben Gehörte und Erlebte wirken zu lassen ...

Sinken Sie dabei in angenehme Bilder ... und schöne Gefühle ...

und träumen sich vollkommen glücklich und frei ...

So wird sich auf tiefer Ebene noch Wichtiges ereignen,

nicht mit Worten benannt, aber ausdauernd wirksam in Ihnen ... (längere Pause)

Ankündigung der später erfolgenden Hypnosebeendigung

Erst später lassen Sie bei einem langen Ausatmen ein Lächeln auf Ihrem Gesicht verströmen als Ausdruck dafür, dass Ihnen vollkommen bewusst ist, dass Sie alles in sich tragen, was Sie für eine schnelle und gesunde Wiederherstellung brauchen. Dann wachen Sie geruhsam und aufgetankt wieder hier auf. Aber jetzt sinken Sie noch einmal tief in Trance, so tief, dass es sich vielleicht sogar ein bisschen wie Schlaf anfühlt ... Heilschlaf ...

Eine Klientin mit einigen Therapieerfahrungen konsultiert mich aufgrund einer nahezu lebensbedrohlichen Problematik. Auf äußerst schmerzhafte Weise ist sie in starken Gefühlen für einen an sich brillanten Mann verfangen, der im Wechsel momentane große Nähe zulässt, sie aber dann auf zerstörerische Weise wieder brüsk und brutal von sich stößt. Dieses verschmelzende Miteinandersein, geistig, seelisch, körperlich, dann die abrupte quälende Funkstille treiben die feinsinnige und hochgebildete Frau fast in den Wahnsinn.

Sie beschreibt die Vorteile der Hypnotherapie gegenüber anderen Therapieformen und bringt ihre Erfahrungen mit der unbewussten

Arbeit im Stillen in und nach der Hypnose prägnant auf den Punkt. Typentsprechend ist ihr das Sichtbarmachen und die intellektuelle Aufarbeitung der Problematik wichtig. Unter anderem habe ich ihr dafür das zu diesem Thema äußerst hilfreiche Buch Es gibt keine Narzissten! Nur Menschen in narzisstischen Nöten (Eidenschink 2024) empfohlen, was ihr nicht nur viele Einsichten, sondern auch Veränderungen im Erleben und Reagieren ermöglichte. Dann beschreibt sie, wie die Möglichkeit der Wiederholung der Hypnose anhand der in der Sitzung aufgenommenen Autodatei sie durch die Zeit trägt, und die Tranceinhalte immer wieder ihre Wirkung entfalten. Zudem helfen ihr die vielen kleinen ideomotorischen Hypnosetechniken, wie es auch der Patient aus dem Kapitel 3.7 in seinem Feedback betont. Frappiert ist sie aber besonders über die wirkungsvolle unbewusste Arbeit, die sich nicht nur während der Hypnose innerhalb der Therapiesitzung, sondern erstaunlicherweise auch danach immer weiter von selbst ereignet. Dies steht im deutlichen Gegensatz zu anderen Therapien, die sie durchlaufen hat, und in denen nur gesprochen wird.

Es fanden insgesamt drei Doppelstunden statt, im Zeitraum von sechs Wochen.

Aus ihrer Feder lautet das Resümee folgendermaßen:

> »Von allen Therapieansätzen, die ich bisher erlebt habe, hat mir die Hypnotherapie besonders gut geholfen, weil sie mir ein sofortiges und tiefes Verständnis meiner Themen vermittelt. Durch die Kombination aus kognitiven Elementen, die wir im ausgiebigen Vorgespräch behandeln, und der methodischen Anleitung, die Sie mir bieten und auch erklären, bekomme ich klaren Zugang zu den Inhalten, die für mich wichtig sind.
>
> Zweitens ist die Hypnotherapie unglaublich effizient, besonders durch die Hördateien, die Sie mir zur Verfügung stellen. Dadurch kann ich gezielt und unmittelbar auf meine inneren Prozesse zugreifen. Wenn ich an bestimmte Aspekte dieser Dateien denke, spüre ich sofort eine somatische Reaktion, und ich werde immer besser darin, diese in akuten Momenten, in denen meine Gedanken und Gefühle aus dem Ruder laufen, abzurufen.
>
> Und drittens empfinde ich die Arbeit in der Tiefe als besonders wertvoll. Es fühlt sich an, als ob sich etwas in mir tut, ohne dass ich ständig aktiv dranbleiben muss. Im Vergleich zu anderen Therapieformen, insbesondere der Gesprächstherapie, war das für mich der größte Unterschied: In der Gesprächstherapie verstand ich viele Dinge intellektuell, aber sobald ich die Sitzung verließ, fiel es mir schwer, das Gelernte in den

Alltag zu integrieren. Ich hatte das Gefühl, immer wieder ›von vorne anfangen‹ zu müssen. Die Hypnotherapie hingegen wirkt auf einer tieferen Ebene und begleitet mich auch zwischen den Sitzungen, sodass ich das Gefühl habe, dass Veränderungen auch dann stattfinden, wenn ich nicht bewusst daran arbeite.«

1.8 Erfolg garantiert?

Inwieweit ist mit dem Erfolg einer Intervention bei der Berücksichtigung – und zwar bewusst und unbewusst – aller genannten Kriterien zu rechnen? Naturgemäß kommt hier die Frage auf, was als Erfolg gewertet wird. Fortschritt ist ja schon die Linderung von Schmerz, die Zunahme von Hoffnung und das Gefühl, einer Situation besser gewachsen zu sein. Aber es geschieht auch in meinen Therapien, dass sich enttäuschenderweise manchmal rein gar nichts tut oder sich etwas nur für eine gewisse Zeit bzw. nur wenig zum Positiven verändert. So möchte ich hier einen Fall – noch ohne jegliche didaktische Aufschlüsselung – wiedergeben, der sehr wohl vielversprechend anfing, den ich selbst auch als positiv einschätzte, der aber leider keinen Langzeiteffekt zeigte. Diese Geschichte zum Abschluss des ersten Kapitels soll keinesfalls eine Entmutigung sein, sondern im Gegenteil dazu motivieren, immer alles zu geben und alles zu versuchen, im Wissen, dass man mit einer gut ausgeführten Hypnose niemals schaden kann. Und wenn es auch so aussieht, als ob man das Ziel verfehlt hat, wird doch immer ein positiver Effekt verbleiben.

Der Hammer, er fliegt nicht mehr

Ein Leichtathlet Mitte 20, Hammerwerfer, konsultierte mich aufgrund von abnehmender Leistung bei gleichzeitigem, länger bestehenden Schmerzsyndrom in der unteren Wirbelsäule und der Beckenbodenmuskulatur. In seiner Disziplin herausragend, war er in den Genuss verschiedenster medizinischer und physiotherapeutischer Behandlungen gekommen, von denen aber keine die dauerhaft gewünschte Erleichterung brachte. So stand er unter hoher Medikation durch Analgetika. Ihm wurde Hypnose empfohlen, und er war auch offen dafür. Wir hielten 2 Sitzungen live ab, die 3. Hypnose erfolgte nur über eine von mir zugesandte Audiodatei.

Leider bin ich selbst vollkommen unsportlich. In einem Anfall von Wahnsinn bin ich zwar in meinen Jugendjahren mal das Hafelekar oberhalb von Innsbruck auf meinen Skibrettern hinuntergedüst, aber das war so ziemlich meine einzige Heldenleistung. Tennis, Skifahren, Fahrradtouren liegen in meiner Vergangenheit. Ich kraule nur noch ein bisschen im Meer, falls nicht zu wellig. Trotzdem arbeite ich gerne mit Sportlern. Dafür lasse ich mir immer ganz genau die Attraktivität der jeweiligen Sportart erklären, die eigene Empfindung dazu, die persönlichen Stärken und Schwächen und vor allen Dingen die Ausführung der Bewegung mit ihren Besonderheiten und die notwendige mentale Verfassung. Mit dem Körper kenne ich mich durch meinen ersten Beruf gut aus. So steige ich, wie zu lesen, in die Disziplin ein, lege ich mich so richtig ins Zeug, ja, schwimme Bestzeit oder schleudere selbst den Hammer.

In der ersten Sitzung behandelten wir ausdrücklich das Schmerzgeschehen mit Hypnose. In den zwei folgenden lag der Fokus auf dem eher respektvollen Zusammenspiel von Geist und Körper, ohne Druck und Zwang, dafür aber mit mehr Gelassenheit und Genuss. Von diesen Hypnosen gebe ich hier jeweils 10 prominente Textbausteine wieder. Sie sind sehr »sportlich« und voller Ansporn, Begeisterung, Freude und Glaube. Der Klient reagierte jeweils dankbar und erfreut und hatte anfangs tatsächlich einen beachtlichen Leistungszuwachs, konnte aber wegen der Andauer der Schmerzen sein Ziel, die Teilnahme an der Olympiade, nicht erreichen. Auch gab es noch ein privates Dilemma, das ihn meiner Ansicht nach schwächte, aber nicht zum Thema werden sollte. Seine Motivation ließ nach. Wie er mir dann schriftlich mitteilte, ließ er von dieser Sportart ab und fasste Fuß in einem ganz anderen Beruf. Dieser erfüllt ihn glücklicherweise.

Es folgen Auszüge aus zwei der verwendeten Hypnosetexte:
Kontext: Nach einer sehr guten Leistung nach 2 Jahren gesundheitlicher, sportbedingter Probleme wünscht er eine weitere Hypnose für mehr Gelassenheit, Wohlbefinden, Vertrauen, Zuversicht, Kraft, Konzentration.

10 Textbausteine aus der zweiten Hypnose

Sie haben Fähigkeiten ... Sie haben es bewiesen ... Sie haben enorme Leistung erbracht ...

Sie können das ... der Körper hat das ganze Potenzial in Ihnen ...

Und jetzt geht es darum ... zuverlässig in dieses Potenzial zurückzufinden ...

in einem guten Zusammenspiel ... mit Ihrem Körper.

Sie haben diese ganz spezielle ... besondere Bewegung ... die Ihre Disziplin ausmacht ...

und die in Ihrem Körper zu Fleisch und Blut geworden ist ...

eine schwingende kreisende Bewegung ... im Zentrum stabil ...

Und mit der Sicherheit, dass Sie immer wieder Regenerationsphasen haben ...

können Sie immer weiter nach vorne ausschreiten ... und Ihre Möglichkeiten erweitern ...

auf ungeahnte Art und Weise ... und das Vertrauen wächst ...

das Vertrauen in sich selbst ... und das Vertrauen in die Leistung ...

das Vertrauen sich verlassen zu können ...

auf ein harmonisches Zusammenspiel ... Körper ... Geist ... und Seele ...

Das Training verlangt Disziplin ... und Ausdauer ...

aber die Aktion selber im Wettkampf ... die ist völlig frei ... die ist nur noch Freude ...

Freude, zu zeigen, was Sie können ... Freude, die Muskeln spielen zu lassen ...

Freude an Ihrer perfekten Technik ... Freude, den Hammer zu schleudern ...

so weit ... weiter denn je ...

Und der Fokus liegt auf dem Genuss ... auf der Freude ... auf dem Spiel ...

Sie werden besser sein als früher ... weil Sie stärker sind ...

Besser als früher ... weil Sie erfahrener sind ...

Besser als früher ... weil Sie reifer sind ...

Besser als früher ... weil Sie wirklich wissen, was Sie wollen ...

Und mit jedem Mal, wenn Sie trainieren, ... wird Ihre Technik ausgefeilter ...

und wer besser als Sie weiß: Je besser die Technik ... umso schonender für den Körper.

Und Sie sehen sich selbst ... beim nächsten Wettkampf ... Sie sehen sich von hier ...

dort in der Ferne: so gelöst ... und entspannt ... und trotzdem ein richtiges Kraftpaket ...

und wendig zugleich ... elastisch im Gang ... perfekt in der Technik ...

Sie sind voll dabei … man sieht es Ihnen an … ein inneres Strahlen …
eine große Freude an der Aktion … es ist wirklich das Ihre: Sie leben sich aus!
Und der Körper genießt es … der Körper fängt an, Training zu genießen …
und die Herausforderung zu genießen … den Wettkampf zu genießen …
dieses Kräftemessen mit den anderen … in großer Freude …

Und Sie stehen selber an dem Platz … und spüren das alles ganz intensiv …
Sie riechen, wie's dort riecht …
Sie hören die Stimmen der Zuschauer … der anderen Sportler …
Sie sind ganz bei sich … ganz in ihrer Ruhe … hochfokussiert …
in vollem Vertrauen in sich und Ihre Leistung …
und Sie wissen, Sie machen gemeinsame Sache mit Ihrem Körper … der Ihnen zuspielt …
Ihre Seele … voll in der Kraft … und Ihr Geist ganz klar …

Und die Bewegung spielt sich von alleine ab … im Höchstmaß der Performance …
weit besser … als je getan … weil der Körper genießt …
und sich beruhigt auf angenehme Art und Weise … weil Sie mehr Freude haben …
unnötige Spannung fällt ab … Ruhe kehrt ein … Gelassenheit nimmt zu …
und bald fühlen Sie sich stark … stark wie nie zuvor. Sehr gut.

Tiefe Erholung … tiefe Regeneration … tiefe Gelöstheit …
alle Muskeln gesund und entspannt … warm durchblutet und gut genährt …
die Bänder und Faszien … die Gelenke … alle in der richtigen Position …
gesund … gut genährt …
die Seele im Einklang … und der Kopf klar … mit einem eindeutigen Ziel … jetzt …

Kontext: Die Leistung ist weiterhin verbessert. Er wünschte sich »sportliche« Suggestionen, die er mehrfach hörte. Er erreichte beim Wettkampf eine Woche danach nochmals eine hervorragende Leistung. Ich berechnete diese Fern-Hypnose nicht. Sie war ein Geschenk an ihn.

10 Textbausteine aus dem Text der dritten Hypnose (nur als Audio)

Sie haben das trainiert ... über Jahre ... Sie haben dahingearbeitet ... diszipliniert ...

bis zur letzten guten Situation, in der Sie wirklich in Form waren ...

und stolz auf sich sein konnten ...

aufrecht ... voll in der Kraft ... voll im Besitz Ihrer Fähigkeit ...

mit dem ganzen Schwung, den Sie brauchen ...

der energievollen Dynamik und perfekten Technik ...

Sie haben es sich schon bewiesen ... hochkonzentriert ... 100 % fokussiert ...

voll im Saft ... voll in der Kraft ... der Körper gehorcht Ihnen ... macht es von selber ...

und vor der Aktion sind Sie vollkommen in Ruhe ... vollkommen in sich ...

im Glauben an sich ... und das spüren Sie in jeder Zelle ... jetzt ...

Die Stimmung kann steigen ... 10 Jahre Leistungssport ... das hat ein Ziel ...

und Sie haben einen Wunsch ... und Wünsche sind dazu da, erfüllt zu werden ...

und alles andere ist zur Seite gestellt ... alle anderen Emotionen, die nicht dazu gehören ...

Jetzt geht es bergauf ... und im Training besser als je zuvor ...

beim nächsten großen Wettkampf werden Sie dabei sein ...

voll in Form ... emotional noch stabiler ...

In der Nacht vorher werden Sie gut schlafen ... werden völlig ausgeruht sein ...

werden gut träumen ... und die Träume werden Sie beflügeln ...

Sie haben gelernt ... Sie haben trainiert ...

und ist es nicht fantastisch, wie Bewegungen sich bahnen ...

und automatisieren, und der Körper schon weiß, wie er reagieren muss ...

im Zusammenspiel mit Ihrer Wahrnehmung?

Sie lassen den Körper agieren ... er weiß, wie es geht ...

und was auf einmal für Sie überraschend ist ... ist die große Freude ...

ja, Sie kämpfen aus Freude ... und Sie nehmen all diese positiven Elemente ...

All das, was Sie gelernt haben, alle guten Erfahrungen und all die gewonnenen Kämpfe ... einfach nur das Beste ... das nehmen Sie intensiv wahr!

Es ist in Ihnen ... Sie wissen das ... und Sie können es jederzeit abrufen,

wenn Sie sich die guten Sätze merken, die ich Ihnen jetzt sage:

›Ich vertraue mir‹ ... ›Ich gebe mein Bestes‹ ... ›Ich kämpfe aus Freude‹ ...

Diese 3 Sätze werden Sie immer und überall sofort zentrieren ...

›Ich vertraue mir.‹

›Ich gebe mein Bestes.‹

›Ich kämpfe aus Freude.‹

Und während Sie äußerlich gemütlich dasitzen im Moment ...

kann die Zeit nach vorne fliegen ... und Sie sind da auf dem Wettkampfplatz ...

und wieder sagen Sie sich:

›Ich vertraue mir‹ ... ›Ich gebe mein Bestes‹ ... ›Ich kämpfe aus Freude‹ ...

Sie haben gut geschlafen ... sind frisch und erholt und klar ...

in voller freudiger Erwartung ... mit einem feinen Summen in Ihrem Körper ...

Die positive Aufregung, die die Energie hochkurbelt auf das richtige Niveau ...

und Sie wissen, diese Aufregung ist erlaubt ... sie zentriert ...

ist wichtig ... nützlich und sinnvoll für Ihr Ziel ...

Und der Körper nimmt den richtigen Schwung ...

und der Hammer fliegt weit ...

weit ... weiter ... weiter denn je hinaus ...

Sie können das ... Sie wissen das ... Sie machen das ... und ... Sie genießen das ...

Sie machen das Ganze aus Genuss ... und das gibt den richtigen Schwung ...

die richtige Drehung ... die richtige Dynamik ...

Alles andere ist weg ... nur noch das ist wichtig jetzt ...

und Sie werden ganz wunderbar weit ... kraftvoll ... überraschend gut werfen ...

Sie sind den anderen überlegen ... Sie bleiben auf dem Höhepunkt ihrer Reaktionsfähigkeit ... und Ihrer Kunst ... und Sie halten durch ... immer auf dem höchsten Niveau ...

egal wie gut Sie sind ... egal wie überlegen Sie sind ...

Sie bleiben auf dem allerhöchsten Niveau ... bei 100 % ...

Und nur ... wenn Sie sich entspannen dürfen ... in der Zwischenzeit ...

entspannen Sie sich tief ... holen Kraft ... und schöpfen neue Energie ...

Nun bin ich still ... damit sich alles in Ihre eigenen Worte kleiden kann ...

Und Ihre Worte in Ihre Bilder ... und Ihre eigenen Bilder in Ihre Gefühle ...

und die Gefühle in die Reaktionen Ihres Organismus ...

und in die muskuläre Koordination ... haargenau ... ausgefeilt da ...

Sie kämpfen aus Freude ... mit Genuss ... um das Beste zu geben ...

im Vertrauen mit sich selbst ... um zu gewinnen ... mit dem starken Gefühl:

›Ich bin auf meinem Weg ... ich mache das ... und ich gönne mir diese grandiose Erfahrung!‹

Und doch: Der Hammer, er fliegt nicht mehr.

Schade!

1.9 Hypnose ist wie Urlaub, Urlaub vom Alltag ...

Nach dieser Hochleistung und bevor wir uns jetzt auf die ausgearbeiteten (erfolgreichen) Textbeispiele konzentrieren, erlauben wir uns doch noch ein wenig Urlaub und stellen uns vor, es sei schon Herbst:

Was gibt es Schöneres?

Nachlassen ... abgeben ... aufatmen ... abatmen ...

sich wohl fühlen ... dem Unbewussten vertrauen ... und der inneren Kraft ...

Also lehne dich einfach zurück,

atme tief ... die frische Herbstluft ein ...

die klare sonnengetränkte Luft eines goldenen Oktobertages.

Das Herbstlaub bunt und erdfarben ...

Die reifen Birnen und Äpfel vom Baum gepflückt ...

die Nüsse gesammelt ...

die Pilze aber noch wohlig im weichen Moos ... der Waldboden duftend ...

Ein Flugzeug am Himmel ... so blau ... strahlend blau ...
hoch über dem Alltäglichen ...
und du frei ... so frei ... um Erfahrungen zu machen,
zu experimentieren und Neues auszukundschaften ...
im *Raum der Hypnose.*

Das ist ein ganz besonderer Raum ...
da befindet sich die hypnotische Bühne,
mit dem Zugang zu deinen Ressourcen und Talenten ...
und dem Fundus, den du aktivieren kannst ...
und wo du Schätze aufklaubst, wie ehemals als Kind die glänzenden Kastanien ...
nach einer reifen Frucht greifst ... vergessen noch am Baum ...
eine Nuss entdeckst ... versteckt unter buntem Laub ...

Und so schlenderst du die Direttissima ins Unbewusste ...
für den Dialog mit deinem stillen Wissen ...
dem Austausch mit dem Teil in dir ...
der oft viel mehr weiß als du mit dem bewussten Denken ...
und da ist es oft eine einzige Frage, die wirkt:
›Weiß das Unbewusste schon, was zu tun ist?‹

Du ... brauchst es nicht zu beantworten ...
Du ... kannst es ja gar nicht ...
aber wenn der Finger sich hebt für ›Ja‹ ...
ist klar: Die Antwort liegt allein in dir.

Und wenn der Finger sich hebt für ›Nein‹ ...
ist auch klar: Die Antwort wird sich noch finden ...
Was willst du mehr?

2 Suggestionen in Hypnosetexten einmaliger Sitzungen

Im ersten Teil von Kapitel 2 werden vier Hypnosetexten *didaktisch aufgeschlüsselt,* um die Intention der zielgerichteten Suggestionen zu völlig unterschiedlichen Problembereichen aufzuzeigen. Anhand anschaulich ausgearbeiteter Beispiele von Hypnoseanleitungen wird im Detail erklärt, weshalb was wann ausgesprochen wird.

Um den klaren Aufbau in einem Hypnosetext – vergleichbar mit dem eines Musikstück – zu verdeutlichen, folgt im zweiten Teil dieses Kapitels ein Text, bei welchem besonderes Augenmerk auf der organisatorischen Struktur der Hypnoseanleitung unter der suggestiven Führung liegt.

Davon ausgehend, dass die ersten vier Texte ausreichend Anschauungsmaterial bieten, begnüge ich mich im dritten Unterkapitel mit seinen 24 Hypnoseanleitungen damit, *die wichtigen Suggestionen nur durch Markierung hervorzuheben.* Somit sind diese Texte flüssig zu lesen, ohne unnötig zu strapazieren oder zu ermüden – denn Sinn und Zielrichtung der Suggestionen erschließen sich aus dem Kontext. Die Inhalte können intuitiv erfasst und in den Gesamtrahmen des schrittweisen Vorgehens innerhalb der Trance eingeordnet werden:

- Aufnahme des Themas
- Ernstnehmen des Themas
- passende Tranceinduktion
- stimmiges Angebot für eine angenehme Dissoziation an einen angenehmen Ort
- nochmalige Aufnahme des Themas, aber aus anderer Perspektive
- klare und für den Klienten schlüssige Suggestionen, die ihm wohltuende Angebote machen, auf die er sich einlassen möchte
- Zeit der Stille für unbewusste therapeutische Vorgänge und die so wichtige Integration.

Diese Texte können – in individualisierter Modifikation – bei Bedarf auf eine andere Person mit ähnlichen Bedürfnissen zugeschnitten werden.

Kontext

Zum besseren Verständnis wird jeweils im Vorspann zu jeder Hypnose eine kurze Lagebeschreibung, »Kontext« genannt, gegeben. Die Zusammenfassung der Situation oder des Anlasses für die hypnotische Intervention führt ins jeweilige Thema bezüglich aktuellen Dilemmas, in die Art der Symptomatik oder der Krankengeschichte ein. Form, Inhalt und Sinn der Suggestionen innerhalb der Hypnostexte sind somit nachvollziehbar.

Implizites Lernen

Diese Kontextbeschreibung soll ermöglichen, die Situation so weit zu erfassen, dass sich Lernen implizit schon beim Lesen der Hypnosen ereignet. Zudem lenkt die Markierung der wichtigen Passagen durch fette Schrift das Augenmerk gezielt auf diejenigen Worte und Textteile, die als Träger der suggestiven Botschaften fungieren. Dadurch wird das Einprägen der Suggestionen gefördert und das Formulieren effektvoller Trancesprache trainiert.

Einmalige Sitzungen

Die meisten der hier wiedergegebenen Trancen stammen aus einer einmaligen Intervention. Nicht, dass dies meine Lieblingsarbeitsweise wäre – das hat bestimmte andere Gründe: Oft besteht eine akute Problematik bzw. aktuelle Krisensituation, und zwar gesundheitlich, mental oder/und seelisch, wofür Suggestionen der Ermutigung, Bestätigung oder Ermunterung und Richtungsweisung ausreichen. Häufig ist eine weite Anreise oder die finanzielle Situation Grund für eine nur einmalig stattfindende Sitzung. Auch kann starker Glaube an eine einmalige Intervention die Triebkraft sein, die natürlich eine hochsuggestible Verfassung verursacht, wie in einigen Fälle aufgezeigt wird. Umso wichtiger ist es, dass Suggestionen »sitzen«. Und umso besser kann man auch deren Wirksamkeit überprüfen, was – auch ohne zweite Sitzung – per E-Mail abgefragt werden kann.

Voraussetzung für die Wirksamkeit einer nur einmaligen Sitzung ist ein umschriebenes Problem. Ab und an vereinbart dieselbe Person für die Bearbeitung eines anderen Themas, das ihr am Herzen liegt, später erneut einen Termin. Im Sinne von Verständlichkeit und Klarheit der Lehre präsentiere ich die Hypnosen in diesem Abschnitt jeweils wie eine Einzelintervention.

In den Kapiteln 3 und 4 werden Möglichkeiten der Formulierung von Suggestionen in einer Folge von aufeinander aufbauenden Hypnoseinterventionen deutlich. Auch hier sind zur Veranschaulichung der Vielseitigkeit der suggestiven Möglichkeiten vollkommen unterschiedliche Themenbereiche gewählt, von Autoimmunerkrankung über Lebensgefahr bis hin zu Zwangsstörung.

Immer sind *vollständige Texte* wiedergegeben und nicht nur Textpassagen. Auch wenn das ab und an in Bezug auf die Hypnoseeinleitung oder -ausleitung redundant klingen mag, bleibt dadurch doch die Komplexität des inhaltlichen Hypnosegeschehens erhalten; der Text wird greifbarer und einprägsamer.

Sie oder nicht Sie

Normalerweise sieze ich in der Hypnose, gehe aber manchmal zum Vornamen über, auch wenn die Person älter ist. Dafür bitte ich vorher um Erlaubnis. Niemals würde ich eine Person, die ich im Gespräch sieze, in der Hypnose auf einmal duzen. Das halte ich für einen Fehler, ist doch Hypnose an sich schon invasiv. Aber nach der Zustimmung, mit dem Vornamen angesprochen zu werden, intensiviert sich das hypnotische Erleben – und zwar ohne den Ruch von Grenzverletzung. So sind stellenweise Namen genannt, da ich tatsächlich in der Hypnose die direkte Anrede sehr gerne immer wieder wie folgt einfüge: »Und Sie, lieber Fredo …«, »und Sie, liebe Claudia …« und so weiter. Dabei handelt es sich durchweg um Fantasienamen. Die Texte sind somit zwar in der Praxis entstandene, aber »bereinigte« Lehrstücke. Verwende ich die Du-Form, handelt es sich um eine Hypnose mit sehr jungen Menschen, im Ausbildungssetting, im kollegialen Bereich oder Freundeskreis.

Alle hier veröffentlichten Hypnosetexte sind *Stegreifhypnosen*. Sie sind im Moment der aktuellen Therapiesituation (live oder online) mit einem bestimmten Menschen spontan entstanden. Die Texte sind nicht geschönt, nicht umgestellt und nicht verändert. Es sind keine »Kunstmärchen«, sondern Wiedergaben einer individuellen Therapiesitzung (teilweise auch innerhalb eines längeren therapeutischen Prozesses), in der nach einem ausführlichen Gespräch von ungefähr 60 Minuten, eine etwa 35-minütige Hypnose erfolgt. Diese Hypnose wird in der Regel mit einem hochwertigen Aufnahmegerät mitgeschnitten und kann somit anschließend wortgetreu transkribiert werden. Primär aber dient die Aufnahme dem Patienten zur so wichtigen mehrfachen

Wiederholung der Hypnose für die neuronale Bahnung des therapeutischen Inhaltes. (Ich archiviere auch alle Audios für mich – und das sowohl zur eventuellen Überprüfung meiner Interventionen als auch zu meiner Sicherheit. Die Arbeit mit Hypnose kann nämlich ungewollt auch mal aufs Glatteis führen.)

Anonymisierung geht vor. So entspringen sämtliche in den Texten erwähnten Namen der Fantasie. Es versteht sich, dass aber nicht nur die Namen entfernt und neu erfunden wurden, sondern auch alle Details, wie Orte, Daten, Events, Katastrophen und sonstige Ereignisse, die im Entferntesten Rückschlüsse ziehen lassen und die betreffende Person identifizierbar machen könnten, gelöscht wurden.

Feedback zu Suggestion und Therapie

Es sind hier ausschließlich Hypnosen präsentiert, die eine gute Wirkung erzielt haben, auch wenn im Sinne der Straffung des Gesamttextes nur vereinzelt ein authentisches Feedback der betreffenden Person am Ende des Textes wiedergegeben ist. Wie ich zu dem Feedback komme, wenn ich den Patienten nur einmal sehe? Ganz einfach. Immer erbitte ich am Ende der Sitzung eine Rückmeldung nach einem gewissen Zeitraum, auch mit dem Angebot, bei Bedarf noch weiteres selbsttherapeutisches Material zuzusenden. Im Falle, dass ich über längere Zeit keine Resonanz erhalte, schreibe ich ein harmloses Mail in dem Sinne: »Lieber Herr ..., ich habe gerade an Sie gedacht und mich gefragt, wie es Ihnen wohl geht. Über eine kleine Zeile von Ihnen würde ich mich sehr freuen.« Das stillt zugegebenermaßen einerseits meine Neugier, gibt mir aber auch die Möglichkeit zur Korrektur meines Vorgehens und dient der Weitervermittlung in der Lehre.

Vom Glück geküsst

Kürzlich konsultierte mich eine Frau wegen unerfülltem Kinderwunsch. Umhegt von engagierten und liebevollen Eltern ist sie auf zwei weit voneinander entfernten Kontinenten mit unterschiedlichen Kulturen und Sprachen aufgewachsen, was sie als großen Vorzug einschätzt. Ihr heutiges Leben empfindet sie als bereichernd und voller Möglichkeiten. Beruflich hat sie gut Fuß gefasst und ist glücklich verheiratet. Sie bezeichnet sich als »vom Glück geküsst«. Allein ihr größter Wunsch, ein Kind, ist seit langem unerfüllt. Doch dieser, glaubt sie, wird bald Wirklichkeit, und das mithilfe einer befreienden hypnotherapeutischen Intervention.

Wie schön, dass unsere Arbeit uns nicht nur ermöglicht, Leiden zu lindern, sondern auch an »Wunscherfüllungen« mitzuwirken. Wir lenken Gedanken und Gefühle in eine gute und aussichtsreiche Richtung, um sich auf Entwicklung zu konzentrieren und neue Perspektiven zu entdecken. Während der Hypnose sprechen wir mit heilsamen Worten und Bildern und eröffnen einen Raum, in dem Traumata überwunden, Muster verändert, Ideen geweckt und Visionen schon mal auf der inneren Bühne erprobt werden. Dieses Tun bleibt nicht ohne Echo, es hat Einfluss auch auf uns Therapeuten. Die Veränderungen, die wir begleiten, strahlen auf uns zurück. Die Freude, die Gelassenheit, die Meisterung, die wir für andere entwerfen, manifestieren sich auch in uns.

Wenn wir eine Hypnose gestalten, erleben wir beeindruckende Momente, stehen selbst am Strand mit dem Gefühl von Weite, spüren den feinen weichen Sand unter unseren Füßen, die Wärme der Sonne auf der Haut und den Wind in den Haaren. Auch wir hören das ansteckende Lachen und erleben Erleichterung. Die Reise, die wir mit dem anderen Menschen teilen, hält uns selbst lebendig und kraftvoll, stärkt unsere eigene Ausrichtung auf das Gute und Sinngebende, hält uns geistig flexibel und erfüllt uns mit einer tiefen, beständigen Freude. Das hält uns gesund und letztendlich auch jung. So lassen wir uns, während wir anderen therapeutisch zur Seite stehen, auch selbst ein wenig vom Glück küssen.

Fokus

Achten Sie beim Lesen der Hypnosetexte auf Folgendes und behalten Sie es für das Formulieren Ihrer eigenen Trancetexte im Sinn:

1) Wen habe ich vor mir?
2) Was soll und kann hier im Positiven konkret erreicht werden?
3) Wie lautet mein Therapieauftrag?
4) Korrespondiert dieser Auftrag mit meiner Hyp(n)othese zum Thema, und wie vereinbare ich für mich eventuelle Divergenzen?
5) Wie spreche ich die Person an, damit sie sich angesprochen fühlt?
6) Wie übersetze ich die Ziele in Trancesprache?

7) Wie kann zur vollkommenen Entlastung jegliche Aktivität und Denkleistung in der Hypnose vermieden und durch das Prinzip von sich selbst ereignenden unbewussten Vorgängen ersetzt werden?
8) Über welche Ressourcen werden verfügt, und wie mobilisiere ich diese?
9) Wie lauten die individuellen optimalen Mutmacher/Muntermacher?
10) Wovor muss ich die Person schützen?
11) Was kann ich ihr zumuten?
12) Wie kann ich subtil unbewusste Arbeit anregen?
13) Wie kann ich »anfeuern«, ohne zu übertreiben?
14) Wie formuliere ich stimmige Suggestionen, die entlasten, ermutigen, stärken, heilsam wirken, befreien, den Glauben an sich selbst stärken?
15) Welche Wortwahl/Metapher/Anregung unterstützt das Meistern oder/und Überwinden der Situation?

Spielen Sie! Fühlen Sie sich ermuntert, für die eigene Arbeit bei Bedarf Textbausteine aus den Hypnosen zu entnehmen und damit zu jonglieren. Behalten Sie dabei im Sinn ... *Hypnose hat immer mit Genuss zu tun.*

2.1 Beispielhafte einzelne Hypnosetexte mit detaillierter Aufschlüsselung der formulierten Suggestionen

2.1.1 Ehekrise

Selbstwert satt am Fuß der Palme – der Ehekrise mit Selbstwert begegnen

Kontext: Der erfolgreiche Geschäftsmann konsultierte mich – offensichtlich für ihn zufriedenstellend – schon einmal vor etlichen Jahren für zwei Sitzungen. Damals ging es um Konflikte in der Ehe, die später geschieden wurde. Die Kinder aus dieser Ehe sind inzwischen erwachsen und stehen erfolgreich im Beruf. Wieder bringen ihn private Belastungen in die Therapiesitzung, dieses Mal aber jene seiner zweiten Ehe. Wie vor der ersten Ehe unterstützte er auch hier sowohl finanziell wie emotional eine Frau in Krise und heiratete sie dann später. Aber auch in diesem Fall erfolgt kein Dank, sondern im Gegenteil

Abwertung bis hin zu exzessiven Hasstiraden. Das Positive an seiner Ehe schätzt er nur zu einem Anteil von 50 % ein. Sein Angebot einer Paarsitzung verweigert sie.

Ich kann nicht beurteilen, wie weit seine Beschreibungen der Realität entsprechen, aber bekanntlich kann Abhängigkeit aggressiv machen, und nach geleisteter Wohltat wird gerne am Podest des Wohltäters gesägt. Im Normalfall verhalte ich mich – wie auch hier – gegenüber dem Klienten loyal und vertrete ihn. Es versteht sich, dass sich das, was ich therapeutisch für ihn bewirken möchte, auch positiv auf das Gesamtsystem auswirken soll, in diesem Fall auf die jetzige Ehefrau und ihren in die Ehe mitgebrachten Sohn. Mein therapeutisches Ziel in dieser Sitzung ist, dass er auf Provokationen nicht einsteigt, sondern bei sich bleibt und aus der Ruhe heraus mit Vernunft und dem Gefühl von Selbstwert reagiert. Er soll sich weder, wie er sagt, als »letzter Scheiß« fühlen noch »auf die Palme bringen« lassen (beide Aussagen erwähne ich in der Hypnose), sondern die Ruhe behalten, die er in der folgenden Hypnose erfährt. Im Zitat mit dem »Butterbrot« wird seine Erzählung einer typischen Eskalation mit banalem Anfang und bösem Ende aufgegriffen. Zudem spreche ich seine Vorliebe an, das Leben zu genießen, schön essen und reisen zu wollen und Spaß zu haben.

Ziel: Es handelt sich um eine einmalige Intervention mit dem Ziel, der Ehekrise mit Selbstwert zu begegnen und eine Entscheidung treffen zu können. In dem circa 70-minütigen Vorgespräch zum Informationsaustausch wird auch der Inhalt der Hypnose besprochen und die Zielrichtung gebahnt. Die Hypnose von 25 Minuten ist dann ein Resümee mit besonderer Tiefenwirkung. Liest man den Text der Hypnose, erscheint dieser simpel und knapp. Tatsächlich ist diese Hypnose eher einfach aufgebaut, dem Thema und der Person entsprechend. Der Herr aber fühlt sich durch das ausführliche Vorgespräch verstanden, schenkt Vertrauen, lässt sich ein und erlaubt die Wirkung der Suggestionen, da sie mit seinen inneren Zielen und Wünschen vollkommen im Einklang stehen.

Die nicht transkribierte Tranceeinleitung erfolgt mithilfe der Paradoxen Handlevitation zum Erleben des Unterschiedes zwischen bewusster und unbewusster Bewegung (siehe *Die Farben von Amalfi*, Kap. 2.3.7).

Der hier präsentierte Hypnosetext beinhaltet 15 Passagen mit unterschiedlicher Zielsetzung:

1) Knappe Darstellung der Situation, positive Aussagen über die Person, und Zusammenfassung ihrer Wünsche

Suggestion: *Die Sachlage ist verstanden, sie ist zu bewältigen, zumal mit unbewusster Kraft. Die Arbeit beginnt jetzt.*

Sie haben ein Thema ... Sie haben eine Aufgabe zu lösen in Ihrem Leben jetzt ...

und Sie wollen, dass es sich bessert ...

Sie haben einen klugen Kopf ... Sie haben viel überlegt ...

Es geht aber auch um unbewusstes Wissen ... um unbewusste Kraft ...

Der Arm bleibt in der Luft stehen ... schwebend *(Handlevitation)*...

Und Sie kommen zur Ruhe ...

Sie haben einen Wunsch ... Sie möchten ein Muster ändern, ein inneres Verhaltensmuster ... und eine Gefühlsreaktion ... Sie möchten nicht leiden und mehr Freude haben ...

möchten selbstverständlicher sein ... wie es sich für einen Menschen versteht, der Leistung erbringt und dann auch das Leben genießen mag ... ja, Sie möchten das Leben genießen ...

Sie haben viel Stress in der Arbeit ... Verantwortung ... müssen agieren, reagieren und aushalten, Ihren Mann stehen ... in der Freizeit aber, im Privatleben möchten Sie sich sicher und aufgehoben fühlen ... da brauchen Sie keinen zusätzlichen Druck ...

2) Vertrauen in unbewusste Vorgänge, die sich auf neue und positive Art und Weise mit dem vorliegenden Thema beschäftigen

Suggestion: *Jetzt wird Ihr Unbewusstes engagiert.*

Und jetzt geht es darum, dass das Unbewusste Ihnen hilft, bei sich zu bleiben ... innerlich zur Ruhe zu kommen – auch wenn es um Sie herum tobt, oder ungerecht ist, oder unverständlich –, dass Sie bei sich bleiben ... ruhig atmen ... wie jetzt ... und wissen, was Sie wert sind ...

3) Hervorrufen einer ideomotorischen Rückmeldung als untrügliches Zeichen unbewusster Mitarbeit (So ein Fingerzeichen erfolgt normalerweise spontan, so auch hier, muss also nicht vorher codiert werden.)

Suggestion: *Ihr Unbewusstes kooperiert.*

Und wenn das Unbewusste das jetzt macht, während die Hand ganz entspannt langsam sinkt ... und Sie ebenso schön nachlassen und ganz entspannt in Hypnose sinken, kann ein Finger sich von alleine heben als ein Zeichen dafür, dass sich unbewusste Arbeit vollzieht, damit Sie sich immer wieder finden, damit Sie gut für sich sorgen ... und gut auch mit sich selbst umgehen ... sehr schön ... *(Ein Finger hebt sich spontan)*

4) Zur Probe soll eine vergangene Situation, die sich ungut aufgeschaukelt hatte, noch einmal in Trance vorüberziehen, während er sich vollkommen entspannt und ruhig fühlt.

Suggestion: *Sie aber sind die Ruhe in Person ... Sie wissen, wer Sie sind ... Sie wissen, was Sie wert sind.*

Und, Sie können jetzt auch noch mal diese Situation, die Sie eben erzählten ...

es fing mit dem Butterbrot an ... in der Fantasie abspielen lassen ...

in der Zeit, in der ich von 1 bis 5 zähle ... 1 ... 2 ... 3 ... 4 ... 5 ...

Sie aber sind hier jetzt die Ruhe in Person ... Sie wissen, wer Sie sind ...

Und wer, besser als Sie ... weiß, dass Sie eben nicht der ›letzte Arsch‹ sind ...

und dass Sie sich auch nicht so fühlen müssen ...

5) Anregung neuer innerer Dialoge für Selbstwert, ein erfülltes Leben und Modellfunktion (u. a. für seine Kinder)

Suggestion: *Je mehr Turbulenzen um Sie herum, umso ruhiger sind Sie in sich drinnen. Sie sind es sich wert.*

Fehler machen ist unvermeidlich ... Fehler zugeben ist schon mehr als positiv ...

Man tut sein Bestes ... und das ist gut zu wissen ...

Und Sie können sich jetzt sagen ›Ich tue mein Bestes ...

und ich habe ein Recht, dass mein Leben in meiner Freizeit angenehm verläuft ...

sinnvoll ... beglückend ... so wahr ich *(Name)* heiße.‹

Und das sind Sie sogar sich selbst schuldig ...

Sie bleiben in Ihrer Ruhe ... Sie bleiben in Ihrer Mitte ...

sind sogar Modell dafür, wie man nicht außer sich gerät, sondern bei sich bleibt ...

sogar umso mehr, je turbulenter es um einen herum wird ...

6) Durchspielen einer typischen unguten Situation, die in der Zukunft eintreten könnte, aber Beibehaltung guter psychischer Verfassung

Suggestion: *Sie bleiben in sich klar, glauben an sich und sind sich selbst treu ...*

> Und jetzt gehen Sie einfach mal, wie in einem inneren Film, in eine Zukunftssituation ... da geht es vielleicht nicht um ein Butterbrot ...
>
> sondern um eine der anderen typischen Situationen ...
>
> und Sie bleiben genauso unaufgeregt und ruhig in sich ...
>
> glauben an sich und sind sich selber treu ...

7) Selbstsuggestionen für Ruhe in den Nerven und Klarheit im Kopf

Suggestion: *Sie bleiben genüsslich am Fuß der Palme und sagen sich: »Interessant« und Sie versprechen sich: »Ohne mich!«*

> Sie gehen keine Palmen hoch ... Sie bleiben genüsslich am Boden.
>
> Sie nehmen Abstand ... und sagen sich: ›Interessant!‹
>
> Und Sie versprechen sich: ›Ich spiele das Spiel nicht mit ...
>
> Ich bin nicht auf der Welt, um mich kaputt zu machen.‹
>
> Der andere kann toben und spinnen, ungerecht sein und unverschämt und verletzend ...
>
> Sie bleiben im Guten mit sich ...
>
> Und das können Sie ...

8) Eine Trennwand, vielleicht aus Palmwedeln, bildet sich schützend um ihn herum.

Suggestion: *Automatisch gewinnen Sie Abstand und das zum Guten aller Beteiligten.*

> Da ist etwas wie eine Jalousie, die zwischen Ihnen runtergeht und Sie schützt ...
>
> vielleicht ein blickdichter Vorhang aus Palmwedeln um Sie herum ...
>
> das Rauschen des Meeres wird deutlicher als alles andere ... erinnert an Urlaub ...
>
> Und Sie wenden sich ab ... Sie spielen dieses Spiel nicht mit ...
>
> Sie machen das, weil Sie in der Tiefe wissen:

> Es ist die einzige Chance, auch der anderen Person zu helfen, sich selbst wieder zu finden und auch zu finden, was sie möchte.

9) Benennen seiner Wünsche in Bezug auf eine gute Partnerschaft

Suggestion: *Sie haben ein Ziel, und dieses ist so richtig gut.*

> Und Sie selber, lieber Herr *(Name)*, Sie möchten ein Zusammensein im Guten ...
>
> eine gute Beziehung, die Freude macht und auch Spaß ...
>
> die Ihnen etwas gibt, und in der Sie sich wohl und sicher fühlen ... auch geborgen ...
>
> und wo Sie sich freuen, den anderen zu sehen ...
>
> einen Menschen, mit dem sie diskutieren können ...
>
> und auch unterschiedlicher Meinung sein dürfen.

10) Wiederholung des Bildes der trennenden und schützenden Jalousie

Suggestion: *Sie sind geschützt und achten auf sich.*

> Aber sobald es destruktiv wird, geht die Jalousie runter ... da spielen Sie nicht mit ...
>
> Sie wenden sich ab und schauen auf sich.

11) Benennen der Lebensleistung und der persönlichen Stärken

Suggestion: *Sie können sich selbst vertrauen ... Sie können auf sich bauen ... Sie kommen von selbst in die gewünschte Ruhe und in Einklang mit sich.*

> Sie haben Ihr Leben lang geleistet, wunderbare Kinder hochgezogen ...
>
> in der Firma sind sie der wertvollste Mitarbeiter ... verlässlich und kooperativ ...
>
> Sie können sich selbst vertrauen ... ja, Sie können auf sich bauen ...
>
> So bleiben Sie im Guten bei sich ... so sorgen Sie für sich ... und schauen auf sich ...
>
> und diese ganze Ruhe, die Sie jetzt verspüren, kommt automatisch in Sie ...
>
> wenn es draußen um Sie herum stürmt, Wolken aufziehen ...
>
> wenn Worte hageln ... die Stimmung schrill wird ...

genau da geraten Sie in eine wunderbare Ruhe ... in Einklang mit sich ...

Ja, Sie sind völlig immun ...

12) Betonen der Sinnhaftigkeit des neuen Reaktionsmusters, auch für eine mögliche Verbesserung der momentanen Beziehung

Suggestion: *Sie schaffen die Voraussetzung für eine eventuell mögliche Verbesserung.*

Wenn die Turbulenzen von außen Sie nicht erreichen, werden sie auch eher abklingen ... das kann möglicherweise den Boden dafür schaffen, dass diese Beziehung, die Sie voller Hoffnung eingegangen sind, in eine zweite gute Phase kommt.

13) Hilfestellung für eine Entscheidungsfindung bezüglich der Beziehung/Definition einer guten Beziehung

Suggestion: *Sie werden im Herbst Klarheit haben.*

Und Sie werden im Herbst wissen, ob es sich lohnt weiterzumachen ...

ob die Beziehung für Sie nährend ist ... erfreulich ... stimulierend ...

beglückend und bereichernd ... mehr als 50 % ... mindestens 85 % ... mindestens ...

14) Ermutigung, achtsam mit sich selbst umzugehen und den eigenen Weg zu erkennen

Suggestion: *Sie werden eine richtige Entscheidung treffen, und dann liegt eine schöne Zeit vor Ihnen.*

Sie werden eindeutige Signale bekommen, wenn es gut ist und Zukunft hat ...

und ebenso, wenn es ungut ist und Sie Konsequenzen ziehen sollen ...

sich selbst zuliebe, Ihren Kindern zuliebe ...

dem Leben zuliebe und der wunderschönen Zeit, die vor Ihnen liegt ...

15) Ausklang der Hypnose mit einem guten sicheren Gefühl

Suggestion: *Selbstrespekt und Selbstachtsamkeit – »Ich bin es wert.«*

Nun lassen Sie sich Zeit, alles sinken zu lassen ...

und kommen dann ganz angenehm, beruhigt und bestärkt wieder hierher ...

mit dem eindeutigen Gefühl:

›Ich bin es wert, respektiert, angenommen, wahrgenommen und geliebt zu sein.

Ja, ich bin es wert!‹

Feedback nach 6 Wochen: »Die Hypnose hab ich noch nicht gemacht. Im Urlaub ist alles total eskaliert, ich hab mich aber nicht triggern lassen. Ich werde das Ganze beenden. Ich komme hier nicht mehr weiter, da hilft leider die Hypnose auch nicht mehr, ich glaube, da bräuchten wir ein Wunder.

Ich werde jetzt mal nächste Woche wieder mit der Arbeit starten und eine Entscheidung treffen. Gefühlt geht es mir alleine besser und ich glaube, ich sollte auf meine Gefühle vertrauen. Sollte ich Hilfe brauchen, würde ich mich sehr gerne wieder bei Ihnen melden.«

Kommentar AKR: Offensichtlich war es nicht notwendig, die in der Sitzung aufgenommene Hypnose nochmals zu praktizieren, auch ist er ja der Meinung, dass Hypnose nicht weiterhelfe. Macht nichts.

Die Zielrichtung der Hypnose war exakt das, was offensichtlich das Resultat war: Er hat sich nicht provozieren lassen. Er vertraut auf seine Gefühle. Er kann Entscheidungen treffen. Ob er dieses Ergebnis der Hypnose bzw. unserer Therapiesitzung zuschreibt, ist letztendlich egal und hat mit ihm zu tun. Wichtig ist seine Weiterentwicklung, und dass er das als selbst errungenen Fortschritt einschätzt, ist doch gelungen.

2.1.2 Wahnhaftes Erleben

Im Spiegel der Vernunft – De-Hypnose für klare, gesunde Wahrnehmung

Kontext: ein Mann in Not. Wahrnehmungen mit augenscheinlich wahnhaftem Charakter in Bezug auf das Verhalten eines ihm nahestehenden Menschen zermürben ihn und machen seine Liebsten verrückt. Er selbst zweifelt am Wahrheitsgehalt seiner Wahnideen, kann diese aber nicht beeinflussen. Auch hadert er mit dem Altwerden. Er ist mit dem Verfahren der Hypnose vertraut, voller Hoffnung und ein gebildeter, geistig wacher Mensch. Die motivationale Basis für eine positive Wende durch nur eine Hypnose ist somit vielversprechend.

Mir ist bewusst, dass es sich beim Wahnerleben um eine subjektive »Gewissheit« handelt und die dazugehörigen Wahrnehmungen, Gefühle und Folgen fraglos mit erheblichem Leid verbunden sind und das nicht nur für den Betroffenen. Wahnhafte Gedanken und Sensationen machen einsam und können sekundär oft – wie auch hier – Depressionen auslösen. Im Gespräch vor der eigentlichen Hypnose nehme ich das subjektive Erleben mit den wahnhaften Inhalten und Überzeugungen zunächst ohne jegliche Äußerung von Zweifel an, um die therapeutische Beziehung und somit die Wirkkraft der folgenden Hypnose aufrechtzuerhalten. Tatsächlich bin ich ja auch weder Schiedsrichterin über Wahrheit noch Wahrsagerin. Ich lasse mir detailliert die Erlebnisinhalte berichten, exploriere geduldig und aufmerksam die Gedankenwelt und Erklärungsversuche und lasse mir zugleich akribisch Wünsche und Ziele für die Bewältigung des Problems schildern, ebenso aber die dafür nötigen Stärken und Ressourcen. Im vorliegenden Fall handelt es sich um eine einzige Sitzung (wie immer 120 Minuten) per Zoom. Ich verlasse mich auf mein Gefühl, dass eine passende, potente Hypnose mit eindeutigen, präzisen Suggestionen eine große Chance bietet. Man könnte sagen, ich setze »alles auf eine Karte«, indem ich ihm ermögliche, sich von seiner pathologischen Trance zu befreien, sich zu erlösen und zu »enthypnotisieren«.

Ziel: Stabilisierung, Reorientierung ins Gesunde und Vernunftmäßige: »Du findest jetzt zurück in eine klare, gesunde Wahrnehmung!«

Technik: Nach einer positiven Zusammenfassung seiner Stärken geleite ich ihn in eine tiefe Hypnose von insgesamt 31 Minuten, mit allen Attributen von Sicherheit, Friedlichkeit und Geborgenheit in sich selbst zum Ablassen vom zwanghaften Erleben. Im Hypnotischen Raum lasse ich ihn eine spiegelnde Fläche entdecken, in der er sich reflektiert. Hier folgen »glasklare« Suggestionen für eine gesunde Reorientierung in die Vernunft, was u. a. folgendermaßen lautet:

> Klarheit kommt in dich, eindeutige, vernünftige, liebevolle Klarheit …
>
> das Irreale verfliegt … du löst den bösen Zauber …
>
> du schaust dein klares Selbstbild an …
>
> und findest damit zurück in deine klare, gesunde Wahrnehmung …
>
> und lässt alles hinter dir, was dich durcheinandergebracht hat!

> Du findest jetzt zurück in eine klare, gesunde Wahrnehmung ...
> in klare gesunde Gefühle ... in ein klares gesundes Sein ...
> Alles andere fällt von dir ab ... jetzt ... gut ... gut ... gut ...
>
> Jetzt im Moment hast du die Chance, alles zum Guten zu wenden ...
> und du ergreifst diese Chance kraftvoll mit beiden Händen!

Die therapeutische Hausaufgabe lautet: »Bitte höre bzw. praktiziere diese Hypnose die nächste Zeit kontinuierlich und zuverlässig!« Abgesehen davon, dass die Wiederholung der Hypnose aus der Therapiesitzung für die neuronale Bahnung der Inhalte wichtig ist, verleiht die Hypnoseaudio mit der vertrauten Stimme des Therapeuten Halt und Wirkkraft über einen längeren Zeitraum.

Hier kann ja leider nur der schriftliche Text wiedergegeben werden, aber es versteht sich, dass in der Audioaufnahme die liebevoll zugewandte Stimme, die sicherheitsgebende und angenehme Tonlage, der gewährte Zeitraum und die Sprachmelodie von großer Bedeutung sind.

Es folgt der Text der Hypnose:

Suggestion: *Es wird dir gleich besser gehen.*

> So, lieber *(Vorname)*, jetzt machen wir eine schöne Hypnose, damit es dir besser geht.
>
> Und du brauchst jetzt nichts mehr zu tun und nichts zu verstehen und ... kannst einfach mal durchatmen.

Suggestion: *Ich verstehe dich.*

> Soweit ich verstanden habe, hast du eine Zeit voller Anstrengung und Strapazen ...
>
> und auch Nöten hinter dir, und das hast du wirklich nicht verdient.

Suggestion: *Du bist in Ordnung und stehst hier jetzt im Mittelpunkt.*

> Du bist ein prachtvoller Mensch ... ein interessanter Mann ... ein guter Vater ...
>
> ein guter Therapeut ... und ich nehme mal an, auch ein guter Ehemann ...

> und noch vieles andere mehr ... ein guter Opa ... und so weiter und sofort ...
>
> Und jetzt, lieber *(Vorname)*, geht es nur um dich.
>
> Mach einige tiefe, ruhige Atemzüge ... atme ein ... und atme auf ...
>
> und atme ... aus und atme ab ... ein und aus ... in deinem persönlichen Rhythmus ...
>
> sehr gut ... sehr schön ... sehr gut ... sehr schön ...

Suggestion: *Das Problem ist behandelbar.*

> Und du hast ein großes Thema ... und du hast einen großen Wunsch ...
>
> Du willst etwas verbessern und wieder glücklicher werden ... den Kopf freier haben ...
>
> das Herz leichter ... die Seele stabiler ... und nervlich gefestigter sein ...
>
> und all das kannst du erreichen ...

Suggestion: *Für die Arbeit gehst du jetzt in eine besondere, heilsame Hypnose.*

> Und dafür gehst du jetzt in *die* Hypnose, in der du in deine innere Reinheit und Klarheit sinkst, ohne wissen zu müssen, wie das geht ...
>
> Und du tust nichts anderes, als deiner Atmung zu lauschen und zu verspüren,
>
> wie die Atemzüge langsamer werden ... tiefer und ruhiger ...
>
> und das ist so wunderbar ... dass es sich fast schon ein wenig wie eine Erlösung anfühlt ...
>
> Ein und aus ... auf und ab ... und du immer mehr bei dir ... alles andere unwichtig ...
>
> Ruhiges Sein ... in deinem eigenen Augenschein ...
>
> sehr schön ... sehr gut ...

Suggestion: *Schon kann es sich in dir besser anfühlen.*

> Und mit jedem Ausatmen mehr ... kommst du in diese innere Ruhe ...
>
> und kehrst ein wie ein müder Wanderer in deinen Hypnotischen Raum ...
>
> erlaubst dir noch all diese Erschöpfung ... und all diese Gefühle von Turbulenzen ...

und sobald du die Schwelle übertrittst in deinen Hypnotischen Raum ...

fühlt es sich – wie durch Zauberhand –, lieber *(Vorname)*, schon so ganz anders an ...

Suggestion: *Der ganze Körper fühlt sich sicher, gehalten und geborgen.*

Und du merkst, wie dein Rücken gehalten wird von der Lehne ...

wie dein Hinterkopf gehalten wird vom Kopfteil der Lehne ...

wie dein Gesäß so fest aufsitzt im Sessel ...

deine Oberschenkel Halt haben auf der Sitzfläche ...

die Füße auf dem Boden ...

und deine Hände auf den Oberschenkeln ...

Dein Gehirn gehalten im Kopfraum ... in den starken Schädelknochen ...

deine Lungen geschützt im Brustkorb mit den Rippenbögen ...

und die Wirbelsäule im Rücken den Brustkorb stützt ...

das Herz darin ... geborgen und geschützt ...

Die Bauchorgane im Bauchraum so schön geborgen und geschützt ...

gehalten von den starken Beckenschaufeln ...

die Knochen bewegt von den starken Muskeln deiner Oberschenkel ...

der Unterschenkel ... und vom Schultergürtel ...

der Oberarme ... und der Unterarme ...

alles so stark gehalten und geborgen und geschützt ...

all das dein innerer Halt ... so sicher ... so verlässlich ...

Und die Augen, die ruhen in ihren Augenhöhlen ... so entspannt ...

die kleinen Augenmuskeln ... alle vollkommen entspannt ...

Auch wenn du jetzt die Augen öffnen wolltest, wirst du merken, die sind so entspannt ...

sie möchten einfach geschlossen bleiben ...

und es fühlt sich so wundervoll an ... deine Stirne ... deine Schläfen ...

deine Wangen ... alles entspannt ... glatt und gelöst ...

und dein Herz pumpt ruhig und zuverlässig entspanntes Blut durch die Adern ...

Suggestion: *Du begegnest dir selbst und beruhigst dich dabei tief.*

> Und du bist in deinem Hypnotischen Raum und wanderst in ihm herum …
> und findest eine spiegelnde Fläche, in der du dich wiedererkennen magst …
>
> Du siehst dich und deine aufrechte Gestalt …
> du stehst dir gegenüber …
> erkennst dich und schaust dich an …
> und du schaust dir auf deine Stirn … und Ruhe erfüllt deine Stirn …
> und du schaust dir auf deine Wangen … und Ruhe für deine Wangen …
> und du schaust dir auf deine Brust … und Ruhe erfüllt deinen Brustraum …
> und du schaust auf deinen Bauch … und Ruhe erfüllt ihn auch …
> du schaust auf deine Beine … und Ruhe erfüllt deine Beine …
> und du schaust auf deine Arme … und Ruhe erfüllt deine Arme …
> und du schaust dir in die Augen … und mit Ruhe erfüllte Augen blicken dich an …

Suggestion: *Unklarheit löst sich auf.*

> Alles Irreale verfliegt … du löst den bösen Zauber …
> schaust dein klares Selbstbild an …
> lässt hinter dir, was dich durcheinander gebracht hat …
> und findest damit zurück in deine klare, gesunde Wahrnehmung …

Suggestion: *Klarheit erfüllt dich.*

> Und Klarheit kommt in dich, eindeutige, vernünftige, liebevolle Klarheit …

Suggestion: *Alles andere löst sich auf.*

> Alles andere fällt von dir ab … jetzt … gut … gut … gut …

Suggestion: *Deine Seele findet Frieden.*

> Und du … in deinem Hypnotischen Raum … findest überraschenden Frieden …
> Frieden mit dir … Frieden mit deinen Gedanken … Frieden mit deinen Gefühlen …

und das genießt du jetzt tief!

Sehr schön ... sehr gut! Sehr gut ... sehr gut!

Tief entspannt ...

Suggestion: *Du wirst mehr und mehr wieder derjenige, der du eigentlich bist.*

Und alles verweht und verfliegt ... fließt ab, was nicht zu dir gehört ...

keinen Sinn macht ... dir nicht gut tut ... fließt ab und kommt zur Ruhe ...

und du fühlst dich wohler und wohler ... im Einklang mit dir ...

Sehr schön ... sehr gut!

Suggestion: *Du findest zurück in Vernunft und Realität.*

Du schaust dich an mit all dieser Klarheit ... und begegnest dir selbst ...

und erkennst dich wieder ... mit deiner Vernunft und deinem Realitätssinn ...

deiner objektiven Wachheit ... und deinen glasklaren Sinnen ...

Suggestion: *Du findest zurück in klare Wahrnehmung.*

Du kehrst zurück in die glasklare, gesunde Wahrnehmung ...

deiner Umwelt ... der anderen Personen ... und deiner selbst ...

mit tiefem Vertrauen in dir ... egal wie deine Geschichte war ...

Suggestion in Reimform: *Ermutigung, diese Chance jetzt zu ergreifen*

Jetzt im Moment hast du die Chance, alles zum Guten zu wenden ...

und du ergreifst diese Chance kraftvoll mit beiden Händen.

Suggestion: *Du machst das, weil es sinnvoll ist.*

Du weißt, was für dich wichtig ist, was richtig ist und gut:

Du willst Vertrauen, willst Liebe, willst Nähe, du willst normale gesunde Gespräche,

du willst dich und deine Liebe schützen ...

und das tust du, das kannst du!

Suggestion in Reimform: *Du schlüpfst einfach rein in das Gesunde, Vernünftige, Normale.*

Und du schlupfst ... in dieses gesunde Sein ... jetzt wie selbstverständlich ein.

Und du erlebst dich, *(Name)*, in einer zukünftigen Situation ...

vielleicht schon morgen, selbstverständlich, interessiert am Leben ...

und an den vielen Dingen, die du machen kannst, *weil* du so alt bist, wie du bist.

Suggestion: *Du hast alle Möglichkeiten.*

Dir steht die Welt offen, du hast Wissen und Erfahrung.

Suggestion: *Ermutigung*

Mach was draus!

Suggestion: *Mit der Vertiefung dieser Hypnose speichert sich alles Wirksame ein.*

Und du gehst tiefer und tiefer, während ich von 1 bis 7 zähle ...

in allertiefste Hypnose, damit dein Unbewusstes noch all das bearbeiten kann ... was jetzt ... zu bearbeiten ist, damit du gesund, glücklich, zufrieden, aktiv bist ...

und auf dich stolz sein kannst ... und mit dir selbst im Guten ...

Und ich bin die nächsten Minuten einfach still, damit du alle Ruhe dafür hast ...

(Ich zähle von 1–7 und gewähre eine sehr lange Pause, ca 4 min)

Suggestion: *Die Wirkkraft der Hypnose wird durch wiederholtes Praktizieren akkumuliert.*

Und jedes Mal, wenn du diese Hypnose wieder hören wirst ...

wirst du tiefer in Trance sinken ... und mehr zu dir kommen ...

und immer mehr in deine innere Klarheit und Reinheit ...

Suggestion: *Dein Unbewusstes arbeitet für dich mit.*

... und dein Unbewusstes wird dir helfen, dich zu besinnen auf das Wesentliche ...

> und das wirklich Wichtige in deinem Leben ...
>
> auf das, was du erreichen willst ... was du wünschst ... was dir gut tut ...

Suggestion: *Nachts wirst du therapeutische Träumen haben, die dich unterstützen.*

> Und so verabschiedest du dich von deinem Spiegelbild ...
>
> Aber du wirst immer wieder dahin zurückkehren ... auch nachts im Traum ...
>
> um dich zu klären ... zu reinigen ...
>
> und zu trennen von dem, was unwichtig ist und ungut ... unrichtig für dich ...
>
> und das mitnehmen, was dich nährt und beglückt ...
>
> und wirst dich überraschenderweise ... neuen Lebensinhalten zuwenden ...
>
> und Aufgaben finden, die dich beglücken ...
>
> die dir Mut machen und deinen Lebenshorizont erweitern ...

Suggestion: *Gleich wirst du die Hypnosearbeit beenden und freudig zurückkommen ins Hier und Jetzt.*

> Und so lass dir Zeit, auch wieder herauszutreten aus deinem Hypnotischen Raum und langsam, langsam von 7 bis 1 schrittweise wieder zurückzukommen, um dann ganz angenehm, klar und wach und irgendwie angenehm und positiv verändert wieder hier anzukommen ...
>
> mit neuem Lebensmut und geistig frisch.

Feedback nach einer Woche: »Ich fühle mich durch dich vollkommen verstanden, vor allem in folgenden Passagen: Du findest Frieden mit dir ... Alles verweht und verfliegt, was nicht zu dir gehört ... Alles Irreale verfliegt, du löst den bösen Zauber ... gesunde Wahrnehmung, klares gesundes Sein ... Vernunft und Realitätssinn ... Du willst Vertrauen, Liebe, Nähe, gesunde Gespräche ... dich besinnen auf das wirklich Wichtige ... Du erlebst dich, interessiert am Leben und vielen Dingen, die du machen kannst, weil du so alt bist, wie du bist.«

Feedback nach 3 Wochen: »Deine Hypnose kann ich schon fast auswendig. Trotzdem habe ich manchmal noch Einbrüche. Heute bin ich aber schon wieder optimistischer.«

Feedback nach 5 Wochen: »Deine Worte und deine Hypnose beschreiben gut, wie ich wieder zu mir finden kann. Das, was mir nicht gut tut und nicht so einfach weichen will, was in der Tat irreal ist und mich wegführt von mir selbst, ist manchmal wieder da. Gott sei Dank, kann ich es jetzt sehen und wahrnehmen, um dann wieder in einen positiven Zustand zu kommen. Deine Hypnose ist mir dabei ein guter Begleiter. Es ist die größte Anforderung, die ich je zu bewältigen hatte.«

Folgeintervention nach 10 Wochen mit nur einem suggestiven Auftrag: Der Herr bittet um eine weitere Sitzung, weil er einen Rückfall erlitten habe. Er erklärt sich diesen mit Schuldgefühlen bezüglich eigener Fehltritte, die ihm jetzt erst so richtig bewusst seien, und das wolle er in der Therapiesitzung bereinigen. Ich selbst bezweifle so simple Rückschlüsse, was ich aber für mich behalte. Eine zweite Sitzung halte ich auch nicht für angebracht, da ihn dies meiner Meinung nach nur schwächen würde. So mache ich ihm Mut, dass er alleine wieder aus seinem Wahn herausfinden würde. Zudem gebe ich ihm die therapeutische Hausaufgabe, ein Ritual zu finden, das ihn von seiner Schuld reinige. So solle er, wenn er ins Bett gehe, vor dem Einschlafen sein Unbewusstes intensiv bitten, ihm eine gute Idee für ein sinnvolles Ritual zu schenken, träumen zu lassen, oder es einfach in den kommenden Tagen von selbst auftauchen zu lassen. (Somit ist er am Abend beschäftigt – mit seiner Hausaufgabe, seinem Unbewussten und dem Ritual – und kann zugleich eigenartige, wahnhafte Gedanken und Gefühlswallungen ausschalten.) Dieses Ritual solle er dann zügig und ohne Zaudern ausführen und mir dann davon in 4 Wochen berichten.

2.1.3 THC-Konsum

Wunderbar! Sternenklar! – Auch ohne Gras auf Reisen

Kontext: Hochbegabter, erfolgreich im selbstständigen Arbeitsleben stehender jüngerer Mann wünscht, den Konsum von THC zu beenden. Seine Motivation: Er will geistig gesund und arbeitsfähig bleiben, vor sich selbst geradestehen und mit den Gefühlen für seine Familie im Reinen sein. Es handelt sich um die 5. Sitzung innerhalb von einigen Monaten. Die ersten Sitzungen galten völlig anderen Themen. Sie waren erfolgreich.

Technik: Aufnehmen von Details aus dem inhaltsreichen Vorgespräch, wie »die Scham, die Angst um die körperliche und seelische Gesundheit«, aber auch das »Schweppes mit dem Eisstückchen und der Minze« sowie der »Sternenhimmel« über dem Segelboot. Die Therapie findet per Zoom statt.

Prolog und schon eine Suggestion:

> Wunderbar!
>
> Und wieder wird dieses eine bahnbrechende Hypnose sein.
>
> Die Zeit ist reif ... Sie sind reif ...
>
> für Veränderungen ... Schritt für Schritt.
>
> Und jetzt liegen Sie sich erst mal richtig ein ...
>
> da in Ihrem Sportraum ... auf der Sportmatte in Rot, atmen durch, erholen sich.

Das Unbewusste mit ins Boot holen und ein bisschen Konfusion fabrizieren:

> Sie haben weit ausgeholt und mir viel erzählt ...
>
> und ich habe das bewusst ... aber vor allen Dingen unbewusst aufgenommen ...
>
> Und durch den Filter des Unbewussten ...
>
> gemeinsam mit meiner bewussten Erfahrung und dem bewussten Wissen ...
>
> und Ihren unbewussten Kräften ...
>
> werden wir gemeinsam genau das Richtige bewirken ...

Aufnahme des Themas:

> ... so, dass Sie sich lösen von etwas, was Sie nicht wollen ...
>
> was Ihnen nicht gut tut und wofür Sie Scham empfinden ...
>
> und hinfinden zu einer ganz anderen inneren Kultur ... der Wachheit und Klarheit ...
>
> der Selbstkontrolle und intensiven Wahrnehmung ...
>
> sodass jeder einzelne Stern am Sternenhimmel für Sie funkelt ...
>
> und das einfach bei klarem Kopf ... reinem Gemüt ... ruhigem Herzen ...
>
> und gutem Gewissen.

Hinwendung zum körperlichen Befinden, die Einführung vom Atmen reiner Luft:

> Und so atmen Sie …
>
> atmen ruhig mit Ihren Lungen, Ihren kräftigen, sportlichen Lungen …
>
> atmen tief ein … atmen gelassen aus …
>
> und ist es nicht schön, einfach so klare, reine Luft einzuatmen …
>
> auch wenn es vielleicht in diesem Sportraum etwas nach Sport riecht?
>
> … das gehört dazu … und ruhig und gelassen abatmen …
>
> all das, was die Lungen schon mal rausatmen wollen?
>
> Der Geist kommt später …

Hypnoseinduktion und Vertiefung durch die Reimform:

> Und so sinken Sie bei jedem Ausatmen tiefer und tiefer ein …
>
> in das gewünschte hypnotische Sein.

Suggestion für Abgeben an die unbewusste Instanz:

> Und was nicht so einfach ist für Sie und eher ungewöhnlich …
>
> ist der berühmte Hypnose Zauberspruch, der heißt:
>
> ›Ich brauche nichts zu tun. Ich brauche nichts zu verstehen.‹.
>
> Beim Einatmen erklingt innerlich: ›Ich brauche nichts zu tun.‹
>
> Beim Ausatmen: ›Ich brauche nichts zu verstehen.‹
>
> Ein: ›Ich brauche nichts zu tun.‹ … aus: ›Ich brauche nichts zu verstehen.‹
>
> Sehr gut.

Kennzeichnung des Unbewussten als Instanz, die Sorge trägt:

> Sie geben ab an Ihr Unbewusstes …
>
> Ihr Unbewusstes, was schon Ihr ganzes Leben lang immer dafür gesorgt hat …
>
> dass Sie eigentlich nach dem Richtigen gegriffen haben …
>
> nach dem, was Sie erfüllt … und glücklich macht …
>
> vorwärts bringt … und Erfolg verspricht …

Entlastung in dem Sinne, dass das vergangene Verhalten irgendwie okay war und zu der Zeit dazugehörte:

> Und Sie haben sich einen Seitenweg geleistet, ja, erlaubt.
>
> Sie haben das eben berichtet, die eine oder andere Erfahrung ...
>
> mit dem einen oder anderen Freund ...
>
> das Tonicwasser mit dem Eisstückchen und der Minze ...
>
> und ähnliche Situationen, die das high sein scheinbar noch higher machten ...

Klare Suggestion: Es ist vorbei!

> ... in der Vergangenheit.

Ansprechen der persönlichen geistigen Kompetenz und der Möglichkeit, etwas, was eine Weile Sinn gemacht hat, ohne Reue und Groll hinter sich zu lassen:

> Und Sie sind klug. Sie wissen sehr gut, dass man sich am besten von etwas verabschiedet, wenn man sagt:
>
> ›Das war in Ordnung so! Hätte ich das nicht gemacht, wäre ich nicht derjenige, der ich bin, hätte ich nicht die Freunde, die ich habe ... hätte wahrscheinlich die eine oder andere Dummheit nicht gemacht, die ich aber machen sollte, denn es ist auch wichtig, Dummheiten zu machen.‹
>
> Wie stünden wir da, ohne mal was Beklopptes gemacht zu haben ... oder was, was außer der Norm ist? Wir würden andere auch gar nicht verstehen, die sowas sogar noch mehr machen. Und von daher kann Ihr Unbewusstes für Sie jetzt formulieren, wie Sie sich selber sagen: ›Es war in Ordnung so! Es gehörte zu meinem Leben dazu.‹

Zitieren eines bekannten französischen Chanson mit der Aussage, das Vergangene ohne Reue zu akzeptieren:

> Und wie heißt der schöne Song von Edith Piaf? *Je ne regrette rien!* Ich bereue nichts.
>
> Und, indem man es nicht bereut ... das werden Sie spüren ... kann man es lassen.

Suggestion, dass es für intensives Erleben eine bessere Variante als Drogen gibt:

> Und, man kann auf ganz neue Art und Weise ... noch viel bessere Erlebnisse haben.
>
> Sie sind jetzt nicht im Rausch ... und nicht verkifft ...
>
> Sie sind nur in einer leichten Hypnose, die sich noch vertiefen wird ...

Vertiefung der Hypnose und Intensivierung des hypnotischen Erlebens:

> Und Sie werden, wenn Sie gleich noch tiefer sinken ...
>
> und vielleicht gleichzeitig höher schweben ...
>
> noch viel intensivere Erfahrungen machen ...
>
> in denen Sie sich selbst so klar sind, so bewusst Ihrer selbst ...
>
> und so sicher, dass dies Kopf und Körper gut tut ...

Suggestionen für intensive Körperwahrnehmung:

> So hören Sie Ihr Blut rauschen ...
>
> das schöne rote Blut, was durch die Adern fließt und Ihren Körper nährt.
>
> Hören Sie?
>
> Sie spüren, wie Sie innerlich weiter werden ...
>
> fühlen Ihren Körper so viel mehr ...
>
> Ihr Herz, was so ruhig und regelmäßig schlägt ...
>
> und dieses wunderbar rote Blut vorwärts pumpt.
>
> Spüren Sie?
>
> Sie spüren das warme Arbeiten der inneren Organe ...
>
> und den Halt in Ihrem Körper ...
>
> die Muskeln entspannt ... und doch fühlen Sie die Kraft in ihnen.
>
> Merken Sie?
>
> Die feste Bauchdecke ... die kraftvollen Gesäßmuskeln ...
>
> die sprungbereiten Beinmuskeln ...
>
> die männlichen Schultern, an die man sich anlehnen kann ...
>
> Ihre starken, kräftigen Arme ...
>
> die Ihre Kinder halten und in die Luft werfen und wieder fangen ...

und jetzt einfach daliegend, ausruhend, gelöst ...
Ist es nicht so?

Suggestionen für intensive Sinneswahrnehmung:

Und der Kopf? So klar!

Sie lassen den Körper liegen und schweben mit dem Kopf davon ...
Sie sehen das Meer unter sich glitzern ...
nehmen genau den Sonnenuntergang wahr ... so unglaubliche Farben ...
die Weite ... die Ruhe ... und alles nur für Sie!

Klar und weit ... die Silhouette zeichnet sich deutlich ab ...
ganz intensiv das Rauschen des Windes ...
vielleicht das Plätschern der Wellen ...
der leichte, warme Wind auf Ihrer Haut ... und die flüssige Bewegung ...
und dieses Wohlbefinden, das nichts braucht ...
außer Ihrer Zentrierung ... und Aufmerksamkeit ...
Ihrer tiefen Gelassenheit ... und Ihrem Vertrauen in sich selbst.

Suggestionen für die vollkommene und bewusste Kontrolle über die Situation:

Egal, was um Sie herum ist ... und vollkommen selbstbestimmt ...
steigen Sie ein, heben Sie ab ... das Timing ist genau, wie Sie es möchten ...
so intensiv, wie es richtig ist ... und Sie machen das sehr gut. Sehr schön!

Anregung, das alles jetzt mit voller Aufmerksamkeit zu erleben und zu genießen:

Sie lassen sich treiben, lassen sich floaten, sind ganz bei sich ...
Ihr Geist ganz klar ... und trotzdem weit ...
im Gefühl tiefer Liebe ... und emotionaler Verbundenheit ...

Suggestion für innere Reifung durch Veränderung innerer Muster:

... mit der Ahnung, dabei zu reifen und zu wachsen.

Suggestion für eine klare Entscheidung gegen Drogen, und dass der neue Weg so einfach wie leicht ist und aus Liebe zu sich und den Liebsten von selbst erfolgt:

> Und ganz von selbst ... ohne ihr Zutun ...
>
> ist die Entscheidung vollkommen ... bewusst und unbewusst!
>
> Sie hören auf mit dem, mit dem Sie aufhören wollen!
>
> Sie brauchen es nicht!
>
> Sie wünschen es nicht!
>
> Sie wollen es nicht!
>
> Und das machen Sie nicht nur sich selbst zuliebe ...
>
> sondern den Menschen, die ihnen besonders nah sind, Ihren Liebsten zuliebe.
>
> Das fällt Ihnen leicht ... weil es ist viel besser so!

Suggestion für eine Alternative: die hypnotische, intensive Erfahrung:

> Diese hypnotische Reise ... aus Freude ... bewirkt es von selbst ... Hm.

Ansprechen der persönlichen Erfahrung, Kompetenz und Meisterung:

> Das Leben ist voller Veränderungen ... Sie haben die Verteidigung geschafft ... super geschafft.
>
> Dies ist die zweite Veränderung ... die zweite Hürde, die Sie überschreiten ...
>
> und das nächste Level erreichen lässt ...

Suggestion zu vergessen, was zu vergessen ist, und sich auf interessante neue Dinge zu konzentrieren:

> ... und es wird ihnen leichtfallen, weil sie es auch vergessen.
>
> Sie vergessen den Konsum. Sie haben so viele andere interessante Dinge ...
>
> und so viele intensive Erlebnisse ... die an seine Stelle treten ...

Nochmalige Suggestion zu vergessen und aufzuhören und einen klaren Blick in den Sternenhimmel zu schicken:

> Sie lassen es einfach sein und vergessen es ... Vergangenheit ...
>
> es löst sich auf ... wie Rauch in den Wolken ...

> aber Sie ... Sie haben den Blick in den Sternenhimmel und sehen jeden einzelnen Stern.

Kleiner verheißungsvoller Trip zu den Sternen, die den richtigen Weg leuchten:

> Die Sterne funkeln zu Ihnen runter, blinzeln Ihnen zu ...
>
> lassen Sie wissen, dass Sie noch zu ganz anderen Erfahrungen kommen können ...
>
> wenn Sie den neuen Weg gehen, den Sie gerade begonnen haben zu beschreiten ...
>
> Sehr gut. Sehr schön.

Suggestive Ermunterung:

> Bleiben Sie dabei! Machen Sie noch Ihre Erfahrungen und lassen Sie das hinter sich!
>
> Nehmen Sie alles Gute mit ... gehen Sie nach vorne und probieren sich neu aus!

Posthypnotische Suggestionen für mentale Klarheit:

> Und Sie werden Ihre Kräfte brauchen und auch Ihren klaren Kopf ...
>
> Ihre klare Entscheidungsfähigkeit und die Fähigkeit zu kombinieren ...
>
> logisch zu denken ... und einwandfrei zu kalkulieren. Sehr gut. Sehr schön.

Zukunftsvision mit Suggestionen für eine positive Ausstrahlung und innere Stärke:

> Und Sie sehen sich wieder ... von dort, wo Sie sind in der Zukunft ...
>
> in ein paar Wochen ... treffen sich ...
>
> sehen Ihre eigenen leuchtenden Augen ...
>
> hören Ihr vollkommen befreites Lachen ...
>
> beobachten Ihren sicheren Gang ...
>
> und erfühlen Ihre Charakterstärke ...
>
> und vielleicht noch etwas anderes, was ich nicht benannt habe ...

Posthypnotische Suggestionen, Rückfallprophylaxe:

> Sehr gut. Und so, manchmal, wenn Ihnen danach ist, in Zukunft ...
>
> mit offenen oder mit geschlossenen Augen ...
>
> denken Sie an die funkelnden Sterne, die Ihnen zublinzeln ...
>
> und fühlen sich auf eine ungewöhnliche Art und Weise innerlich etwas verändert ... aufgeschlossen ... wach ... klar ... in intensivem Erleben ... und intensivem Genuss.
>
> Hm. Hm. So ist alles leicht für Sie.
>
> Und es ist eine helle Freude, das so zu erleben ...
>
> und dieses Erleben zu teilen mit Ihren Liebsten ... und es einfach schön zu haben.

Integrationsphase:

> Bleiben Sie jetzt noch dabei!
>
> Lassen Sie das nachwirken. Lassen Sie sich noch Zeit ... ein paar Minuten ...
>
> um sich das alles setzen zu lassen, bevor Sie wach und munter und ganz klar ...
>
> frisch und vollkommen zuversichtlich wieder ins Hier und Jetzt zurückkehren.

Suggestion, die Hypnose mehrfach zu hören und jeweils neuen Profit daraus zu ziehen:

> Und wenn Sie diese Hypnose wieder hören werden ...
>
> werden Ihnen andere Momente davon wichtig sein ...
>
> und es wird immer mehr Ihrer Stabilität dienen ... Ihrem Vorwärtskommen ...
>
> wird Sie klären und Ihnen die Kraft geben für all die Entscheidungen ...
>
> für all die Herausforderungen, die Ihnen begegnen werden.

Klare Suggestion für die Bewältigung nicht nur des Problems, sondern auch der kommenden Herausforderungen:

> Und Sie werden das alles meistern.

Feedback nach 6 Wochen: »... ich habe jetzt lange nichts mehr geraucht, auch kein Nikotin. Entweder die ****Sterne**** *-Trance* oder *Golden*

Beach habe ich jeden Abend zum Einschlafen gehört. Mit großem Erfolg. Und dieser plötzliche Sinneswandel, die plötzliche Rückkehr zu meiner über zwei Monate eingeschlafenen Sport-Routine beeindrucken mich sehr. Das ein oder andere Mal im Laufe der letzten Wochen (viel Stress in der Arbeit) war etwas Lust und Sehnsucht nach dem Unfug präsent, aber ohne Weiteres handlebar.«

2.1.4 Schwere Erkrankung

***Mut, Kraft, Zuversicht* – durch die Therapie »hindurchsegeln«**

Kontext: Eine Frau mit schwerer Erkrankung möchte sicher durch ihre voraussichtlich schmerzhafte medizinische Behandlung mit OP und Chemo schreiten. Das Wort »hindurchsegeln« stammt von ihr.

Technik: Bestätigung, Ermutigung, Schaffen eines inneren Schutzraumes; die Behandlung als Herausforderung betrachten, die zu bewältigen ist; veränderte Zeitwahrnehmung, Zukunftsvision.

Ziel der Hypnose:

Diese Hypnose dient dazu, dass Sie sich wohl und stabil fühlen ...

während der Zeit der Therapie ... abgeschirmt ... gesichert ... und so sehr geerdet ...

dass Sie elegant durch diese Zeit hindurchsegeln können ...

und vielleicht sogar ... immer mal wieder davonschweben ...

Bestätigung, dass sie schnell eine gute Hypnose entwickeln kann:

Inzwischen kommen Sie schnell in Hypnose, das ist gut ...

und jetzt ist es wichtig, dass Sie schnell ... auch in eine *gute* Hypnose kommen ...

im Guten bei sich ... mit sich ... und in sich ...

Das Vertrauen in sich und die Situation stärken:

Und während dieser Hypnose werden Sie merken ...

wie Sie sich mehr und mehr ... vertrauen ...

aber auch Vertrauen schenken ... Vertrauen auslösen ... und Vertrauen verbreiten.

Und das ist etwas ganz Besonderes.

Fokussierung auf die Haut und das, was die Haut bedeutet:

> Und ich bitte Sie jetzt, als Erstes mal zu Ihrer Haut hinzuspüren.
>
> Nun, ist das einfacher gesagt als getan ...
>
> denn wir haben Haut ja überall ... rund um uns herum ...
>
> an den Ohrläppchen ... wir haben auch Kopfhaut ... Haut an der Stirne ... auf den Wangen ... auf der Nasenspitze ... wir haben Haut am Nacken ... und an den Schultern ... auf dem Bauch ... am Po ... an den Knien ... und an den Fersen ... und den Zehenspitzen.
>
> Ja, unsere Haut kleidet uns rundum ein.
>
> Und so versprühen Sie mal Ihre Aufmerksamkeit ... in diese gesamte Einkleidung ...
>
> in Ihre Haut ... die Sie einhüllt ... die Sie nach innen hält ... nach aussen abgrenzt ...
>
> das Organ, was Ihnen deutlich macht: ›Das bin ich!‹
>
> ›Da ist meine Haut ... da bin ich zu Ende ... und da beginnt die Außenwelt.‹

Das Gefühl von Schutz innerhalb der Haut verstärken:

> Und jetzt, während Sie so ruhig atmen ... tun Sie etwas Ungewöhnliches:
>
> Atmen Sie in Ihre Haut hinein ...
>
> und beim Ausatmen lassen Sie die Luft wieder natürlich herausströmen ...
>
> beim Einatmen ... plustern Sie Ihre Haut so etwas auf ...
>
> atmen Sie ein, damit Ihre Haut ein bisschen stärker wird und ein bisschen weiter.
>
> Beim Ausatmen aber ... schmiegt sie sich wieder an Sie an ... und gibt Ihnen Kontur.
>
> Sehr gut! Ein ... und aus ... ein ... und aus ... ein ... und aus ...

Eine Art Energiehaut imaginieren, immer mit dem Ziel der inneren Sicherheit:

> Und langsam werden Sie spüren, dass auf Ihrer Körperhaut ...
>
> noch eine zweite Haut aufliegt ... eine Haut aus Wärmestrahlung ...
>
> ein Feuchtigkeit ... und Energie ...
>
> vielleicht ein bisschen auch aus Licht ... und einem Ton von Licht ...

Und wenn Sie jetzt beim Einatmen in Ihre Haut hineinatmen ...

gelangt der Atemstrom auch in die Haut um Ihre Haut herum ... und füllt diese an ...

und lässt sie stärker werden ... noch energievoller ... und leuchtfähiger ...

und so bildet sich ... mit jedem Atemzug ... diese Hülle stärker aus ...

Und bald ... nach weiteren guten und tiefen Atemzügen ...

werden Sie sich in dieser Energiehaut ... aus Licht und Luft ... wohlfühlen ...

wie ein Küken in seiner Eierschale ... abgeschirmt ... geborgen ... und luftig zugleich ...

in Licht ... und einem schönen Ton von Licht ...

Verstärkte Vorstellung von einem inneren geschützten Raum, in den nur Gutes hineinkommen kann:

Sie haben Ihren Raum ... in dem Sie sich bewahren können ... und für sich sorgen.

Und Sie wissen auch, die Eierschale des Kükens ist durchlässig ... für das Gute ...

und auch Ihre Hülle ist durchlässig ... für das Gute ...

Und so sind Sie hier in Ihrem Schutz ... und Gutes darf herein ...

gute Worte, gute Gedanken, gute Bilder, gute Energien und gute Stimmung ...

der Schutz ist da, und wird Ihnen bleiben, solange Sie ihn brauchen.

Und von diesem inneren Raum heraus kann aufgenommen und verwertet werden, was gut ist und zur Gesundung beiträgt:

Und das wird Ihnen helfen ... für sich zu sorgen ... und sich treu zu bleiben

und an Ihre Gesundung zu glauben ... und Ihre Gesundung zu verwirklichen ...

nicht beeinträchtigt von der Medizin, sondern unterstützt von ihr ...

Sie nehmen das Gute aus dem Rat der Ärzte ...

das Gute aus den Medikamenten ...

Sie nehmen das Gute aus der Behandlung ...

> und das Sinnvolle aus dem gesamten Kontext ...
>
> Sie lassen alles gut wirken ... mit dem Ziel zu gesunden.

Die schwierige Zeit wird gemeistert und im Nachhinein als erfolgreiche Bewältigung einer Herausforderung angesehen:

> So segeln Sie elegant durch die Behandlung ... erfolgreich und unbeschadet ...
>
> und Sie lernen dazu ... Sie lernen, so eine Herausforderung zu meistern ...
>
> und gewachsen daraus hervorzugehen ... gewachsen an Erfahrung ...
>
> gereift und glaubwürdig ... als Modell für die Menschen, die Ihnen wichtig sind ...
>
> und vermutlich auch als Modell für andere Menschen mit einem ähnlichen Anliegen.

Es werden immer neue Ideen kommen, sich gut zu tun, achtsam mit sich umzugehen und die kommende Zeit wertvoll zu nutzen:

> Sie werden Ihren Körper pflegen ...
>
> Ihnen wird immer wieder etwas Neues einfallen, wie Sie das machen können.
>
> Und so segeln Sie ... schweben Sie ... galoppieren Sie ...
>
> ja, es gibt so viele Formen, sich fortzubewegen ...
>
> oder fliegen Sie drüber ... vielleicht in einem Ballon ...
>
> und schauen von oben auf sich hinunter ... und geben sich selber Kraft.
>
> Viel Kraft ... viel Mut ... viel Zuversicht ... ja, Sie können das!

Der Verstand wird auf neuartige Art und Weise genutzt, und so ist ein Segeln durch die Therapie hindurch möglich:

> Sie sind klug im Kopf ... gedankenvoll. Und Sie sammeln alle diese Klugheit jetzt ...
>
> für Ihre Heilung. Und das, was die Medizin von außen macht ... machen Sie von innen.
>
> Sie zentrieren Ihre Geistesblitze genau dahin ...

> wo Ihr Körper blitzende Energie braucht ...
>
> Probieren Sie das doch gerade mal aus, jetzt!
>
> So benutzen Sie Ihren Kopf mal ganz anders ... fokussieren ihn auf Ihren Körper ...
>
> und machen so ... zusätzlich ... stillschweigend ... denn nur Sie wissen davon ...
>
> komplementärmedizinisch ... noch eine ganz eigene, liebevolle, wirksame Behandlung.

Es gibt eine Zukunft, und in diese kann man sich immer wieder hineinträumen, und sich auch darauf freuen:

> Und so segeln Sie hindurch und können sich jetzt schon freuen ...
>
> auf den Tag ... an dem es Ihnen so viel besser gehen wird ...
>
> So werfen Sie schon mal einen Blick dahin! Erleben sich in der Zukunft ...
>
> Schauen Sie, wie Sie sich bewegen ... gehen ... und wie Ihr Leben sich gestaltet ...
>
> Lassen Sie sich dafür ausgiebig Zeit und kehren erst danach erfrischt ...
>
> wieder ins Hier und Jetzt zurück ... wohl ein bisschen optimistischer ...
>
> ja, vielleicht sogar ein bisschen guter Dinge ...

Feedback: »Die Hypnose hat grundsätzlich während der Behandlung wunderbar geholfen. Interessanterweise waren gar nicht tägliche Hypnosesitzungen notwendig, die Hypnosen entwickelten eine Art »Depotwirkung«. Als unter der Radio/Chemo und der Operation die einschießenden Schmerzen auftraten, half Hypnose nicht mehr (oder vielleicht hatte ich nicht passende Texte), der ganze Alltag drehte sich nur noch um diese furchtbaren Schmerzen ...«

Kommentar AKR: Ja, dafür reichten die zwei Interventionen wohl leider nicht aus. Aber mehr waren wegen zeitlicher und örtlicher Faktoren nicht möglich. Wir hatten, wie im Text ersichtlich, auch eher das »Segeln« im Blick als eine Schmerzreduktion.

2.2 Text mit Darstellung der organisatorischen Struktur einer Hypnose und Markierung der Suggestionen

2.2.1 Migraine cervicale bei Überlastung

Der Kopf befreit, im Sommerkleid – eigene Werte erkennen und schätzen lernen

Kontext: Kollegin mit schwerer Migraine Cervicale über viele Jahre, Überarbeitung, Erschöpfung, passager sogar Depressionen. Kurz vor Ruhestand in Arbeitsstelle, aber Praxis läuft weiter. Alleinstehend, große Kinder, eines mit Behinderung. Enkelchen, die sie nebenbei hütet. Ihre eigenen Eltern waren sehr jung, als sie zur Welt kam, und konnten ihre Elternfunktion nicht wirklich erfüllen. Es verblieb das Gefühl: »Es geht nicht um mich.« Und: » Es ging eigentlich nie um mich.«

Ziel: das innere Bild vervollständigen, mit sich selbst zusammen sein, Aufwertung und Stolz erfahren, eine Perspektive haben.

Technik: In der 3. Sitzung wird die Struktur der Hypnose besonders deutlich:

- Prélude/Aufnahme des Themas
- Definition der Hypnose und Betonung der Arbeit auf der unbewussten Ebene
- Hypnoseeinleitung und Beruhigung
- Hinführung zu sich selbst
- Aufgreifen der im Vorgespräch gefundenen hilfreichen positiven Aspekte und Ressourcen
- heilsames Wirkenlassen der positiven Aspekte und Ressourcen
- Betonung der Einzigartigkeit
- Zukunftsvisionen mit Erleben der Zielvorstellung / Erfüllung der Wünsche
- Phase der Integration
- positive Suggestion
- Hypnoseausleitung.

Prélude/Aufnahme des Themas

Liebe *(Name)*, wir haben lange gesprochen und mir ist einiges klar geworden … und dir sicher auch. Aber dieses lange Gespräch ist ja vor allen Dingen dafür da, dass unbewusste Arbeit schon beginnt vor der eigentlichen Hypnose und dafür eine Botschaft in die unbewusste

Ebene geschickt wird ... auch Ideen, auch Vorstellungen und Wünsche, wie etwas verbessert und verändert werden kann und wie etwas sich weiterentwickelt ...

und wie wahrscheinlich auch ein neues Lebensgefühl entstehen kann ...

Definition der Hypnose und Betonung der Arbeit auf der unbewussten Ebene

Und du machst mal nichts weiter, außer einfach ›zu sein‹ ...

einfach daliegen und faulenzen ... Hypnose ist wie Urlaub vom Alltag ...

durchatmen ... aufatmen ... Wohlbefinden einatmen ...

und Anspannungen und Stress hinausatmen ...

Hypnoseeinleitung und Beruhigung

So mach doch mal einen tiefen Atemzug und atme Wohlbefinden ein ...

und während du lang ausatmest ... tief ausatmest ...

fließt Stress und Enge und Anspannung hinaus ...

und beim nächsten Einatmen ...

strömt wieder Wohlbefinden herein in deinen inneren Raum ...

Tausende und Abertausende von kleinen Molekülen Wohlbefinden ...

die da durch deinen Innenraum kullern und für Wohligsein sorgen ...

während alles abströmt beim Ausatmen ... und du nachlässt und leichter wirst ...

und wohl bald beobachten kannst ...

wie du tatsächlich beginnst, dich ein wenig wohler zu fühlen ...

dein Körper warm und ruhig ... dein Herz warm und ruhig ...

deine Sinne klar und hell ... und auch dein Geist klar und hell ...

Und du machst noch mal so einen wunderbaren, befriedigenden Atemzug ...

Wohlbefinden herein ... es wird weit und geräumig ...

und Stress und Anspannung, Enge und Unbehagen hinaus ...

Und wiederum kannst du beobachten, wie du dich noch wohler fühlst ...

noch angenehmer als nach den vorherigen Atemzügen ...

und so machst du einen weiteren von diesen magischen, tiefen, befriedigenden Atemzügen … atmest Tausende, Abertausende von Molekülen an Wohlbefinden herein …

und atmest alles ab, was dir nicht gut tut …

Und du wirst feststellen, dass du dich wiederum noch wohler fühlst …

als nach den vorherigen Atemzügen … noch ein bisschen weiter und freier …

luftig schwebend und angenehm sinkend zugleich …

Und der innere Himmel klärt sich … die Wolken ziehen vorüber …

die Stirne in dieser ›Blauen Glätte‹, die dir so gut tut …

(eine Formulierung aus der letzten Hypnose).

der Kopf ruhig wie der blaue Himmel …

ein feiner Wind, mit dem das Letzte noch verweht … und alles klar und weit verbleibt …

und beginnt, sich rundum angenehm und gesund zu fühlen.

Sehr gut, sehr schön, sehr gut.

Schwebend aufatmen … sinkend abatmen …

im stetigen Wechsel der nächsten weiteren Atemzüge … angenehm und ruhig …

Hinführung zu sich selbst

Und du fühlst dich ganz im Hier und Jetzt und ganz bei dir …

Du für dich … du mit dir … in Gemeinsamkeit …

Du für dich … du mit dir … in verlässlichster Gesellschaft …

Du für dich … du mit dir … in innerem Einklang … in Harmonie …

Aufgreifen der im Vorgespräch gefundenen hilfreichen positiven Aspekte und Ressourcen

Und es gibt viele schöne Momente in dir, die aus dem Blickfeld gerutscht waren …

weil anderes vorrangig war … und doch gibt es das Gute …

mit dem guten Einfluss auf dich … **und das Unbewusste präsentiert dir …**

nach und nach Einblicke in deinen inneren Reichtum …

wie die Diashow deines Vaters zu Eurem gemeinsamen 100. Geburtstag ...

und du endlich erkennen konntest:

In der Art, wie er dich fotografiert hat ... hat er seine Liebe ausgedrückt.

In der Art, wie er sein Erstaunen artikuliert hat – ›Das kannst du auch noch!‹ –

hat er seine Anerkennung ausgedrückt.

In der Art, wie dein Vater dir in seinen letzten Tagen geglaubt hat ...

hat er dir Vertrauen geschenkt ... und dich wissen lassen, wie sehr er auf dich baut.

Es ist diese subtile Art, Wertschätzung und Anerkennung und Liebe zu äußern ...

anders als gewohnt ... und vielleicht anders als erwartet ...

Beim Nachbarskind war es anders ... bei der Freundin auch ...

Deine Mutter hat gebastelt ... dem Kind gezeigt ... wie man ein Mobile baut ...

wie man malt ... und töpfert ... und Farben mischt ...

und das alles ist in dir ...

Heilsames Wirkenlassen der positiven Aspekte und Ressourcen

Ein großer Reichtum, *(Name)*, ein großer Schatz ...

Und ist es nicht schön, dass du das alles noch entdecken kannst ...

jetzt, wo du freier und freier bist von anderen Tätigkeiten?

Jetzt ... in Zukunft in deinem Dachstübchen, was vorher nur verstaubt vorkam ...

und mit Spinnweben verhangen, dass du die Truhen siehst, die du öffnen kannst ...

wirst du dich erkennen ... und dir ganz neue innere Werte erschließen ...

Bisher hast du deine Zeit anders gebraucht ... dein Leben erfüllt mit vielen Aufgaben ...

Familie ... Beruf ... jetzt aber bist du freier ...

und wendest dich deiner inneren Aufgaben zu ... langsam ... vorsichtig ...

Es wird dich aufbauen ... es wird deinen Rücken strecken ...

deinen Kopf befreien ... und deine Gefühle für dich stärken ...

Betonung der Einzigartigkeit

Dass du in der schamanischen Sitzung der Urmutter begegnet bist ...

der Amme, die dich nährt, hat etwas mit dir zu tun, *(Name)*,

das ist innerlich in dir ... das hat niemand von außen reingezaubert ...

Da hat nur jemand die Bedingungen dafür geschaffen ... **aber es ist in dir ...**

und kann mehr und mehr zur Wirkung kommen und ganz wunderbar sich entfalten ...

und dir den Schmerz nehmen ... und dir den Schutz geben ...

und dieses schöne Selbstverständnis, mit dem du bald durch die Welt spazieren wirst ...

sehr schön, sehr gut ...

Zukunftsvisionen mit Erleben der Zielvorstellung/Erfüllung der Wünsche

Und du kannst dich ja jetzt schon mal durch die Welt spazieren sehen, *(Name)*, ...

nicht heute oder morgen ... aber vielleicht schon im Sommer ...

Du triffst dich wieder in einem Sommerkleid ... die Haut sonnengebräunt ...

die Haare vom Wind verweht ...

dein klarer Blick vermittelt, dass dein Kopf total ruhig ist und in Ordnung ...

Deine Ausstrahlung zufrieden ... deine Haltung ein wenig stolz ...

deine Bewegung zielstrebig ... und du in Liebe und in bester Gesellschaft mit dir selbst ...

Du verstehst dich ... du wendest dich dir selber zu ... du bist mit dir im Reinen ...

du sprichst mit dir ... und hörst zugleich dir selber zu ...

Du wägst ab ... du betrachtest ... du bestimmst die inneren Abläufe ...

auf Basis deiner Persönlichkeit ... sehr schön ...

Offen für neue Begegnungen ... fröhlich und unbeschwert ...

einfach erstmal ein guter Austausch ...

aus der Position einer mit sich zufriedenen Frau ...

Phase der Integration

Lass dir alle Zeit, das einfach auf dich wirken zu lassen ...

es zu genießen und **im Glauben fester zu werden ...**

dass die nächste Zeit schön wird ... dass es dir gut gehen wird ...

dass dein Kopf sich wohlfühlt ...

und dass du dich insgesamt in dir integriert und gehalten fühlst ...

Sehr schön!

Bleib noch so lange dabei, wie es sich stimmig anfühlt ...

Dein Unbewusstes gibt dir vor, wie viel Zeit es noch braucht ...

Positive Suggestion

Und du wirst spüren, wenn genug geschehen ist und sich genug getan hat für heute ...

und du wieder ein Stückchen weitergekommen bist ...

in deiner Heilung und Entwicklung und Selbstgestaltung deiner Persönlichkeit ...

Hypnoseausleitung

Dann wird sich automatisch das Bedürfnis einstellen ... langsam ... langsam ...

Schritt für Schritt hierher zurückzukehren ...

sich irgendwann durchzuspannen, sich hierher zu orientieren ...

die Augen zu öffnen und dann wieder ganz da zu sein ...

Aber lass dir dazu wirklich alle, alle Zeit.

Feedback nach der 1. Sitzung: »... schon länger wollt ich mich melden, weil ich Dir eine Rückmeldung zu meinem Befinden geben will. Insgesamt ruckelt es in mir im guten Sinn. Ich bemerke Sachen, die so selbstverständlich waren, dass sie mir gar nicht aufgefallen sind. Ich habe das Gefühl, da bewegen sich alte Schichten und Geschichten. Und ich war jetzt 10 Tage komplett migränefrei, das war schon lange nicht mehr so, und zwar richtig frei. Das hat sicher mit dem Empfinden in der Hypnose von dieser ›hellblauen Glätte‹ zu tun.«

Feedback nach der 3. Sitzung mit der hier wiedergegebenen Hypnose: »... danke für die wunderbare Stunde letztes Mal! Ich fühl mich seitdem wieder sehr aufgeräumt und entspannt. Es haben sich gerade mit Blick auf meine Kindheit und Eltern nochmals ganz neue Räume eröffnet und mich manches ganz zufrieden abschließen lassen. Auch die Migräne hält sich in einem guten Rahmen.«

2.3 Texte mit Markierung der wichtigen Suggestionen

2.3.1 Stressbelastung

***Die Farbe der Entspannung* – in Zeiten von Stress abtauchen in gelöste Ruhe**

Kontext: Frau im Stress durch äußere Faktoren und innere Strenge.
Ziel: tiefe Hypnose für Entspannung und Erholung.
Technik: Ruheformeln und Spiel mit der Farbe.

Tiefe Entspannung ... das tut immer gut ... einfach zurücklehnen ...
und die Welt da draußen mal ein bisschen alleine rollen lassen ...
und sich nur um sich selbst kümmern ... um sich selbst drehen ...
und in sich selbst zurückfinden ... sehr schön ... mmmh ...

Und so ziehen Sie denn alle Antennen ein ... die nach draußen gerichtet sind ...
aufmerksam ... zugewandt ... beobachtend ...
registrierend ... abwägend ... entscheidend ...

Ja, Sie ziehen alle Antennen ein ... so dass Sie nach innen hören ...
nach innen schauen ... nach innen fühlen ...
und dabei ... eine ganz besondere wunderbare Ruhe genießen ...

Alles um Sie herum unwichtig ... da alles sicher und in Ordnung ...
So können Sie innerlich nachlassen ... gemächlich abtauchen ... und absinken ...

Und bei diesem Wort ›Abtauchen‹ ... und auch bei diesem Wort ›Absinken‹ ...
kann sich eine wunderbare Farbe ... genau die richtige für Sie ... um Sie herum bilden ...
ein frisches Türkis ... ein klares Blau ... ein sonniges Gelb ... ein grasiges Grün ...
ein schokoladewarmes Braun ... ein orangenfarbenes Orange ...

Oh, die Farbpalette ist ja so groß ... wählen Sie aus ...

oder besser noch wählt Ihr Unbewusstes ... die Farbe, richtig für Sie ...

Inbegriff für Ruhe ... Entspannung ... inneren Frieden ...

Und in dieser Farbe ... die Sie jetzt so wunderbar umhüllt ...

fühlt es sich ganz herrlich an ... spüren Sie mal nach!

getragen ... und ruhig ... und lebendig zugleich ...

In einem unsagbaren Gleichmaß ... von atemgleicher Ruhe ...

und so fühlen Sie ... wie Ihre Stirne sich glättet ... ganz glatt die Stirne ...

und so fühlen Sie ... wie ebenso auch Ihre Schläfen sich glätten ...

glatt und entspannt Ihre Schläfen ...

Die Augenlider liegen ganz fein auf den Augen auf ... zart und fein ... glatt entspannt ...

die Augenmuskeln ... so entspannt ... vollkommen gelöst ...

und jetzt, auch wenn Sie nur zur Probe die Augen noch einmal öffnen wollten ...

werden Sie bemerken, dass diese Entspannung so angenehm ruhig und stark ist ...

dass Ihre Augen einfach doch so wohlig geschlossen bleiben möchten ... oder?

Die Wangen ruhig und glatt ... die Kiefermuskulatur so gelöst und entspannt ...

der Hals und Nacken wunderbar gelöst und entspannt ...

Schultern und Schultergürtel tief entspannt ... gelöst ... und zurückgelehnt ...

die Oberarme, die Unterarme, die Hände, warm und schwer, wohlig entspannt ...

die Finger ... wohlig entspannt ... mmmh ...

der Brustkorb warm und wohlig entspannt ... warm und wohlig entspannt ...

in dieser regelmäßigen Bewegung von Anheben beim Einatmen ...

und Absinken beim Ausatmen ... gut ...

Das Herz fühlt sich so wohl zwischen den Lungenflügeln ...

eingebettet und geschützt ... im Brustkorb ...

es pumpt entspannt entspanntes Blut durch die Adern …

während die Bauchorgane rund und wohlig im Bauchraum ruhen …

und natürlich und gelassen ihrer Arbeit nachgehen …

Warum? Weil sie natürliche und gelassen Impulse erhalten …

alles im Einklang … in Eintracht … in guter Zusammenarbeit … in Harmonie …

auch die Hüften und die Gesäßmuskulatur warm durchblutet und entspannt …

die Oberschenkel warm durchblutet … wohlig entspannt …

auch die Unterschenkel … wohlig warm durchblutet und gelöst entspannt …

und die Füße warm und wohlig, gelöst, entspannt …

Und Ihr Gefühl nimmt Besitz vom gesamten Körper …

Sie spüren sich … vom Scheitel bis in die Fingerspitzen … und bis in die Zehenspitzen …

und da sind Sie im Innenraum Ihres Körpers … wohlig gelöst … warm und entspannt …

mit gesunden Gefühlen … gesunden Impulsen … in gesunder Harmonie … mmmh …

Und das reflektiert auf Ihren Geist … so werden auch die Gedanken müde …

zu müde zum Denken … ja, die Gedanken gähnen …

und auch hier breitet sich tiefe Gelöstheit aus …

ein Herunterfahren … Pause … Standby … tiefe Erholung … mmmh …

Und nach und nach glättet sich die kleinste Welle …

und Ihr gesamtes Sein … wie ein See, der in vollkommener Windstille ruhig …

in seinem Seebett ruht … ganz eben die Oberfläche … ruhig spiegelnd …

in der Tiefe … gelöstes Sein …

Und in diesem Zustand lässt sich nur noch genießen …

nur noch ausruhen … erholen und auftanken … wie schön!

und so wichtig für Körper und Geist … und so entfaltet sich auch die Seele …

und ruht in Stille …

Und in diesem Ruhen auf allen Ebenen … kommt es zum Ausgleich …

zum Wohlergehen ... und zur Erfahrung ... wie sich Wohlsein anfühlt ...

Und wenn Sie bis tief, tief auf den Grund sinken ... wird der Halt immer deutlicher ...

der Halt, in dem Sie Sicherheit tanken ... und aus dem Sie später ...

mit der Überzeugung, auftauchen ... dass Sie Sicherheit haben ...

dass Sie belastbarer sind, als Sie denken ...

dass Sie über mehr Energie verfügen, als Sie meinen ...

sodass Sie sich besser und stabiler fühlen ...

Aber jetzt einfach noch ruhen ... in Ihrer Wohlfühlfarbe ... da auf dem Grund der Ruhe ... mit dem Halt im Rücken ... mit der Weite nach oben ... in zeitlosem Raum ...

Und Sie werden immer wieder diese Hypnose bevorzugen ... und wiederholen ...

und mag sein, es ist immer die gleiche Farbe ... mag sein, es ist immer eine andere ...

wie dem auch sei ... wenn Sie tiefe Entspannung brauchen ... lassen Sie einfach ...

diese Farbe ausschütten ... die sich wohltuend um Sie herum hüllt ...

Sie einhüllt ... sodass Sie absinken und abtauchen ... vielleicht einmal in schönes Grün ...

in goldenes Gelb ... zartes Rosa ... schimmerndes Silber ... in Nachtblau ...

und, wer weiß? ... vielleicht auch einfach mal in ganz klassisch neutrales Schneeweiß?

Verbleiben Sie noch eine Weile ... genießen Sie ... und lernen dabei ...

wie Sie immer erfolgreicher ... und ergiebiger ... und auch schneller ...

in tiefe Entspannung gleiten ... in Ihrer Farbe ...

2.3.2 Akute Erschöpfung

Die goldene Stunde – Energien bündeln für das Wesentliche

Kontext: tatkräftige, vernünftige Frau im mittleren Alter. Selbstständig arbeitend. Zurzeit großen Belastungen ausgesetzt, sowohl auf beruflicher als auch familiärer Seite.

Ziel: Erholung und Stärkung; keine weiteren Ansprüche und nur die Suggestion, dass das Unbewusste die Regie für sinnvolle innere Vorgänge übernimmt.

Technik: Induktion nach dem Spruch aus dem Dschungelbuch (»Schließe die Augen und sage einmal Indien!«), wobei der Ort frei gewählt wird; intensives Erleben an diesem schönen und erholsamen Ort zu einer besonderen Zeit, der »goldenen Stunde« bei Sonnenuntergang.

Nun schließen Sie doch einfach die Augen und sagen sich innerlich Ihren schönen Ort ...

Wie heißt er? *(Sie nennt den Namen.)* Richtig! *(Pause)*

Welcher Weg führ zu ihm? Die Via Roma ... oder die Via Appia?

... zu dem kleinen, malerischen italienischen Ort mit freundlichen Menschen ... *(Pause)*

Da, an dieser Bucht, wo Sie so gerne einen Campari trinken oder ein Glas Wein ...

Es sitzt sich so herrlich dort ... am späten Nachmittag ...

Gegenüber ... in der Ferne ... die Inseln ... sie wirken wie verträumt ...

und Sie atmen durch und Sie atmen auf ...

Sie haben den Sonnenuntergang dort so gerne ...

und es ist jetzt gar nicht ›dort‹ ... es ist jetzt ›hier‹ ... ›jetzt‹ lebt es in Ihnen auf ...

es lebt die Stimmung auf ... es leben die Gerüche auf ... das Gesäusel der Wellen ...

es leben die Lichtreflexe auf dem Wasser auf ...

es leben auf ... die Stimmen, die Sie einfach heiter machen ...

Und die Atmung wird ruhiger ... wird tiefer ...

Sie atmen nicht nur ein ... nein ... Sie atmen auf ...

Sie atmen nicht nur aus ... ja ... Sie atmen ab ...

Ja ... Sie atmen auf ...

Ja ... Sie atmen ab ...

Ja ... Sie atmen tief ein ... tief auf ...

und atmen genau das alles ein:

Wohlbehagen ... Heiterkeit ... Lichtreflexe ... vielleicht den Duft von Jasmin ...

und der Geschmack eines einfachen Roten auf der Zunge ... oder von Campari *(Pause)*

Und, ja ... Sie atmen ab ... atmen aus:

den ganzen Stress ... die Belastung ...

und vielleicht auch die Enttäuschung, dass alles nicht so lief, wie geplant ... mhm ... *(Pause)*

Und nach jedem langsamen, tiefen Atemzug können Sie sich wohler fühlen ...

als nach dem letzten langsamen, tiefen Atemzug ...

immer mehr bei sich, immer mehr in diesem Gefühl Ihres einzigartigen Ortes ...

an dem Sie sich ausstrecken ... an dem Sie nachlassen ... wo Sie sich heimisch fühlen ...

und mit jedem Atemzug wird dieses Gefühl lebendiger und leuchtender ...

und es wird friedlicher und harmonischer mit Ihnen ... und in Ihnen ... sehr gut ... sehr schön ... *(Pause)*

Der feine, weiche Sand ... das sanfte Sinken der Sonne ... die milde Atmosphäre ...

die angenehme Temperatur ... die Melodie in der Luft ...

all das umschmeichelt Sie ... und tut Ihren Sinnen einfach gut ...

Sehr schön ... sehr schön. *(Pause)*

Sie stehen mit beiden Beinen im Leben ... Sie sind tätig mit beiden Armen ...

Ihr Kopf denkt unentwegt ... Ihr Geist ist wach und klar ...

jetzt aber dürfen die Beine sich ausstrecken ... die Arme schweben ...

der Kopf darf sich ausleeren ... und der Geist nur beobachten, wie die Sonne langsam sinkt ... und der Himmel sich färbt ... und es dieses ganz besondere Licht gibt ...

was nicht lange währt, aber so wunderschön ist und eindrucksvoll ...

und alles in warmes Gold taucht ...

Und auch Sie tauchen ein ... in diesen goldenen Schein ... *(Pause)*

Und tiefe Stille ... wohliges Behagen ... und fast heitere Friedlichkeit füllen Sie aus ...

die Zeit steht still ... nur für Sie ... in Ihrem goldenen Schein ...

In diesem zauberhaften Licht ... wie magisch ... kommt alles zur Ruhe ... *(Pause)*

Und bald werden Sie so tiefes Vertrauen in sich empfinden, so tiefen Glauben ...

und eine so tiefe Verlässlichkeit, dass sich alles ganz wundervoll ergeben wird ...

weil Ihr Unbewusstes jetzt ... in dieser vollkommenen inneren Ruhe ...

in diesem goldenen Schein ... genau das Richtige für Sie tut ...

Nachlassen ... und anders betrachten ...

... ruhen lassen ... und neu kombinieren ... *(Pause)*

Und das Unbewusste wägt ab ... vergleicht ... setzt in ein neues Verhältnis ...

weiß die Dinge auf so eine wunderbare Art und Weise ...

aus anderer Perspektive zu betrachten ...

und zu arrangieren ... von feiner Hand mit feinsinnigem Verstand ...

dass Sie sich damit bald ... überraschenderweise ...

so viel besser fühlen werden ... geerdet ... natürlich und kraftvoll ... *(Pause)*

Und das Unbewusste lenkt Ihren Blick auf das, was wirklich wichtig ist ...

lenkt Ihren Verstand dahin, wo auf kluge Art gehandelt werden soll ...

Das Unbewusste macht Ihr Herz ganz frei, um klar und deutlich zu fühlen ...

wo Ihr Einsatz willkommen und fruchtbar ist ...

So sinken Sie einfach noch tiefer ein ... in dieses wunderbare Sein ...

während ich von 1 bis 7 zähle ...

Noch mehr Vertrauen ... noch mehr Glaube ... noch mehr Gefühl von Verlässlichkeit ...

tief, tief, tief in Ihnen drin ...

1 ... 2 ... 3 ... 4 ... 6 ... 7 ... Schön, sehr gut! *(Pause)*

Und Ihr Unbewusstes hat nun freie Hand ... Sie zu stärken ...

die Vergangenheit zu glätten ... und Ihren zukünftigen Weg zu ebnen ...

während Sie einen inneren Urlaub erleben ...

den feinen, weichen Wind in den Haaren spüren ...

ein gutes Getränk auf der Zunge schmecken ...
den Geruch des Meeres in der Nase genießen ...
beschwingte Melodie im Ohr vernehmen ...
im liebevollen Miteinander mit dem anderen ... *(Pause)*

Vielleicht hat sich die Sandale schon abgestreift ...
und der Fuß sich lustvoll vollkommen befreit ...
erfühlt, ertastet den festen Grund ...
kann auftreten ... abfedern ... elastisch gesund ... *(Pause)*

Ja, in Hypnose ist alles möglich ... *(Pause)*

Sie erholen sich tief ...
und Ihr Unbewusstes arbeitet intensiv ...
freiwillig ... und mit Freude ...
Sehr schön, sehr gut ... *(Pause)*

Nachts im Schlaf ... und wahrscheinlich ganz unbemerkt ...
kann wieder ein Traum von Ihrem Ort Sie beglücken ...
und wieder eintauchen in dieses wunderbar magische Licht ...
vor Sonnenuntergang ... *(Pause)*.

Eigentlich nur kurz ... für Sie aber bleibt Zeit stehen ...
und Sie tauchen ein ... in diesen goldenen Schein ...
Ganz von selbst ... vollziehen sich innere Vorgänge ...
die Sie harmonisieren und gesund ausrichten ...
und die Sie auf Ihrem Weg halten ... und Ihnen helfen, Energie zu sparen ...
um diese eingesparte Energie dahin zu wenden, wo es Sinn macht ...
wo es wichtig ist ... wo es freudig angenommen wird ... wo es wert ist ...
Sehr schön, sehr gut ... *(Pause)*.

Lassen Sie sich noch alle Zeit ... um vielleicht sogar noch ein bisschen tiefer zu sinken ...
jetzt ... wo Sie einfach nur weiterhin aufatmen ... abatmen ...
und sich jedes Mal noch wohler fühlen als nach dem vorherigen Atemzug ...
noch mehr in Ihrer Mitte ... in der Mitte Ihres Seins ... in Ihrer goldenen Stunde ...

Und Sie werden merken, wenn Sie genug aufgetankt haben für heute ...

Mit dem Gefühl, dass Sie wundervoll angereichert sind ...

mit Ihrem goldenen Abendstimmungslicht ...

dann werden Sie das Bedürfnis bekommen, die Hypnose abzuschließen ...

So beginnen Sie zu zählen ... angefangen bei 7 ...

und zählen ruhig und gelassen bis 1 ...

schreiten die Via Roma ... oder sei es die Via Appia ... wieder zurück ...

bis zu Ihrem inneren Ausgangspunkt ... zurück in Ihre äußere Realität ...

ins Hier und Jetzt ... angereichert mit dem zentrierten Gefühl ...
von Stärke, Ruhe und Gelassenheit ...

2.3.3 Beruflicher Rückschlag, depressive Krise

Stress, Enttäuschung, Verzweiflung – Antriebsfeder für neue Entwicklung

Kontext: Ungemein wendiger, brillanter und Erfolg gewohnter Mann erleidet eine herbe Enttäuschung hinsichtlich eines lange geplanten, teuren und aufwendigen Projektes. Es geht ihm schlecht. Er hadert mit der Situation, fühlt sich, obwohl unschuldig am Ablauf des Geschehens, persönlich gekränkt. Stress, Enttäuschung, Verzweiflung ergreifen von ihm Besitz. Die Therapie erfolgt per Zoom. Zu gesundheitlichen Themen fanden in langen Abständen früher schon einige wenige Sitzungen statt. Somit ist ihm meine Arbeitsweise bekannt.

Ziel: Stresslösung, den beruflichen Rückschlag bewerten als Lernprozess und Chance.

Technik: nach ausführlich ausholendem Gespräch ungeplant doch noch Hypnose, Ressourcenstärkung.

Also gut, lieber *(Name)*, das wird nach einem üppigen Austausch noch eine üppige Hypnose.

Wir haben uns erzählt. Ich habe auch von der Zeit meiner Arbeitstätigkeit auf Sizilien berichtet und Sie von der großen weiten Welt und Ihren Abenteuern ... **und jetzt geht es um Nachlassen.**

Für Sie, *(Name)*, der Sie so lebendig sind, schnell, aufnahmefähig, reaktionsfähig und ganz offensichtlich eine starke Ausstrahlung haben – sodass

Menschen auf Sie zukommen und das nicht nur eine Begegnung ist, sondern oft eine tiefe Erfahrung –, für Sie ist es ja eher neu, so etwas zu erfahren, was Sie erfahren haben. Wir haben das schon besprochen. Ich habe es einen Dämpfer genannt, und natürlich ist es weitaus mehr als nur ein Dämpfer. Es ist, als ob sich bei Ihnen die Welt auf den Kopf gestellt hat. Sie haben das nicht erwartet. Sie sind das nicht gewohnt. Für andere Menschen ist das normal, Rückschläge. Für Sie ist es ein Novum.

Und daran, lieber *(Name)*, werden Sie wachsen.

Aber jetzt ist erst mal die Zeit, in der Sie das noch verkraften müssen.

Und wie ich im Gespräch schon artikuliert habe, sind Sie sehr vernünftig. Das wissen Sie ja.

Sie haben schon umgeschaltet, Abstand genommen. Sie sind dabei, neu zu organisieren.

Aber trotzdem, Sie sind noch beeindruckt von der Absage, von dem, wie es gelaufen ist …

obwohl so viele andere Menschen zu Ihnen stehen, *(Aufzählung der Berufsgruppen und Personen)*, und alle die anderen noch, ich brauch sie gar nicht aufzuzählen …

die an das Projekt glaubten und die an Sie glauben. Das ist doch wichtig.

Und trotzdem gilt es nachzulassen.

Trotzdem sollten Sie durchatmen, sich Zeit nehmen und damit fangen wir jetzt an!

Es war ja eben gar nicht ganz sicher: Machen wir Hypnose, machen wir keine Hypnose?

Aber Hypnose heißt, sich wohlfühlen. Es ist wie Urlaub vom Alltag …

Urlaub auch von der Action, Urlaub vom Reagieren und Handeln müssen …

Überlegen müssen … einfach sinken. Einfach sein.

Und ich bitte Sie nur, einen angenehmen, tiefen Atemzug zu machen.

Tief ein … Wohlbefinden einatmen … und tief aus … Anspannung ausatmen …

und bemerken, wie sich das gut anfühlt. So einfach, so banal.

Einatmen tief … Wohlbefinden einatmen …

Ausatmen tief ... nachlassen ... Anspannung ausatmen ...

und bemerken ... wie es sich wiederum ein bisschen wohler in Ihnen anfühlt ...

wohler im Nachlassen ... und wohler in der Begegnung mit sich selbst, *(Name)*.

Und machen Sie bitte noch einen tiefen Atemzug ... tief einatmen ...

Je mehr Luft Sie brauchen, umso mehr Luft ist für Sie da ...

Wohlbefinden einatmen und diese ganzen Moleküle von Wohlbefinden ...

durch sich hindurch kullern lassen ...

und beim Ausatmen Stress und Enttäuschung und Anspannung abatmen ...

Jetzt habe ich langsamer gesprochen, als für einen Atemzug möglich ist.

Aber dieses Ein und Aus begleitet Sie und bringt Ruhe in Sie herein ...

Ruhe, die Sie sich erlauben, die Ihnen guttut, die wichtig ist, um all das zu verarbeiten ...

auf eine gute Art und Weise, damit es Ihnen besser geht ...

damit Sie absinken in diese Ruhe, die Sie brauchen ...

obwohl Sie das vielleicht nicht so empfinden, aber die jede Zelle in Ihnen genießt ...

und Sie werden es vielleicht schon anfangen zu spüren, dieses Wohlbefinden ...

und es kullert sich genüsslich durch Ihr ganzes Innenreich ...

Und ausatmen ... loslassen ... zur Ruhe finden ...

und wiederum feststellen, wie Sie noch angenehmer bei sich sind ... *(Name)* ...

sich noch wohler fühlen ...

das Einatmen Sie leichter macht ... und das Ausatmen Sie so angenehm sinken lässt ...

und diese Wellenbewegung von ein ... aus ...

ein ... abheben und schweben ... und aus ... sinken und ruhen ...

gibt die Möglichkeit, noch mehr zu sich hin zu kommen ...

ganz ohne Ansprüche, ganz ohne Wollen ...

um sich zu erholen von dem Geschehen ...

und ›Ja‹ zu sagen zu dem, was gewesen ist.

Sehr gut ... und dieses ›Ja‹ strömen lassen ...

Sie haben keine bessere Chance ...

Und wer, besser als Sie, lieber *(Name)*, weiß, Chancen zu nutzen ...

Und Sie wissen, Sie haben keine bessere Chance, als anzunehmen, wie es ist, *(Name)* ...

Ja ... und absinken und ruhen und erholen und sein ...

ohne Wenn und Aber, nur mit einem ›Ja‹ ...

Der Körper genießt ... Sie spüren das jetzt ... er atmet auf ... sehr weit ...

Ihr gutes Herz pumpt ganz entspannt das frische Blut bis in den kleinsten Winkel ...

Alles im Ruhemodus ... in Erholung ... Befriedung ...

Wohliges Sein ... Sinken und Schweben ...

Und während der Geist sich klärt ...

glätten sich die Wogen in der Seele ...

Und wer besser als Sie, lieber *(Name)*, weiß:

Das Unbewusste arbeitet auch im Schlaf ...

Es braucht diesen Ruhemodus ... und dann, am Morgen ...

wachen Sie auf und haben neue Ideen, manchmal sogar Visionen ...

haben kristallreine Klarheit und neue Bilder ...

Aber vorerst ruhen Sie ... alle Aktivität runtergefahren ...

Alle Zeichen stehen auf Annehmen ... Besinnung ... Regeneration ...

in aller Nachsicht für sich ... und – ein großes Wort – in *Liebe* für sich.

Diese bedingungslose Liebe ... ohne dass man sich beweisen muss ...

oder irgendwas dafür tut ... Liebe in sich und das Annehmen seiner selbst.

Sehr schön, sehr gut.

Und während Sie meinen Worten zuhören oder auch nicht ...

dahinschweben oder sinken ...
hier sind oder ganz woanders ...
oder verweilen in der Mitte von Nirgendwo ...
sammeln sich in der Tiefe, im Stillen und im Geheimen Ihre Kräfte ...
so, wie es angemessen ist ...
so, wie es sinnvoll und stimmig ist.

Erholung geschieht ... Hand in Hand mit einem Wiedererwachen ...
Nachsicht geschieht ... Hand in Hand mit neuer Aussicht ...
Wachstum geschieht ... Hand in Hand mit dem Entdecken von Neuem ...

All das ist möglich ... und Sie erlauben sich diese Phase der Regeneration ... jetzt.

Und ich zähle von 1 bis 7 ... und in der Zeit können Sie noch tiefer sinken ...

1 und 2 und 3 und 4 und 5 und 6 und 7.

Tiefe, ruhige Atemzüge ... Ruhe im inneren Sein.
Das Gefühl der Liebe ohne Bedingung. Einfach da. Sehr gut.

Diese Erfahrung ist neu. Sie werden auf neue Art damit umgehen ...

und Erfahrungen neuer Art dazugewinnen.

Und das, lieber *(Name),* war Ihr ganzes Leben lang schon Ihre Devise.

Sie wissen, Sie werden diese Phase überwinden.
Und Sie werden gestärkt daraus hervortreten.
Sie werden damit umgehen.
Sie werden wissen, dass es so war, wie es ist.
Und ... Sie werden daraus das Positive behalten.

Sie haben das durchlitten.
Sie sind da durchgegangen.
Sie haben es gemeistert.
Sie haben gelernt.
Und es geht weiter. Jetzt!

Und alles wird Ihren Glauben an sich selbst stärken!

Und wann immer Sie mögen, kommen Sie angenehm gestärkt …
mit sich selbst im Einklang, wieder ins Hier und Jetzt zurück …
**im Wissen, Sie können jederzeit in diese tiefe innere Ruhe zurückkehren …
um bei sich zu sein … zu regenerieren … Kraft zu tanken,
vor allen Dingen aber, den Glauben an sich zu stärken …**

2.3.4 Provokation, Neid und Häme – instabile Seelenlage

Die Grundlage von Souveränität – Selbstwert, Selbstvertrauen, Selbstverständnis

Kontext: Eine sehr engagierte jüngere Frau lässt sich im beruflichen Umfeld immer wieder provozieren und in Rage bringen. Dabei läuft ein ganzer innerer Film ab, sie fühlt sich ausgeliefert, ist nachher sehr unzufrieden und unglücklich mit sich. So möchte sie dieses Muster auflösen.

Ziel: sich nicht provozieren lassen, an sich selbst glauben, souverän bleiben.

Technik: einen Punkt fixieren und im Rhythmus des Atmens den Kopf drehen, ohne den Punkt aus den Augen zu verlieren. Das Thema wird schwinden, der Kopf in der Mitte stehen bleiben, dann nach vorne sinken. Die daraus resultierende tiefe Hypnose ermöglicht das Aufnehmen sinnvoller Suggestionen. Die Anleitung selbst hat wenig Text, verlangt aber in der Ausführung mindestens 20 Minuten.

Wir praktizieren jetzt eine Hypnosetechnik, um im Gehirn, also auf neuronaler Ebene, eingefahrene Gefühle und Reaktionszeiten zu entkoppeln.

Vergegenwärtigen Sie sich dazu bitte jetzt eine von diesen Situationen, in der Sie so ungerechtfertigterweise angegriffen wurden und Sie so hilflos reagiert haben.

Wenn Sie die Situation innerlich präsent haben, nicken Sie bitte einfach mit dem Kopf.

Gut, okay, jetzt schauen Sie bitte unverwandt auf den gewählten Punkt und beginnen beim Einatmen den Kopf langsam auf die eine Seite zu drehen … egal, wo Sie anfangen … rechts oder links … und beim Ausatmen auf die andere Seite … lassen die Augen aber unentwegt auf dem Punkt ruhen …

Sie machen das einfach eine kleine Weile ... und Sie atmen ruhig.

Sie brauchen nichts zu tun ... Sie brauchen nichts zu verstehen ... und Sie erlauben sich, innerlich abzulassen von diesem Erlebnis, was Sie sich gerade noch mal vergegenwärtigt haben ... und Sie drehen den Kopf ganz in Ruhe ... auf die eine ... die andere Seite ...

Bald werden Sie bemerken, wie das Thema dabei immer weiter wegrückt ...

und Sie dagegen immer mehr zu sich hinfinden ...

Sehr schön!

Machen Sie einfach weiter so!

Und die Situation verblasst ... die Gefühle dazu lösen sich auf ...

die Stimme, die Sie gehört haben, wird leiser ... das Bild verpixelt sich ...

Bald bemerkt der Kopf ... vielleicht auch geführt von Ihrem Unbewussten ...

es ist genug ... er bleibt von selber irgendwann in der Mitte stehen ...

die Augen immer noch unverwandt auf dem Punkt ...

Und irgendwann schließen sich die Augen ...

der Kopf in der Mitte ... sinkt ganz angenehm nach vorne, der Schwere nach ...

und leert alles Restliche noch so richtig aus. Sehr gut!

Sie sinken in eine angenehme, wohlige Trance ... sehr schön ...

und spüren sich selbst dabei ganz deutlich ... mit allem Wohlwollen für sich ...

mit aller Anerkennung und dem tiefen Glauben in sich ...

und in Ihr eigenes Tun. Sehr schön, sehr gut.

Und das, was Sie sich am Anfang noch vergegenwärtigt haben, ist verblasst ...

hat sich vielleicht sogar in ein wundervolles Nichts aufgelöst ...

mag sein, Sie wissen noch mit der nüchternen Erinnerung, dass es diese Szene mal gab ...

aber die Spuren sind verwischt, es hat keine Bedeutung mehr für Sie ...

und Sie sind im Guten bei sich.

Spüren Sie das nun einfach noch eine kleine Weile nach ...

um das neue Empfinden tief abzuspeichern ...

Sie erleben Ihre Fähigkeit, in diesen Situationen cool zu bleiben ...

nüchtern ... im Wissen, dass das, was Sie tun, in Ordnung ist ...

Sie sehen sich selbst ... Sie verstehen sich selbst ...

Das ist die Grundlage von Souveränität.

Verbleiben Sie noch und genießen in aller Ruhe ...

um dann frisch und wach und ganz klar im Kopf ...

und ein bisschen wie ausgewechselt wieder ins Hier und Jetzt zurückkommen.

2.3.5 Hoher Leistungsanspruch und innere Bremse

Im Korallengarten – verbunden mit der inneren Kraft

Kontext: brillanter junger Mann, auf internationaler Ebene erfolgreich tätig. Hoher Leistungsanspruch an sich bei gleichzeitigem Hang zur Prokrastination. 5 Sitzungen im Zeitraum von 18 Monaten, die meisten davon per Zoom, da er in Übersee lebt. Diese transkribierte Hypnose stammt aus einer Live-Sitzung.

Wünsche des Klienten: die sich gesetzte Deadline einhalten, die erste Geige spielen, psychosomatische Symptome auflösen.

Ziel: Balance zwischen Anforderung und Selbstzuwendung, Stresslösung und Vertrauen in unbewussten Halt.

Technik: tiefe unbewusste Arbeit in der Fantasieszenerie eines Korallengartens. Die Idee dafür stammt aus seiner Erzählung von einem tropischen Korallenriff im Vorgespräch.

Schön, nach langer Zeit und sogar in Präsenz ...

kommt jetzt die *Korallengarten-Hypnose* ...

in einem Meer, das durchleuchtet ist von der Sonne ...

weil die Sonnenstrahlen so wunderbar durchs Wasser scheinen ...

Wir haben eigentlich schon alles besprochen ... es ist schon alles da ...

und es ist schon alles in unbewusster Bearbeitung.

Wir haben im Gespräch schon alles von verschiedenen Seiten angeschaut ...

ausgebreitet ... benannt ... und deutlich gemacht ...

Und jetzt, während Sie immer ruhigere Atemzüge machen ...

und dabei ganz angenehm absinken und zu sich hinfinden ...

kann Ihr Unbewusstes beginnen, Ihre Fragen aufzugreifen:

›Wie kann ich *Ich* bleiben, so, wie ich bin ...

mit meinen ureigenen Potenzialen und Fähigkeiten?‹

›Wie kann ich mir in unterschiedlichen Situationen treu bleiben?‹

›Wie kann ich auf mich bauen und mehr vertrauen und dadurch auch Neues wagen ...

und dabei wissen, ich finde immer zu mir zurück und habe meine Basis in mir?‹

Und Sie erlauben sich alle Zeit ... während auch hier die Sonne zum Fenster hereinscheint ...

wie in das klare Meerwasser ... um noch mehr in Trance zu finden ...

während ich von 1 bis 7 zähle ...

1 ... einsinken und hinüberwandern ...

2 ... in ein wohliges Befinden ...

3 ... in dem der Kopf frei wird ...

4 ... und es innerlich vielfältig und vielgestaltig wird ...

wie ein wunderbares Korallenriff ...

von besonderer Struktur ... und einer ganz eigenen Vielfalt ...

5 ... in dem das Wasser strömt und klärt ...

6 ... und immer wieder Frische bringt ... klar und rein ...

und Störungen in die Ferne schweben ... und sich dort auflösen ...

7 ... und Sie vielleicht mit einem tieferen Atemzug ...

ankommen ... da, wo Sie ankommen sollen, um sich dem Thema zu widmen ...

mit innerer Klarheit ... Zielstrebigkeit ... und Vertrauen ...

7 ... ganz in sich, ganz in Ihrer Ruhe ...

Und jetzt schon so achtsam ... unbewusst achtsam ...

so klar ... unbewusst klar ...

so zentriert ... unbewusst zentriert ...

und geerdet in sich ...

Und Ihr Unbewusstes wählt genau die Fähigkeiten ... Stärken ...

und Ihre inneren Künste aus, die Sie in Ihrem Vorhaben zu unterstützen ...

Und Sie brauchen nicht zu wissen, wie das geht ...

Und während Sie Ihren Korallengarten erkunden ... die Farben bestaunen ...

ganz vorsichtig die Gebilde abtasten, die Ihnen fremd sind und doch nicht fremd ...

lernen Sie, ohne zu wissen, dass Sie lernen ...

Sie nehmen wahr, wie Sie durch dieses Labyrinth der Korallenpflanzen ...

geschmeidig und flexibel hindurchfinden ...

und achtsam wahrnehmen ... den Austausch zwischen diesen Gebilden ...

vielleicht den feinen Sound, den es verursacht, wenn das Wasser hindurchstreift ...

und die feine Bewegung, wenn ein Fisch entlang gleitet ...

Und Sie sind offen und aufgeschlossen ... so Sie selbst ... und einfach neugierig ...

mit offenen Sinnen wandern Sie ... und lernen sich auf neue Art und Weise kennen ...

(längere Pause)

Mit der Zeit finden Sie immer geschmeidiger ...

durch dieses interessante Gefilde hindurch ...

Ihre Arme schwingen beim Gehen, die Bewegungen werden gelöster ...

Wie ebenso der Gang ...

der Halt in den Gelenken, in den Gelenken des Fußes, der Kniegelenke, der Hüftgelenke ... harmonische Bewegungen ... stabil und frei ...

So gehen Sie und kommen in eine Bewegung nach vorne ...

und haben das Ziel im Auge und im Kopf ... aber vor allen Dingen in der Tiefe in sich ...

Es mag die eine oder andere Ablenkung geben ... die eine oder andere Versuchung ...

aber die Bewegung nach vorne ... zu dem hin, was wirklich für Sie richtig ist ... und sinnvoll und erfüllend ... die ist schon im Schwung.

Und das Unbewusste räumt auf seine Art und Weise den Weg frei ...

sodass Sie sich unbeirrt nach vorne bewegen ... ...

so wie Sie wie schlafwandlerisch durch diesen Korallengarten hindurchfinden ...

vielleicht auch mal ein paar Schritte seitwärts ...

vielleicht auch mal wieder rückwärts ...

um dann doch den Schwung beizubehalten ...

um an der zweiten Geige vorbeizumarschieren ...

unbeabsichtigt erfolgreich ...

Sie, ganz in sich und bei sich ... in Offenheit und Neugierde ...

Klarheit und Vertrauen in sich selbst ...

Und das spüren Sie jetzt ganz deutlich ...

Und Sie erlauben sich, Lernender zu sein ... Reisender ...

Experimentierer ... Abenteurer ... Entdecker und Erfinder ...

Sie sind im Prozess und in Veränderung ... und noch lange nicht fertig ...

Sie sind Wanderer in Ihrem Leben ... und Sie vertrauen sich ...

Und wenn Ihnen jemand begegnet, um ein Stück weit mit Ihnen zu gehen ...

sind Sie genau so offen, ein Lernender und Zuhörer ...

Sie sind neugierig ... Sie sind bei sich ... und jetzt kann Ihnen irgendein Bild ...

ein Wort oder ein Gefühl kommen ... so wie gerade die Sonne wieder reinschaut ins Zimmer ... das immer wieder spontan auftaucht in Zukunft, um dieses ›Breakthrough‹ zu machen:

›Die Sonne scheint herein!‹

Sie wärmt und erdet ... und Sie ganz in sich ...

spontan und natürlich ... elastisch und dynamisch ...

Der Sonnenstrahl, der Sie erleuchtet ... erhellt ...

vitalisiert und Licht schenkt, um zu sehen ... Sehr schön!

Und so ergibt sich das ganz von selbst ... dieser Ausgleich im Leben ...
von Geben und Darstellen ... Produzieren und sich Behaupten ...
und Nehmen ... Zurücklehnen ... sich Erholen und sich Gewähren ...

Und weil die Harmonie besser und besser wird ...
wird die Motivation höher ... die Ziele kontinuierlich zu verfolgen ...

Sie brauchen keine Deadline, Sie haben Ihre innere Linie ...
und Ihr Unbewusstes unterstützt Sie auf ganz famose Weise ...
weil es auch mit Ihnen gemeinsam erfolgreich sein möchte ...

Und dass das so ist, wird sich gleich daran kundtun,
dass sich irgendeinen Finger an einer Ihrer beiden Hände von alleine hebt,
entweder sichtbar oder vielleicht auch nur fühlbar, um zu signalisieren:
›Ja, ich bin aktiv, ich, dein unbewusster Bereich, dein Unbewusstes.‹

Und so **verbunden mit Ihrer tiefen inneren Kraft.**
lassen Sie sich einfach noch genügend Zeit ...
herumzuwandern in Ihrem inneren Garten, um vielleicht noch etwas zu erledigen ...
was gar nicht benannt wurde und nicht benannt werden kann ... oder soll ...
etwas zu erfahren ... zu entwickeln oder freizulegen ...

Später kommen Sie Schritt für Schritt, von 7 bis 1, wieder hierher ...
tauchen auf ... ganz entspannt ...
und alles geht Ihnen so richtig leicht von der Hand ...

2.3.6 Beruflicher Scheideweg

Das Seil des Lebens in den Händen – Stimmungsaufhellung, Mut, Zuversicht

Kontext: tatkräftige, nüchtern denkende Frau in passagerer beruflicher Krise.

Ziel: Vertrauen in die eigenen Ressourcen.

Technik: Mut machende Suggestionen.

Sie haben ein Ziel ...

Sie wollen wieder zuversichtlich sein ... Sie wollen sich wohlfühlen ...

Sie wollen wieder präsent sein ... Ihre Aufgaben gut erledigen ... leben ...

und Sie können das ... denn Sie haben einen starken Willen ...

So machen wir jetzt eine besondere Hypnose, damit es Ihnen besser geht ...

damit Sie wieder ins Lot kommen ... Ihre Kraft verspüren ...

und sich in Ihrer Mitte fühlen ...

Sie brauchen dafür nichts zu tun ... nichts zu verstehen ...

und lehnen sich zurück ... Sie haben diese Pause wirklich verdient ...

Und Ihre Atmung fließt ruhig und gleichmäßig ... sehr gut!

Vielleicht gefällt Ihnen die Vorstellung, an einem See zu sein ...

und auf den Planken eines Bootssteges zu dösen ...

das feine Plätschern des Wassers unter sich ...

und das Summen von Insekten in der Luft ...

Geruch von Seewasser ... auch Blumenduft, den Ihnen der feine Wind zuträgt ...

und Sie machen tiefe, ruhige Atemzüge ...

Der Bootssteg gehört ganz Ihnen ... das sonnenwarme Holz ist so angenehm ...

auch die Wärme der Sonne auf der Haut ... und das macht so richtig schläfrig ...

Und während Sie auf Ihrem Bootssteg dösen ... und ich von 1 bis 5 zähle ...

fühlen Sie sich gelassener und gelassener ...

1 ... Sie gleiten einfach dahin ...

2 ... sanft getragen wie auf einer Wolke ...

3 ... ganz in Ruhe ...

4 ... alles Äußere unwichtig ...

5 ... und Sie erholen sich tief ...

Sie gleiten leicht dahin ... Ruhe und Wohlbefinden reichern sich zunehmend in Ihnen an ...

und dieses schöne Gefühl geht nahtlos über in die Zuversicht: ›Ich finde eine Lösung ...

wenn es an der Zeit ist ... finde ich immer eine Lösung ...

und diese Lösung ... entsteht in mir.‹

Und mag sein, Ihnen fällt gerade eine Situation ein ... in der eine Lösung ...

auf einmal da war ... überraschend ... einfach und logisch ...

Wenn ja, erinnern Sie sich gerade sehr deutlich daran ...

Und schwebend ... auf Ihrer Wolke ... geht diese Zuversicht ...

›Ich finde immer eine Lösung!‹ ... nahtlos über ...

in das Gefühl von tiefer Verbundenheit ...

tiefer Verbundenheit in sich als eine Einheit ...

Und mag sein, Ihnen fällt gerade eine Situation ein ...

in der Sie tiefe Verbundenheit in sich verspüren konnten ...

Wenn ja, empfinden Sie das jetzt gerade sehr deutlich ...

Und dieses tiefe Gefühl von Verbundenheit geht nahtlos über ...

in dieses kraftvolle Gefühl, aufrecht im Leben zu stehen ...

und so können Sie sich sagen:

›Ich bin wach ... und ich stehe aufrecht im Leben!‹

Und mag sein, Ihnen fällt gerade eine Situation ein ...

in der Sie so aufrecht im Leben standen ...

Wenn ja, empfinden Sie das jetzt gerade sehr deutlich ...

Und weil Sie wach und aufrecht im Leben stehen ...

stellen Sie die Weichen für Ihr Leben ... und so können Sie sich sagen:

›Ich stelle die Weichen für mein Leben! ... ich habe mein Leben im Griff!‹

Und mag sein, Ihnen fällt gerade eine Situation ein ...

in der Sie erfolgreich Ihre Weichen stellen konnten ...

Wenn ja, wird Ihnen das jetzt gerade sehr deutlich ...

Und das geht nahtlos über ... in das Gefühl von Sicherheit:

›Ich werde es schon finden ... alles ... was ich für ein erfülltes Leben noch brauche ...

werde ich schon finden!‹

Und mag sein, Ihnen fällt gerade eine Situation ein ...

in der Sie sich Ihrer so richtig sicher fühlten und Sie fanden, was Sie brauchten ...

Wenn ja, empfinden Sie das jetzt gerade sehr deutlich ...

Sie werden Ihren Weg finden, und so können Sie sich sagen:

›Ich werde meinen Weg finden ... ich habe offene Augen ... offene Ohren ...

ich fühle mich frei ... und halte das Seil meines Lebens ...

ich lasse es locker durch meine Hände gleiten ... in aller Freiheit ...

so bin ich im Fluss ... im Fluss des Lebens ... ich halte und gebe zugleich nach ...

und genieße die Bewegung ... und das macht mich attraktiv und einzigartig.‹

Und das empfinden Sie jetzt gerade sehr intensiv ...

Und während Sie wie auf Ihrer Wolke dahinschweben ... und noch tiefer in Trance sinken ...

wird Ihr Unbewusstes aus all diesen Worten ... Bildern und Gefühlen ...

ein eigenes rundes Ganzes bilden ... und ich weiß nicht, ob Sie das sehen werden ...

oder hören ... oder fühlen ... es nur ahnen oder einfach darum wissen ...

Verbleiben Sie noch eine Weile in diesem kraftvollen Befinden ...

um alles zu genießen und zu vervollkommnen ...

Und erst wenn es genug ist ... zählen Sie im Stillen von 5 bis 1 zurück ...

um herrlich erfrischt ... stabil und guter Dinge ... bei 1 die Trance zu beenden ...

das Seil Ihres Lebens in Ihren Händen.

2.3.7 Beängstigende Situation

Die Farben von Amalfi – in Ruhe, mit Vertrauen und Zuversicht einer Herausforderung begegnen und schon beginnen, sich auf die Zukunft zu freuen

Kontext: Aktive, voll im Beruf stehende Frau im mittleren Alter muss sich einem komplizierten und belastenden chirurgischen Eingriff unterziehen. Die Chancen für ein positives Ergebnis der Operation stehen aber gut. Nach Genesung von dem Eingriff ist ein kurzer Urlaub mit Freunden an der Amalfiküste geplant.

Ziel: Beruhigung, Stärkung im Jetzt und Orientierung auf die Zukunft.

Technik: Paradoxe Handlevitation zum Erleben des Unterschiedes zwischen bewusster und unbewusster Bewegung; Assoziation an den von ihr genannten Lieblingsort; sehr wenige, aber zielgenaue Suggestionen.

Sie haben die Augen schon geschlossen. Da haben Sie recht.

Lehnen Sie sich nun erst mal zurück und atmen durch!

Wir haben ein schönes Gespräch zusammen gehabt, uns ausgetauscht ...

uns auch kennengelernt, wer wir sind und was wir tun und wie wir die Welt sehen.

Und jetzt machen wir erst mal eine ganz einfache Hypnosetechnik ...

Dazu bitte ich Sie, dass Sie den rechten Arm anwinkeln und den Ellbogen aufstellen ...

ja, genau richtig ... es geht darum, den Unterschied zu erleben ...

zwischen willkürlich und unwillkürlich ... bewusst und unbewusst ...

Und dafür lenken Sie bitte Ihre volle Konzentration auf den rechten Arm ...

den Unterarm und die Hand ... und ... halten diesen Unterarm noch einen Moment ...

so mit der Hand in der Luft ... Gut so!

Und nun beginnen Sie, während Sie ruhig atmen, allmählich diesen Unterarm ...

so langsam zu senken, wie Sie ihn noch nie in Ihrem Leben gesenkt haben ...

vielleicht über die nächsten acht Minuten ... ganz langsam, in bewusster Kontrolle ... willkürlich ... eine geführte langsame Bewegung ... gut, sehr gut ...

Und in dem Maße ... wie Sie willentlich bewusst geführt ...

den rechten Unterarm und die Hand ganz langsam senken ...

wird sich der linke Unterarm auf einmal leichter anfühlen ...

auch die Hand wird leichter und leichter ...

und beginnen ... sich unwillkürlich und unbewusst ein bisschen abzuheben ...

selbsttätig ... schwerelos ...

und Sie erlauben das einfach ... gut ...

Den rechten Unterarm senken Sie willkürlich ... willentlich bewusst geführt ...

Der linke Unterarm hebt sich ... unwillentlich unbewusst geführt ...

der Ellbogen beugt sich an ... unwillkürlich ... unbewusst ... unwillentlich ...

steigt höher und höher ... während Sie in tiefe innere Ruhe gleiten ...

Wohlbefinden einatmen ... und Spannung ausatmen ... genau ...

Und Sie lassen es einfach zu, dass der linke Arm sich so schön hebt ...

mit diesen kleinen ruckartigen Bewegungen, die typisch sind für Trance ...

während Sie beginnen, sich wohler zu fühlen ...

meine Stimme hören ... und vielleicht sogar abschalten ... sehr angenehm ...

und dabei einfach mitspielen ...

sich erlauben, dass dieser Trancezustand sich vertieft ...

so wie es für Sie richtig ist ... da gibt es kein Maß, nichts Vorgeschriebenes ...

nur Ihr eigenes Wollen ... *(Pause)*

Ihr Unbewusstes dirigiert es ... sehr schön ... und Sie bleiben in aller Ruhe dabei ...

und beobachten, wie es sich anfühlt ... dass die linke Hand so von alleine steigt ...

an Höhe gewinnt ... **während Sie tiefer sinken ...**

tiefer in Ihre unerschütterliche Festigkeit ... in Ihre Zuversicht ...

in Ihren Glauben an sich selbst ... sehr schön! Ja, genau, gut ... *(Pause)*

Und jetzt kann noch etwas Weiteres geschehen ...

die linke Hand, die so leicht und luftig in die Höhe schwebt, dreht sich Ihnen zu ...

die Handfläche schaut zu Ihnen ... auch ganz selbsttätig ... ganz von selbst ...

und wandert ruhig und stetig zu Ihrem Körper hin ... um sich irgendwo abzulegen ...

unbewusst geführt ... findet die Hand den richtigen Platz ...

liebevoll und beruhigend ... sehr gut ... *(Pause)*

Und Sie genießen das ...

und beobachten in aller Ruhe, wie es sich so ganz von selbst ereignet ...

Sehr schön ... sehr gut! *(Pause)*

Und die Glockenklänge *(die Kirchturmuhr läutet gerade)* **tragen Sie ...**

tragen Sie direkt zu sich selber hin ... sehr gut ...

und auch die rechte Hand wirkt fast so, als ob sie auch ein bisschen in Trance ist ...

auch sie kann sich da ablegen, wo sie das für richtig hält ...

unter unbewusster Führung ... ganz wunderbar ... sehr schön ... *(Pause)*

Und Ihnen wird genau jetzt deutlich und klar ...

dass Sie in nicht allzu langer Zeit all das, was Sie heute noch vor sich haben ...

hinter sich haben werden ... wie auch immer es sich ereignen wird ...

und Sie ... in Kürze in Amalfi wundervolle Tage haben werden ...

am blauen Meer ... mit der herrlich geschwungenen Küste ...

inmitten von italienischem Frohsinn ...

die Luft erfüllt vom Duft von Blumen ...

und den Düften aus den Restaurants ...

im Zusammensein mit Menschen, die Ihnen wert und lieb sind ... *(Pause)*

Und dieser Moment jetzt hier wird längst Vergangenheit sein ... unwichtig ...

und das, was jetzt noch der Zukunft liegt ... wird Ihr Jetzt sein ...

der Eindruck stark ... intensiv und schön ... *(Pause)*

> Das tiefe Blau des Meeres ... das üppige Grün der Vegetation ...
>
> das frische Gelb der Zitronen ... und das lebendige Rot der Oleanderbüsche ... *(Pause)*
>
> Verbleiben Sie hier, solange es Ihnen gut tut ...
>
> und finden alle Ruhe, die Sie brauchen ... in sich ... und mit sich ...
>
> auch für das Organ, dem Sie Gutes tun möchten ... ja, sehr schön ... *(Pause)*
>
> Und wenn Sie verspüren, Sie haben sich genug gestärkt und erholt ...
>
> machen Sie diese Erfahrung rund und stimmig ...
>
> so, wie sie in Ihr Tagebuch geschrieben sein könnte ...
>
> da ist es aufbewahrt und immer wieder abrufbar ...
>
> auch mithilfe der Aufnahme, die wir für Sie gemacht haben ...
>
> dann kommen Sie zuversichtlich und wach und frisch wieder hierher.

2.3.8 Blockade – der Körper macht dicht

Wunderbares Strömen – Die Gedanken befreit, der Körper bereit

Kontext: Fernhypnose im Rahmen eines persönlichen Hypnose-Hörbuches für einen Herrn mit dem Problem, auf einer öffentlichen Toilette nicht urinieren zu können, was ihn in seinem Leben einschränkt. Dieses Problem existiert seit seiner frühen Jugend und basiert seiner Vermutung nach auf einer Stresssituation im Kindesalter. Er liebt die Natur und vor allen Dingen eine Lichtung im Wald.

Ziel: Befreiung vom Symptom durch ein »Reset in den natürlichen gesunden Urzustand«.

Technik: tiefe Hypnose, Selbstberuhigung, Musterveränderung auf unbewusster Ebene, Erleben einer Zukunftssituation mit Symptomfreiheit (»Cristal-Ball-Technique«), hypnotherapeutische Fragen an sich selbst, eindeutige Suggestionen. Diese Hypnose ist der Höhepunkt einer Reihe von 12 Trancen in einem persönlichen Hypnose-Hörbuch, wie es von mir auf Anfrage verfasst wird, und das zunächst mit der Einführung von Hypnose und hypnotischer Selbstwirksamkeit beginnt.

> Diese speziell für Sie entworfene und gesprochene Hypnose wird Ihnen dabei helfen, sich von Ihrem Problem zu befreien. Und da es sich um eine

tiefe Hypnose handeln wird, lehnen Sie sich bitte jetzt angenehm zurück. Legen Sie sich vielleicht sogar hin. Gemütlich, bequem, warm, so dass Sie sich richtig schön wohl und geborgen fühlen.

Prüfen Sie noch mal nach, ob alles richtig ist und sich gut anfühlt ...

gemütlich, bequem, warm, wohl und geborgen.

Dann schließen Sie bitte die Augen oder atmen erst mal durch. Sehr gut.

Und im Prinzip braucht man in der Hypnose ja nichts zu tun.

Aber ich bitte Sie – nur für die Einleitung der Hypnose – etwas Besonderes zu tun:

Und zwar achten Sie auf Ihre Atmung und ...

begleiten Sie Ihre Atemzüge mit aller inneren Ruhe und gelassenen Aufmerksamkeit.

Die Atmung mag dabei langsamer werden, ruhiger, wahrscheinlich auch tiefer. Sehr schön.

Und jetzt blicken Sie unter Ihren geschlossenen Augenlidern beim Einatmen nach oben,

wie wenn Sie zur Stirne hin schauten ...

und beim Ausatmen nach unten, wie wenn Sie zu Ihren Füßen hin blickten ...

einatmen, nach oben ... ausatmen nach unten ...

in Ihrem eigenen ruhigen Tempo ... gelassen und konzentriert auf Ihre Atmung ...

und die Bewegung Ihrer Augen nach oben ... nach unten ... Sehr schön.

Und jetzt beginnen Sie allmählich, bei jedem Ausatmen mehr, Ihren Körper schweben zu lassen. Sie brauchen nicht zu wissen, wie das geht ... es ereignet sich von selbst ...

Ein ... und aus ... und den Körper schweben lassen ...

Und so schwebt Ihr Körper beim Ausatmen auf Ihrem Atemstrom dahin und Sie mit ihm ...

Sehr schön ... und die Augen bleiben jetzt einfach ruhen ...

Und Sie spüren dieses Schweben und das Sinken ... im Wissen ...

Sie brauchen nichts mehr zu tun.

Sie brauchen nichts zu verstehen. Sie brauchen nicht mehr zuzuhören ...

oder hören nur noch mit einem Ohr zu und fühlen sich zunehmend wohl.

Und während ich von 1 bis 12 zähle ...
gehen Sie so schön ganz von selbst in diesen hypnotischen Zustand ...
in dem alles möglich ist, und sehen und erfahren ...
wie Sie sich befreien von Ihrem Problem ...
oder vielmehr, das Problem sich befreit von Ihnen und sich entfernt.

Und Sie sind ganz eins mit sich ... 2 ... ganz dabei ...
3 ... innerlich so frei ... 4 ... und kommen an eine Tür ...
5 ... die öffnet sich in den Hypnotischen Raum ...
6 ... und den betreten Sie jetzt ... 7 ... in aller Ruhe ...
8 ... mit totaler Gelassenheit ... 9 ... und voller Vertrauen ...
10 ... ganz angenehm ... 11 ... und Sie schauen sich um ...
12 ... und es ist ein wunderbarer Raum ...

Hier finden Sie alles für Ihre Arbeit zum Reset in den natürlichen gesunden Urzustand ...

in die gesunde Funktion des Körpers, in freies Durchatmen und gelassenes Strömen ...

Der Hypnotische Raum ist weitläufig ...
wie eine schöne Lichtung im Wald, lichtdurchflutet ...
die Vögel zwitschern ... es duftet ... alles ist natürlich und heimelig ...
und Sie fühlen sich hier so geerdet und voller Kraft.
Sehr schön, sehr schön, Sehr gut!

Und genau hier kann das Unbewusste diese wichtige Arbeit machen ...
um Sie freizusetzen und um Ihnen zu helfen, etwas zu überwinden ...
was so schwierig zu überwinden war bis jetzt ... oder so schien ...
aber was sich jetzt so einfach und leicht ereignet.

Und in diesem wunderbaren Naturgefilde entdecken Sie zu Ihrer Verwunderung ...

einige spiegelnde Flächen ... mag sein, es sind Glaskugeln oder Kristallkugeln ...

vielleicht auch Seifenblasen?

Und Sie werden zu einer dieser spiegelnden Fläche hingehen und erkennen ...

dass Sie selbst darin abgebildet sind, und zwar in einem Erlebnis ...

in dem Sie sich so richtig supergut gefühlt haben ...

voll im Saft, voll in der Kraft ... selbstverständlich und einfach phänomenal gut.

Vielleicht eine Situation, an die Sie lange nicht gedacht haben.

Und die sehen Sie da jetzt repräsentiert ... in dieser spiegelnden Fläche.

Sie sehen dieses vergangene Erlebnis ... und sich mittendrin in so gutem Befinden ...

dass Ihnen so richtig das Herz aufgeht. Wie schön! *(Pause)*

Und Ihre Füße tragen Sie weiter zu der nächsten Kugel mit der schimmernden Fläche.

Und da ist wieder eine andere Erfahrung aus Ihrer Lebensgeschichte reflektiert.

Sie schauen rein und entdecken eine zweite Begebenheit ... vielleicht längst vergessen ...

aber jetzt wiederbelebt, deutlich und plastisch.

Und wieder macht es Ihnen so gute Gefühle im Herzen und auch im Körper, überall.

Ja, Sie haben den Eindruck, Sie können sich gar nicht sattsehen. *(Pause)*

Aber Ihre Füße tragen Sie wiederum weiter zu der nächsten spiegelnden Fläche ...

der Kristallkugel, Glaskugel ...

und Sie schauen hinein und entdecken wieder etwas, was Sie vielleicht vergessen hatten ...

und bei dem Sie jetzt sicher erstaunen, wie lebendig, stark ...

und selbstverständlich Sie sich da erleben.

Wie ein Foto oder ein kleiner Film aus Ihrer Lebensgeschichte.

Und wieder versinken Sie in dieses schöne Erleben. *(Pause)*

Und wieder geht es Ihnen so richtig gut.

So bringen Sie Ihre Füße noch zu zwei, drei weiteren Erlebnissen.

Und während Sie auf der einen Seite das richtig genießen ...

stellen Sie sich auf der anderen Seite Fragen, die jetzt ganz spontan auftauchen ...

und ebenso spontan wieder abtauchen in die unbewusste Bearbeitung:

1) ***Wie werde ich erreichen, dass ich mich ganz normal verhalte und ganz normal reagiere?***
2) ***Wie kann ich das erreichen, dass ich vernünftig, sinnvoll über meinen Körper bestimme?***
3) ***Werde ich dafür einfach in Ruhe, so wie jetzt, mein Ding machen? Ganz unabhängig von dem Außen um mich herum, konzentriert auf mich, und tun, was mir richtig erscheint und was logisch und konsequent ist?***
4) ***Werde ich mich spontan sehr angenehm in meinem Körper fühlen, in dem ich ja so zu Hause bin?***
5) ***Oder werde ich die Situation auf einmal ganz anders empfinden und vollkommen umdeuten, so dass ich mich frei verhalten kann und anliegende Dinge schnell erledige, ohne jegliches Nachdenken? Natürlich gesund und die Handlungsabläufe spontan und rund?***
6) ***Ab wann werden diese inneren, blockierenden Dialoge, die mich bis jetzt beschäftigt haben, wie ausgelöscht sein?***
7) ***Werden Sie einfach verschwinden und werde ich gar nicht mehr auf die Idee kommen, so was zu denken und mich auf etwas ganz anderes konzentrieren, was wirklich interessant ist und sinnvoll?***

Und während Sie vielleicht diesen Gedanken und Fragen nachhängen, vollzieht das Unbewusste komplexe Arbeit in der Tiefe, und Heilung geschieht und ganz selbstständig, werden die Karten neu gemischt und wird alles in die richtige Bahn gelenkt.

Und so wächst das Gefühl in Ihnen, dass Sie sicherer und sicherer werden, gelassener und gelassener, zuversichtlicher und zuversichtlicher.

Bald erkennen Sie eine weitere spiegelnde Fläche, etwas entfernt und viel, viel größer. Und es scheint auch eine Kugel zu sein, besonders schön, groß und schillernd. Schritt für Schritt nähern Sie sich ihr und sind wohl erstaunt, weil Sie sich selbst in dieser Kugel abgebildet finden, genau mit dem Verhalten und dem Empfinden, den Gefühlen, die Sie für sich wünschen und die Sie als Zielsetzung haben für diese Hypnose.

Sie sehen sich in dieser Kugel deutlich, plastisch und klar. Sie erkennen Ihr entspanntes Gesicht, Sie bemerken, wie Sie ruhig atmen. Sie hören Ihre wohlklingende Stimme, die wiedergibt, wie Sie vollkommen in sich ruhen und sich etwas, was Sie lange belastet hatte, längst aufgelöst hat.

Sie sehen Ihre aufrechte Haltung und beobachten Ihre fließenden Bewegungen.

Sie erleben alles so, wie es Ihren Zielsetzungen entspricht ...

und wie es sich Ihrem Wunsch gemäß auf einmal so leicht zum Guten gewendet ...

und zum Positiven und Gesunden verändert hat.

Und Sie sind vollkommen vertieft in diesen schönen Anblick ...

und Sie fassen einen Entschluss: Sie steigen ein in diese Zukunftskugel ...

Sie treten hinein wie in ein Raumschiff der Zukunft und sind jetzt selbst die Person ...

gesund, natürlich, leicht und frei, stabil und in sich ruhend.

Und Sie erleben sich plötzlich so selbstbestimmt.

Sie lassen das, was Sie nicht wollen, hinter sich usnd machen das ...

was Sie sich wünschen und erfahren das ganz intensiv.

Ihr Kopf ist leicht und frei, Ihr Blick ruhig und nach außen gewandt.

Ihr Körpergefühl ist natürlich gesund.

Ihr Herz schlägt ruhig und rund.

Alle Organe arbeiten frei und geschmeidig, Hand in Hand.

Alles funktioniert, wie es das gesunde Urprinzip vorgibt.

Ihr Körper korrespondiert mit Ihrem Willen, einwandfrei in Balance und natürlich.

Sie verschwenden keine unnötigen Gedanken mehr.

Es wickelt sich alles von selber ab.

Es fließt von alleine, wenn es fließen soll.

Ein wunderbares Strömen, leicht und frei.

Und Sie sinken tiefer und tiefer in Trance, um das zu vertiefen und zu intensivieren und dann abzuspeichern. Während ich von 13 bis 21 zähle ... 13 ... 14 ... 15 ... 16 ... 17 ... 18 ... 19 ... 20 ... 21, tiefer und tiefer Hypnose ...

Und Sie orientieren sich um und orientieren sich neu, so dass sich das alte Problem vollkommen auflöst und verschwindet und Sie auf der Sonnenseite des Lebens wandern, wunderbar normal und gesund, funktional und rund.

Das erleben Sie jetzt und erproben sich in der Zukunftskugel leicht und frei, während ich eine kleine Weile schweige, damit Sie ungehindert alles Wichtige erfahren können und tiefe Arbeit vom Unbewussten erledigt werden kann. Sehr schön und gut, mit tiefer Wirkung. *(Pause)*

Und irgendwann haben Sie genug gelernt für heute, ohne dass es sich wie Lernen anfühlte oder wie Arbeit. Eigentlich war es nur interessant. **Sie treten wieder heraus aus der Kugel mit dem Gefühl, Sie haben Fortschritte gemacht, ohne Aufwand, genau so, wie Sie es sich gewünscht hatten ... frei und leicht** ... und finden zurück zu dem Platz auf der Lichtung.

Und Sie wissen intuitiv, dass Sie jede Nacht wieder in diese Zukunftskugel einsteigen können, wenn noch irgendetwas zu erledigen ist. Und Sie lassen sich überraschen, ob die Veränderung leise vor sich geht oder gleich bemerkbar ist, oder ob Sie Sie überhaupt nicht bemerken und erst nach einer Weile feststellen, wie frei Sie sind. All das wird Ihr Unbewusstes entscheiden in der Tiefe und für Sie bewerkstelligen. Und Sie vertrauen einfach darauf.

Bleiben Sie noch einen Moment dabei! So kann sich diese ganz besondere Erfahrung in Ihnen abspeichern, während Sie Ihren Körper angenehm wahrnehmen, lebendig spüren, von der Peripherie Ihrer Haut bis zum Zentrum hinein in Ihren Bauch ... alles warm, verbunden, lebendig, normal und fähig zu normalen Reaktionen, die so ganz, ganz selbstverständlich ablaufen.

Und nach einer Pause zählen Sie bitte zurück von 21 bis 13 und dann von 12 bis 1.

Wenn Sie einen kleinen Schlaf anschließen mögen, machen Sie das, oder wenn Sie die Hypnose abends hören, schlafen Sie einfach ein. Wenn Sie sie tagsüber hören, werden Sie wach und klar und frisch und kommen in Ihrer Gegenwart gesund und munter wieder an, offen für Überraschungen, was und wie sich alles Ihren Wünschen gemäß zum Positiven verändert, so leicht, so frei, so einfach. Einfacher, als Sie erwartet hatten.

2.3.9 Schlafstörung

Tiefe Arbeit ist im Gang, damit ich wieder schlafen kann/ Sandmännchen

Kontext: 83-jährige Dame, kinder- und enkelkinderlos, blickt stolz und zufrieden auf ihr langes Berufsleben als Verkäuferin in einem

Warenhaus zurück und erfreut sich an ihrer Liebesbeziehung mit einem Herrn, der in einer anderen Stadt lebt, sodass sie weiterhin unabhängig sein kann. Sie hat nur ein Problem: massive Schlafstörungen. Ihre Figur ist altersgemäß angemessen, sie empfindet sich aber als zu pummelig. Sie wünscht mit »Sie« und ihrem Vornamen angesprochen zu werden.

Ziel: das innere Haus von Schlafstörungen reinigen, zurückfinden zu erholsamem Schlaf.

Technik: Die Sitzung beinhaltet 2 hintereinander erfolgte Hypnosen im Sitzen:

1. Hypnose: ideomotorisches Sammeln und Ausleeren von Störungen auf Höhe von »ideomotorisches«, Suggestionen für Schlaf.
2. Hypnose: Augenfixation, Selbstberuhigung, Vergessen von Störungen auf Höhe von »Augenfixation«, Erinnern von Schlaf.

Tiefe Arbeit ist im Gang, damit ich wieder schlafen kann – Voraussetzung für guten Schlaf

Jetzt machen wir eine schöne, wirkungsvolle Hypnose für Sie, liebe *(Name)*, damit Sie gut schlafen können!

Dafür haben Sie die Hände schon so hingelegt, dass die Handflächen nach oben schauen ...

und so etwas bilden wie zwei Schalen ...

Und nun tun Sie doch mal willentlich und unwillentlich in Ihre Hände alles das rein ...

was Ihren Schlaf stört und ihn behindert und nicht guttut ...

Worte, Gedanken, Erfahrungen, Erinnerungen, Bilder ...

Entweder tun Sie es gedanklich rein ...

zum Beispiel, diese Angst nicht schlafen zu können, schon abends beim Ins-Bett-Gehen ...

Oder Sie lassen es einfach unwillentlich reinfließen ...

auch das, wovon Sie gar nicht wissen, dass es den Schlaf stört ...

Alles wandert in die Schalen der Hände, auch die Erinnerung an schlechten Schlaf ...

dieses Sich-Ärgern, dieses Sich-nicht-ausgeschlafen-Fühlen ...

dieses ›Licht an, Licht aus, Buch rausholen, wieder hinlegen ...

versuchen die Augen zu schließen ... wieder öffnen, nicht zur Ruhe kommen‹. *(Pause)*

Alles lassen Sie in die Hände wandern ... die Bilder ... die Gefühle ...

Und die Worte, die dazugehören ...

Sie brauchen nicht zu wissen, wie das geht, in Hypnose tut sich das einfach ... *(Pause)*

Und die Hände können sich mit der Zeit voller anfühlen ...

schwerer sein, weiter weg erscheinen ... *(Pause)*

Und Sie lehnen sich zurück, weil sich alles da deponiert in Ihren Händen ...

wie wenn Sie Ihr inneres Haus mal so richtig entmüllen ...

es ist ja sowieso Frühlingszeit ... Zeit zum Entmüllen ... Zeit für Frühjahrsputz ... *(Pause)*

Und da werfen Sie das eine oder das andere raus und vor allen Dingen das,

was Ihren Schlaf stört, denn Sie haben das Recht darauf ...

in Ihrem inneren Haus alle Voraussetzungen für guten Schlaf zu haben ...

tiefen Schlaf, erholsamen Schlaf ... *(Pause)*

Alle Störungen sammeln sich, wie auch immer das geschieht, in Ihren Händen ... *(Pause)*

Und dabei atmen Sie ruhig und tief ... lassen los ... mit jedem Ausatmen mehr ...

und spüren vielleicht nur noch, wie Ihre Hände voller werden und schwerer ...

schwerer ... und weiter weg erscheinen ...

sehr gut, sehr schön ... *(Pause)*

Und während Sie, liebe *(Name)*, sich noch mehr zurücklehnen ...

erleben Sie ein eigenartiges Phänomen:

Ihre Hände fangen an, sich leicht zu bewegen ...

Nicht Sie machen das, es machen rein die Hände, sie fangen an, sich ganz langsam ...

und mit diesen kleinen ruckartigen Bewegungen, die typisch sind für Trance ...

aufzurichten und dann nach innen zu drehen ...
und Sie spüren nur, wie der Inhalt beginnt herauszufließen ... *(Pause)*

Es mag Ihnen scheinen, Sie stehen an einem weiten Strand ...
halten feinen, weichen Sand in den Händen ...
und lassen Sandkorn für Sandkorn herausrieseln ...
und es geschieht ganz von selbst, wie ferngesteuert aus dem Unbewussten ...
es rieselt und rieselt und rieselt heraus ... *(Pause)*

Und Sie merken, wie Ihr inneres Haus, das Sie bewohnen, gereinigt wird ...
von allen Störungen, unguten Gedanken ...
und alles, was den Schlaf behindert, einfach herausrieselt ... abfließt ...
hinausströmt und vom Wind davongetragen wird ...
und frische, klärende Luft weht herein ...
Sehr gut, sehr schön! Sie machen das sehr, sehr gut ... *(Pause)*

Und Sie erleben sich innerlich so frei, so leicht ... wie schwebend ... wie erlöst ...
zuversichtlich, dass sich Ihre Nächte verändern zum Guten ...
und Sie sich wohlfühlen werden. Sehr gut. *(Pause)*

Und wenn Ihr Unbewusstes Ihnen noch mehr zu einem guten ...
tiefen, durchgängigen, erholsamen Schlaf helfen wird, kann sich der ›Ja‹-Finger heben ...

Nun, und Sie spüren die Bewegung des Fingers, die Ihnen anzeigt:
›Tiefe Arbeit ist im Gang, damit ich wieder schlafen kann.‹
Sehr gut. Sehr gut. *(Pause)*

Und Sie lehnen sich zurück und genießen jetzt schon diese tiefe Ruhe ...
und erleben die Vorfreude auf tief erholsame Nächte, die Ihnen einfach nur gut tun ... *(Pause)*

Sehr gut ... gut, sehr schön ... und das ist jetzt fast ein bisschen wie Einschlafen ...
aber Sie heben sich das auf für heute Abend ... für Schlaf, der Ihnen guttut ...
Schlaf, der Ihnen hilft, fit und vital und kraftvoll zu bleiben ...
Schlaf, der sie schlank und schön macht ...

und dazu verhilft, das Leben auch weiter zu genießen ... *(Pause)*

Und wenn Sie diese Trance vor dem Einschlafen machen ...

dann schlafen Sie jetzt einfach ein ... ruhig und tief ... tief und erholsam ...

schlafen ein und schlafen durch ... schlafen aus ...

Sandmännchen – Vergessen von Störungen, sich erinnern an Schlaf

Gut, liebe *(Name)*, nun schauen Sie einfach auf die Muschel ...

Und nun auf irgendeinen Punkt von der Muschel ...

einfach mit entspanntem Auge auf einen Punkt schauen ...

Und auch, wenn Sie nur auf einen Punkt schauen ...

werden Sie noch alles Mögliche im Raum wahrnehmen ...

sehen die Farben und die Formen im Raum ... und auch die Details außerhalb ... *(Pause)*

Und Sie atmen ruhig und Ihr Blick ruht auf diesem Punkt, so wie ein Vogel ...

der auf einem Ast sitzt, nach einem weiten Flug, und sich das Gefieder wärmen lässt ... *(Pause)*

Draußen gibt es Geräusche, die werden manchmal lauter, dann wieder leiser ...

Und das wird immer unwichtiger für Sie ... *(Pause)*

Und wenn man länger auf einen Punkt schaut, fängt der Punkt an zu verschwimmen ...

oder sich zu verändern und die Augen werden müde ... *(Pause)*

Und irgendwann werden die Augenlider sich ganz von selber schließen ...

und das ist eine richtige Entscheidung der Augenlider ...

So eine Erholung, wenn die Lider sich senken und die Augen sich schließen ...

denn es ist so, wie wenn Vorhänge runtersinken und es innerlich endlich ruhig wird ...

ruhig und friedlich ... und Sie machen einen ruhigen, tiefen Atemzug ...

atmen Wohlbefinden ein ...

und wenn Sie ausatmen, atmen Sie das alles aus ...

was irgendwie noch störend sein könnte ... *(Pause)*

Sie atmen ein und Sie merken, dass es sogar ein bisschen dunkler wird im Zimmer ...

weil die Sonne mitspielt und sich versteckt hinter den Wolken ...

Sie atmen diese Ruhe, diese nächtliche Ruhe und Wohlbehagen ein ...

und atmen Unruhe und Unbehagen und alles, was den Schlaf nicht fördert, aus ... *(Pause)*

Und so werden Sie sich jetzt schon wohler fühlen als nach dem vorherigen Atemzug. Sehr gut.

Und Sie machen noch einen dritten tiefen Atemzug ...

atmen Ruhe und Wohlbehagen ein, sehr gut ...

und atmen Störungen und Unbehagen aus ...

und werden noch mehr Ruhe empfinden als nach dem vorherigen Atemzug ... *(Pause)*

Und jetzt brauchen Sie das nicht mehr aktiv zu machen, sondern es geschieht ganz von selbst:

Mit jedem Einatmen atmen Sie Ruhe ein, Wohlbefinden und sogar Bettschwere ...

und atmen aus, alles, was den Schlaf stören könnte, bei jedem Ausatmen ...

ganz automatisch ...

während Sie sich leichter fühlen und zugleich angenehm schwer ... bettschwer ...

Ein ... leichter ...

aus ... schwerer ...

bettschwer ...

Ein ... leichter ...

aus ... schwerer ...

bettschwer ...

in einem regelmäßigen, immer langsameren Rhythmus ... *(Pause)*

Und der Körper erinnert sich daran, wie es geht, gut zu schlafen ...

gut einschlafen ... nichts mehr aktiv machen ... nein, einfach hinübergleiten ...

hineinsinken in die Arme des Schlafes ... die einen sicher halten und durch die Nacht tragen ... begleitet vom ruhigen Atmen ... sehr angenehmen ...

sehr friedlich, ganz im Einklang mit sich ... sehr schön ... *(Pause)*

Und der Körper erinnert sich, seine Schlafhormone großzügig auszuschütten ...

Und das Kind *(Name)* erinnert sich, wie früher das Sandmännchen kam ...

und Sand in die Augen gestreut hat ... Schlafsand ...

Wo es den wohl herhatte? So viel Schlafsand für alle Kinderaugen ...

Schlafsand, mit dem die Augen, so schwer und müde wurden ...

und alles so entspannt ... die Augenmuskeln ... die Schläfen ... die Stirn ...

die Kiefermuskeln, die Kaumuskeln ... so entspannt ... selbst die Kopfhaut entspannt ...

der Nacken entspannt ... der ganze Schultergürtel gelöst und entspannt ...

wie abgegeben an den Schlaf ... im Wissen, sicher gehalten zu sein ...

die Oberarme und Arme, die Hände ... gelöst und entspannt ...

Der Brustraum weich und elastisch ... hebt sich mit der Atmung ...

und sinkt zurück ... in einem ewigen, ruhig zuverlässigen Rhythmus ...

und selbst der Bauch hebt sich mit ... und sinkt zurück ...

in einem ewigen, harmonischen Rhythmus ...

Der Rücken entspannt ... gelöst ... die Hüften ... entspannt ... gelöst ...

die Oberschenkel ... entspannt ... die Unterschenkel entspannt ... gelöst ...

die Füße warm und wohlig ... sehr schön ... *(Pause)*

Und der Körper erinnert sich, wie gut es sich anfühlt, tiefer als tief in den Schlaf zu sinken ...

Vergisst alles andere ...

Der Körper vergisst ... Sie vergessen ... Ihre Seele vergisst ... Ihr Kopf vergisst ...

und alle erinnern sich gemeinsam nur an eines: diesen wunderbaren Schlaf ...

Schlaf ... den Sie auch als Kind hatten ... als Mädchen ... als junges Mädchen ...

als junge Frau: einfach, wenn Sie müde waren, schlafen gehen ...

völlig unbedarft ... selbstverständlich ...

Man denkt gar nicht dran, sondern man ist einfach nur müde ...

und freut sich aufs Bett ... was gibt es Schöneres?

Da ist selbst Zähneputzen noch Aufwand ...

weil man eigentlich schnell ins Bett möchte ... aber die Zähne sollen schön weiß bleiben ...

Gut ... dann aber schnell rein in die Federn ... und einkuscheln ...

in die Lieblingsstellung ... ach, und die Wärme spüren ...

und dieses wunderbare Gefühl einfach loslassen zu dürfen ...

Alles sicher verstaut ... alles auf sicheren Schienen ... alles sicher getragen ...

und schon ist man weg ... man merkt es ja nicht, wenn man einschläft ...

aber unbewusst spürt man die Wärme ... die Ruhe ...

das Getragenwerden ... die vollkommene Geborgenheit ... *(Pause)*

Und das spüren Sie jetzt auch und lernen, jetzt, im Moment ...

nachzugeben ... nachzulassen ... einzuschlafen ...

und Ihr Unbewusstes hilft Ihnen dabei, diesen Schatz wieder zu finden ...

und der Finger kann sich wieder heben, um anzuzeigen, ganz selbstständig:

›Ja, ich finde meinen Schlaf wieder.

Ja, mein Schlaf ist wundervoll.

Ja, ich kann schlafen.

Ja, ich werde schlafen ... einschlafen, durchschlafen, ausschlafen.‹

Ja, und es ist so schön! ... Sehnsüchtig erwartet und so willkommen ...

ja, und träumen ... träumen von den schönen Dingen im Leben ...

Träumen von Blumen und Sonnenschein ...

schönen Landschaften ... und Glücklichsein ... *(Pause)*

Und Sie sinken jetzt in *den* Traum, der den Weg freilegt für tiefen, erholsamen Schlaf ...

sinken tief ... und ich bin einfach still ...

Und Sie erproben Ihren Schlaf ... harmonisch und friedlich ... wie schön!

Sie gönnen sich den Traum vom Traum, der Ihnen Ihren Schlaf wieder zurückschenkt ...

Jetzt sind Sie in tiefer Hypnose ...

und es mag sich ein bisschen wie Schlaf anfühlen, und Sie genießen das intensiv ... *(Pause)*

Und Sie bleiben so lange dabei, wie sich das richtig und gut für Sie anfühlt ...

vielleicht fünf Minuten äußere Zeit, ganz andere innere Zeit ...

in der Sie träumen und den Schlaf wieder erlernen ...

ihn sich wieder zurückgewinnen ... ihn zurückholen ...

denn Sie können schlafen und Sie werden schlafen ...

Tagsüber wach, aktiv und lebendig ... nachts entspannt, gelöst im tiefen Schlaf ...

Und so kommen Sie wieder in Ihr gutes Gewicht und in Ihre Kraft ...

und das fühlt sich richtig schön an ...

Und ich höre jetzt gleich auf zu sprechen ...

damit Sie in Ruhe Ihren inneren Bildern folgen können ...

oder einfach nur dieses Befinden genießen ... *(Pause)*

Nichts tun, nur sein ... und sich irgendwann freudig überraschen lassen ...

wie erquickt Sie morgens dem jungen Tag begegnen ...

2.3.10 Zigarettenabusus bei Krebserkrankung

Dolce far niente – glücklich, ganz ohne

Kontext: Rauchen kann man mit und ohne Hypnose aufhören. Aber Hypnose macht es leichter. Und immer sind fester Wille und tiefe innere Motivation Voraussetzung. Es kann die Anerkennung der positiven Aspekte der langen »Beziehung« zwischen der Person und ihrer Zigarette stattfinden. Man kann in Hypnose zur »ersten Zigarette im Leben« zurückkehren und diese Situation auf tiefer unbewusster Ebene in neuem Licht sehen. Man kann den »Tag X« der Abstinenz in Trance auffinden und damit die Erweiterung eines Selbstbildes, das nicht mehr über das Rauchen definiert ist, sondern als Sinnbild von Freiheit.

Für alle diese Schritte konnte sich die aufgeweckte Frau Mitte 40 schon eine Selbsthypnose entwerfen, also eine für Entspannung,

Selbstfürsorge, Selbstwertaufbau, innere Zuwendung, Motivation und Zukunftsvision. Es fehlte ihr nur noch eine Hypnose für das vollkommene Gegenteil zum Rauchen, das süße Nichtstun ohne jegliche »Zutat«. Auch diese Hypnose wünschte sie als Selbsthypnose, in der Ich-Form. Für die Ausgestaltung des Textes nutzten wir die malerische Szene aus ihrem Bericht von einem wundervollen Tag auf einer kleinen italienischen Insel: Die Sonne scheint, die Blumen duften, das Meer plätschert, und aus der Küche strömen – auf wundervolle Weise vereint – der feine Geruch der Speisen mit dem Gesang der Köchinnen.

Grund für den Wunsch, das Rauchen aufzugeben, war eine onkologische Erkrankung.

> Ich liege gemütlich da, die Augen geschlossen und finde zum Rhythmus meiner Atmung.
>
> Ich schaue beim Einatmen unter meinen geschlossenen Augenlidern nach oben ...
>
> beim Ausatmen nach unten ... ein und aus ... ein und aus ...
>
> Ich genieße, wie meine Atemzüge dabei ruhiger werden ... tiefer und regelmäßiger ...
>
> Ich spüre, wie mein Körper beginnt zu schweben ...
>
> Bei jedem Ausatmen schwebt mein Körper mehr und mehr ...
>
> Mein Körper schwebt dahin und ich mit ihm ...
>
> Und ich lasse mich in aller Ruhe darauf ein ...
>
> Mein Körper schwebt dahin und ich mit ihm ...
>
> Ich achte nur noch auf die zunehmende Ruhe ... und mein Wohlbefinden ...
>
> Ich schwebe dahin ... wohin?
>
> Ich schwebe an meinen schönen Ort ... dahin, wo ich gerne bin ...
>
> in meinem inneren Zeitraum ... Zeit nur für mich ...
>
> **wie im Süden ... im Urlaub ... süßes Nichtstun ...**
>
> **Egal, was um mich herum ist ...**
>
> **ich habe meine Antennen eingezogen ... und stehe für mich im Mittelpunkt ...**
>
> Die warmen Sonnenstrahlen, das frische Blau des Meeres, der Duft von Rosen ...

und ab und zu dezent der feine Geruch der wunderbaren Speisen,

die in der Küche zubereitet werden ... und die Köchin trällert vergnügt ein Lied ...

alles wirkt wohltuend auf mich ... ich fühle mich angenehm entspannt ...

Auch die Weichheit der Luft, die fröhliche Schwingung, die lebendigen Farben ...

alles nur für mich ...

Ich bin gelöst und entspannt ... vollkommen entspannt ...

restlos zufrieden ... in diesem schönen Sein ... wunschlos glücklich ...

Nach allem ist das meine Zeit des Nehmens und des Genießens.

Die Pause, die bislang gefüllt war durch ein altes Ritual, wird zeitgemäß erneuert ...

Ja, ich brauche nicht nur eine Verzögerung, nicht nur eine Auszeit ...

nicht nur einen kleinen Break ... ich brauche ein absolut neues Fenster ...

ein Zeitfenster, durch das ich in aller Ruhe schauen kann ... schauen auf mich ...

mit neuem Muster ... und neuen Freiheiten ...

Jetzt kommt die doppelte Portion Urlaub ... diese wunderbare Zeit ...

Ich vergesse alte Schachzüge ... ich übersehe sie ...

ich finde so viel Schöneres ... so viel mit so viel mehr Genuss ...

was Körper und Seele wirklich gut tut ...

Es gibt neue Verbindungen ... neue Bilder ...

ein ausgetretener Zigarettenstummel am Boden ...

ich schreite achtlos darüber hinweg ...

vergangen ... vergessen ...

Die Zukunft erfindet sich jeden Tag neu ...

Ich probiere mich gerne aus, ich liebe, mit der Zeit zu gehen ...

blicke gerne nach vorne ... und fühle mich erstaunlich wohl dabei ...

Jetzt ist die Zeit des Neuen ... Neues wissen wollen ... Neues lernen ...

neues Genießen ... neues süßes Nichtstun ... *dolce far niente*!

In tiefster Erholung ... frische Aktivität und neue Lebendigkeit ...

Und ich werde die anderen überraschen und erstaunen, wie leicht es war, etwas zu verändern. Aber am meisten überraschen und erstaunen werde ich mich selbst.

Voller Leichtigkeit ... in diesem *dolce far niente* ...

das nichts anderes braucht, als gute Stimmung im Kopf ...

den Duft von Rosen ... das Plätschern von Meereswellen ...

den feinen Geruch der wunderbaren Speisen und den Gesang aus der Küche ...

Ich bin dabei so frei und selbstbestimmt ... und unabhängig ...

dass es mir eine reine Freude ist.

Und so verbleibe ich noch eine Weile und komme zurück, wenn es für mich richtig ist ...

ganz entspannt, sehr gelöst, in gutem Befinden und mit neuen Ideen im Kopf ...

und ich werde nicht einmal bemerken, dass ich etwas vergessen habe ...

2.3.11 Reifungskrise mit depressiven Zügen

Die innere Heimat – sich finden und erkennen, heilen und reifen

Kontext: Reifungskrise mit depressiven Zügen, d. h. Selbstzweifel, traurige Gefühle und Gedanken, bei einem sehr talentierten jungen Mann, der beruflich am Beginn einer aussichtsreichen Karriere steht. (Inzwischen, nach etwa 3 Jahren, geht es ihm richtig gut.)

Ziel: Mut, Zuversicht, Selbstwert und Stärkung des Glaubens an sich selbst; die innere Stimmung konsolidieren für das bevorstehende Weihnachtsfest in der Großfamilie, damit dieses als schön erlebt werden kann.

Technik: Hinweis auf die schon erfolgten Fortschritte während der Therapie, die nur wenige Sitzungen im Laufe von etwa eineinhalb Jahren beinhaltete; stabilisierende Suggestionen.

Eine schöne Hypnose ... ganz auf Sie abgestimmt, auf das Befinden ...

was Sie jetzt haben ... und was ja eigentlich ... recht gut ist ...

Und Sie haben Neues vor ...

Und so lassen Sie bei jedem Ausatmen ... alles das, was an Druck ... an Stress ... und Last ...

in Ihnen ... und an Ihnen ist ... herausfließen ...

Atmen Sie einfach ... sehr ruhig ... und langsam ...

gemächlich ... und atmen Sie vor allen Dingen ... immer gut aus ...

Das Einatmen ... kommt dann von selber ... tiefer ... und erfüllender ...

und das Ausatmen ... reinigend ... und entlastend ...

Das Einatmen ergiebig und auftankend ...

und das Ausatmen befreiend ... und erlösend ...

Bleiben Sie ein wenig dabei ... dann können Sie sogar Ihr eigenes Atmen hören ...

Sie spüren ... wie Sie atmen ...

Sie fühlen beim Einatmen, wie die Luft kühl ist ... und eher trocken ...

beim Ausatmen dagegen warm ... und leicht angefeuchtet ...

Und so sinken Sie ganz von selber ... in natürliche Ruhe ...

warm und geborgen ... getragen vom Rhythmus Ihrer Atmung ... sehr gut ...

Und das ist genau der Zustand ... in dem Sie wissen ...

›Ich brauche nichts zu tun ... Ich brauche nichts zu verstehen.‹ ... denn ...

dieser Übertritt in einen anderen Bewusstseinszustand ...

den man auch Hypnose nennen kann ...

bedeutet, das bewusste Verstehen lässt nach, aber das unbewusste Verstehen nimmt zu ...

sodass man bewusst weniger oder gar nichts zu tun braucht ...

aber unbewusst jetzt die Möglichkeit da ist ... etwas zu verändern ... zu verbessern ...

zu heilen ... innere Muster zu erweitern ... und Dinge in ein anderes Licht zu setzen ...

und so beginnen Sie langsam ... sich mehr und mehr zu entspannen ...

während Sie meine Stimme hören ...

und beginnen, meine Worte auf einer anderen Ebene zu verstehen ...

Und Sie haben so viel erlebt ... seit dem letzten Mal, seit unserer ersten Sitzung ...

und ob das jetzt durch die Hypnose ... mit der Hypnose ... wegen der Hypnose geschehen ist ... oder ganz aus eigenen Impulsen heraus ... einfach, weil die Zeit reif war ...

oder Sie reif waren ... ist ja vollkommen egal ...

Sie sind weiter gegangen ... jeden Tag ...

sind in Ihrem Leben ... weitergekommen ...

Sie haben auf einmal etwas erkannt ... Sie haben auf einmal etwas verstanden ...

Sie haben sich an Wichtiges erinnert ... und diese Erinnerungen sind verbunden ...

mit schönen Gefühlen ... die lebendig und warm durch Ihr ganzes Sein strömen ...

Beim Einatmen zieht es sich herein ... tankt sich auf ...

und beim Ausatmen egalisiert es das innere Niveau ... harmonisiert ...

strömt durch alle Bahnen ... ein neues, schönes, starkes Gefühl ... gut ...

Und dieses schöne und starke Gefühl ... verbindet sich mit den herrlichen Erlebnissen ...

leicht und frei ... und diese Freude ist in Ihnen ... und das Gefühl und das Bild ...

und die Sicherheit ... das Vertrauen in Ihr Können ... Ihre Stärke ...

Da sind Sie ganz bei sich ... und tanken Sie tief auf ...

Und es gibt viele weitere gute Erlebnisse ... und vieles setzt sich zusammen ...

und bildet diese Stärke ... in Ihnen ... und mit Ihnen ...

Diese guten Erfahrungen sind prototypisch für viele andere positive Erfahrungen ...

die Ihnen ... immer wieder und immer mehr ... in den Sinn kommen werden ...

die Ihnen einfallen ... und ein gutes Gefühl auslösen ...

Und das macht Sie aus, *(Name)*, ... die guten Erfahrungen ...

und Sie sind sich sicher, dass alles wichtig war, was Sie durchlebt und durchlitten haben ...

ausprobiert haben ... und auch nicht ausprobiert haben ...

alles war wichtig ... und hat Sie zu dem gebildet ... der Sie sind ...

erfahren ... überlegt ... und selbstkritisch ...

bedacht und stabil ... zuversichtlich nach vorne blickend ...

So können Sie nachts ruhiger schlafen ... mit guten Träumen, erholsam und tief ...

und morgens frisch aufwachen ... und voller Elan dem jungen Tag begegnen ...

Und Sie werden diese starke Seite in sich spüren ...

Das, was Sie bildet ... und Sie ausmacht ... und Ihr Wesen ist ...

Und Sie werden wieder etwas anders sein, wenn Sie für Weihnachten nach Hause kommen ...

Sie werden selbstverständlicher sein ... auf Augenhöhe ...

Sie werden mehr Individuum sein ... mit Selbstrespekt ...

und in aller Liebe für die anderen ... mit Selbstliebe für sich ...

und Sie werden die anderen wissen lassen ... dass Sie auf dem Weg sind ...

dass Sie sich vertrauen ... dass Sie sich gut fühlen ...

und dass Sie an sich glauben ... und das wird eine wunderbare Stimmung auslösen ...

entspannt und heiter ...

Und Sie werden die freien Tage genießen auf Ihre Art und Weise ...

und merken, wie Ihnen vieles leichter fällt ... und selbstverständlicher ist ...

und Sie sich im Kontakt mit Ihrer Stärke rundum wohler fühlen ...

in sich ... und mit den anderen ...

Sie spüren das jetzt ... im Moment ... besonders gut ...

Sie spüren diese Heimat ... Ihre innere Heimat ...

Sie hören: ein bestimmter Klang, der für Sie Heimat bedeutet ...

eine Farbe ... ein Duft ... vielleicht ein Geschmack ...

und dieses Gefühl: innerlich zu Hause zu sein ... und aus diesem Zuhause heraus ...

stabil ... und zuversichtlich ... nach draußen zu gehen ...

Und so wandern Sie durch die nächsten Tage ... wie auf einer Zeitreise in die Zukunft ...

und proben schon mal ... wie es ist ... wenn es einfach immer noch ein wenig besser wird ...

Sie sind so, wie Sie sind ... aber Sie fühlen sich besser ...

Sie sind so, wie Sie sind ... und Sie sind glücklich damit ...

Sie sind so, wie Sie sind ... und Sie akzeptieren sich ...

und auf dieser Basis entwickeln Sie sich ... ganz von selbst ... und leicht und frei ...

Und Sie entdecken ein wunderbares Spiel ... von innerer Zufriedenheit ...

bei gleichzeitigem Antrieb ... und der Neugier auf das Leben und auf Neues ...

Neugierde, etwas zu entdecken ... und immer noch einen Schritt weiter zu gehen ...

so beginnt das neue Jahr, die Zukunft ... gut und verheißungsvoll ...

und Sie freuen sich einfach ...

Und nachts im Schlaf ... wird das Unbewusste immer wieder mal schauen ...

wo es den Handlungsspielraum noch erweitern kann ...

etwas Unentdecktes entdecken ... und Ungewohntes erproben ...

und gleichzeitig ... immer besser in sich verankert sein ...

stabil ... zuverlässig ... und unerschütterlich ...

Und so gehen Sie einer schönen Zeit entgegen ... und freuen sich da drauf ...

und wissen in der Tiefe ... Sie werden Herausforderungen begegnen und diese meistern ...

Sie können das ... und wenn Sie's brauchen ...

lehnen Sie sich einfach kurz zurück ... atmen ruhig durch ... und sagen sich:

›Ich brauche nichts zu tun ... Ich brauche nichts zu verstehen!‹

... und lassen mal Ihr Unbewusstes ran mit seiner Klugheit ... seinen Ideen ...

seinen spontanen Einfällen ... und seiner Möglichkeit die Dinge von außen zu sehen ...

die Lage von oben zu betrachten ... aus einer anderen Perspektive ...

und auf einmal werden Sie wissen ... was zu tun ist ...

Und so können Sie einfach noch einen Moment dabei verbleiben ...

vielleicht noch mal tiefer sinken in das schöne Gefühl ...

Und Sie kommen ... je nach Lust und Laune ... danach wieder ins Hier und Jetzt zurück ...

und schließen die Hypnose ab ... in Freude auf Überraschungen ...

2.3.12 Orientierungskrise

Wo gehöre ich hin? – ressourcenvoll nach vorn ausschreiten

Kontext: Eine Frau im Umbruch, aber mit reichem Erfahrungsschatz, sucht Zielorientierung. Einschränkende Selbstsuggestionen und Selbstzweifel blockieren sie.

Ziel: Bestärkung, Verdeutlichen von Ressourcen, Glaube an sich und in die Zukunft.

Technik: Die Hypnose beinhaltet die Zusammenfassung des ausführlichen Vorgespräches und bindet dann die Technik »Galerie der Erfolge« (nach Mende, vgl. Kaiser Rekkas [Hrsg.] 2022, Modul II, 126) ein.

Sie dürfen jetzt einfach faul sein.

Ach, durchschnaufen, sich zurücklehnen ... gut! ... Und aufatmen, ... sehr schön!

Nun sind wir gerade durch Ihr ganzes Leben gewandert, durch die Gefühle, durch die Wünsche, hmhm, sehr schön, und das Unbewusste hat alles mitgehört und mitgedacht und mitgefühlt ...

und hat schon die Ärmel hochgekrempelt, um jetzt aktiv zu werden ...

und das herauszufinden, was für Sie wirklich richtig und stimmig ist.

Und so ... können Sie nachlassen, so ... ist ja schon alles in Schwingung gekommen ...

und es gab so schöne Bilder ...

von den Sandpipern, die immer am Saum des Wassers herumhüpfen ...

so geschickt, spielerisch und: erfolgreich.

Und die glänzenden Kastanien zwischen Herbstlaub auf dem Weg zur Klosterruine auf dem heiligen Berg.

Und natürlich Kalifornien ...

und so viel, was grade allein an Bildern da war, an Orten, an Erinnerungen.

So ein reicher Fundus, so eine Lebensfülle!

Und alles ist eigentlich dafür da, um genutzt zu werden, um zur Wirkung zu kommen ...

Sie brauchen mir nicht mehr zuzuhören, oder Sie hören mit einem Ohr zu, und sinken mit jedem Atemzug ein bisschen tiefer und nehmen auch mit geschlossenen Augen wahr, wie es heller wird hier im Raum, weil die Sonne zwischen den Wolken hervorschaut und uns Licht schenkt ...

Und so gehen Sie tiefer und tiefer in diesen angenehmen Zustand ...

dieses angenehme Sein und Ruhen ...

Sie haben so eine Spielbreite ... von nüchtern und klar und diszipliniert ...

bis verspielt und emotional ... und kreativ und lebensvoll.

Und es ist an der Zeit, da Sie im Zenit des Lebens stehen ...

dass Sie alle diese Saiten bespielen und zum Klingen bringen ...

Und Ihr Unbewusstes wird ... ohne Ihr bewusstes Zutun ...

genau das Richtige auswählen und organisieren und neu strukturieren ...

damit Sie nach vorne gehen können ... frei ... mit einem neuen Motto ...

was Sie jetzt für sich finden, weil Sie innerlich auf Ihrem Berg stehen ...

auf dem heiligen Berg ... bei Heidelberg ...

und das herbstliche Laub riechen, diesen besonderen Duft der Reife ...

die Herbstsonne genießen ...

während Ihr Herz munter hüpft, wie die Sandpiper, die mit den Wellen spielen ... *(Pause)*

Und während ich von 1 bis 5 zähle, gleiten Sie ganz selbstverständlich ...

in die hypnotischen Gefilde, das Sie kennen ...

Ihr Ausblick phänomenal ... Sie ganz frei ... gelöst ... ungebunden ...

1 ... und 2 ... und 3 ... und 4 ... und 5.

Und Sie wandern in Ihren hypnotischen Gefilden ... wie durch eine Galerie ...

In der all die Exponate stehen, die Ihre Kenntnisse verdeutlichen ...

All das, was Sie erfahren durften und erfahren haben ...

All das, was Sie lernen durften und gelernt haben ...

All das, was als riesiger Erfahrungsschatz in Ihnen schlummert ... *(Pause)*

Und Sie gehen wie mit einem kleinen Zauberstab herum ...

und berühren den ein oder anderen Gegenstand ...

den ein oder anderen Erfahrungsschatz ...

das ein oder andere Erlebnis ...

diese oder jene Errungenschaft ...

diese oder jene Leidenschaft ...

Und ein großes Repertoire eröffnet sich ...

fängt an zu fließen und zu sprudeln ... und die Energien steigen ...

Sie spüren tief im Inneren, was Sie alles können, was Sie wert sind und ...

Sie spüren dieses eigene Zutrauen ... was die Frage beantwortet:

›Wo gehöre ich hin?‹ *(Pause)*

Sie werden Ihren Weg finden, der sehr persönlich ist ...

Ideen gibt es genug ... aber welche Idee Sie verfolgen, werden Sie in guter Abstimmung ...

zwischen Vernunft und Herz ... mit Wille und Zuversicht ... wählen. *(Pause)*

Und Sie werden wahrscheinlich erfahren, dass die Basis in Ihnen selber ist ...

von der aus Sie nach außen gehen ... *(Pause)*

Wir hören als Kind ... wiederholt die gleichen Sätze, die gleichen Worte ...

wir glauben sie ... meinen, sie seien allgemeingültig und das ganze Leben lang gültig ...

aber jetzt im Moment, können ein paar Sätze, die nichts mehr taugen, ...

mit dem Herbststurm davonfliegen ... und vielleicht irgendwann im Neckar landen ...

so dass Ihr Kopf frei ist, Ihre Gedanken neu und die Bilder zuversichtlich ...

Ihre nächtlichen Träume aber wegweisend. *(Pause)*

Und während ich jetzt still bin, kann noch all das geschehen ...

was nicht in Worte gefasst werden kann und soll ...

und Sie genießen einfach die Bilder, die Gedanken und die Ruhe ...

und das wachsende Gefühl von Vertrauen und dieser inneren soliden Festigkeit ...

die Ihnen sagt: ›Ich kann …‹, denn Sie wissen um Ihre Basis … und um Ihre Fülle …

Sehr schön. Und immer, immer wieder, wenn Sie diese Hypnose praktizieren …

werden Sie näher zu sich hin kommen … sich noch mehr und besser spüren …

Ihre Kräfte und Ihre Talente deutlicher bestätigt bekommen …

Und verspüren, was für ein großer Schatz in Ihnen lagert …

Und … Sie werden Impulse bekommen und diesen Schatz nutzen …

diesen Schatz zur Wirkung bringen, zum Strahlen … und …

vielleicht zu Ihrer großen Überraschung …

daraus mehr machen als Sie jemals für möglich gehalten haben. *(Pause)*

Lassen Sie das nun in Ruhe auf sich wirken … und irgendwann, nach ein paar Minuten, werden Sie bemerken, dass es genug ist. Dann werden sie von 5 bis 1 zählen und sehr erholt und klar und in bester Stimmung in diesen wunderbaren Tag zurückkehren.

2.3.13 Nachholbedarf im Frauwerden

Nachreifen auf Rosenblütenblättern – dem Körper erlauben, sich zu entwickeln

Kontext: Nie wollte sie erwachsen werden, immer Kind (und dabei Junge) bleiben, entwickelte eine Magersucht, die sie aber überwunden hat. Jetzt, bald 40 Jahre alt, will sie endlich Frau werden. Sie mag ihren Körper nicht anschauen, hat kein gutes Verhältnis zu ihm. Sie möchte aber Dekolleté tragen, »etwas« Brüste haben, eine schöne Taille, ein rundes Becken. Nur: Ein Teil in ihr, ihr inneres Kind, sträubt sich trotzig.

Sie ist eine schöne, sympathische, jugendliche Frau, und wir haben im Vorgespräch die Hypnose gut vorbereitet und dabei auch viel gelacht. Die Sitzung halten wir per Zoom ab, und ich sehe auf dem Bildschirm, dass ihr Raum förmlich von Rosen überquillt.

Ziel: Kongruenz zwischen Alter, geistiger Reife und Körper, im Wissen darum, dass die »Zurückhaltung« des Körpers bislang einen tieferen Sinn hatte, den er jetzt nicht mehr braucht.

Gut. Und jetzt kommt die Rosenblütenblätterhypnose für *(Name)* zum Nachreifen und Aufblühen. Und *(Name)* liegt zurückgelehnt da und schmunzelt in sich hinein …

Ja, wir haben viel gelacht und wir haben uns viel ausgedacht für eine wunderbare Hypnose jetzt ... *(leises Klavierspiel im Hintergrund)* mit blumigen Klängen im Hypnotischen Raum ...

Und viel, viel Ruhe und Gelassenheit ... Aufatmen und Ausatmen ...

und Sie, liebe *(Name)*, sind Spezialistin in Hypnose ...

und so lassen Sie sich einfach davontragen ... von Ihrem ruhigen Atem ...

von den Klängen der Musik ... und von meiner Stimme ...

und eigentlich ist eben schon alles geschehen, im Vorgespräch ... alles schon angeklungen ...

und vorbereitet ... es braucht sich nur noch in die Tiefe des Unbewussten zu senken ...

um zu lösen ... um zu entwickeln ... und zu fördern ... und um zu entfalten ...

so, wie eine jugendliche Knospe ... mit aller Frische ...

langsam die Blütenblätter etwas mehr färbt ... und vorsichtig, vorsichtig beginnt ...

diese etwas wachsen zu lassen ... und zu strecken ... und mit der Zeit ganz sachte ...

zu öffnen ... für Licht und Luft ... Sonne ... und den Tau des frühen Morgens ...

Und Sie, liebe *(Name)*, haben eine ganze Geschichte mit Ihrem Körper ...

und Ihr Körper war Ihnen immer dienlich ... hat ausgehalten ... hat mitgemacht ...

keine großen Ansprüche gestellt ... und immer brav funktioniert ...

Und Sie haben mit viel Willen und Geisteskraft gearbeitet, gelernt ...

sind vorwärtsgekommen ... diszipliniert ... haben sich Ihr Leben aufgebaut ...

haben viel erreicht ... und jetzt, wie Sie sagen, braucht es noch das i-Tüpfelchen:

Der Körper ... mehr fraulich ... und Sie ... mehr zufrieden ...

Und Sie sinken tiefer und tiefer in Hypnose ... in diese wunderbare Ruhe ...

in diesen wunderbaren Gleichmut ... in diese wunderbare Gelöstheit ...

so schön ... und so angenehm ... einfach nur befreiend ... Sehr gut ...

Und immer gibt es in uns als Erwachsene ... noch eine tiefe Verbindung mit uns als Kind ...

mit all den Wünschen und Träumen ... Vorstellungen und Fantasien ...

und das ist gut so ... so können wir andere verstehen ...

können auch andere Kinder verstehen, auch wenn wir selbst erwachsen sind und groß ...

Es ist gut ... sich zu erinnern, wie man als Kind damals leicht gekränkt war ...

oder vor Freude Purzelbäume schlug ...

Heute läuft alles in gesetzteren Bahnen ... geklärter, vernünftiger ...

aber lassen wir uns nie den Bezug verlieren ... zu dem, was ein Kind empfindet ...

an Freud und an Leid ... an Aufregung und manchmal auch an Langeweile ...

Und da ist dies kleine Mädchen in Ihnen ... die kleine *(Name)* ... die viele Wünsche hat ...

und der eine lautet: ›Ich will einfach Kind bleiben ... Ich will meinen Körper, so wie er ist ...

den find ich prima so ... fast ein bisschen wie ein Junge ... hmhm ...

deshalb spiel' ich auch Playmobil ... und nicht mit Barbie-Puppen.

Und ich werde mein ganzes Leben Playmobil spielen ...

übrigens hab' ich da gerade einen ganz tollen Piraten entdeckt ...

im letzten Playmobilheft ... hmhm ... und der sieht richtig piratisch aus ...‹

Ja ... und dann ... natürlich ... das ist ja Gesetz der Natur ... wächst man heran ...

und wird Teenager ... wird junges Mädchen ... wird junge Frau ... wird erwachsene Frau ...

das Leben geht weiter ... das Kind aber will so bleiben ...

und die erwachsene Frau merkt auf einmal:

›Ich möchte fraulicher sein ... und ich möchte mehr Busen ... ja, schöne Brüste ...

schlanke Taille ... und die Hüften sollen runder ausschauen ... das Becken weiblich ...

Ja, und wie steht es jetzt mit dem Körper? Kann der wirklich so den Schalter umdrehen?

Brav hat der hat immer alle Wünsche erfüllt ...

und irgendwann ist er wie stecken geblieben mit seinem Programm ...

Er braucht etwas ... er braucht etwas, was *Sie* jetzt tun ... nicht das Kind ... Sie, die erwachsene Frau ...

So wendet die erwachsene Frau sich ihrem Körper zu ...

›Entschuldigung, lieber Körper ... ich habe Dich nicht richtig wahrgenommen ...

ich habe Dich nicht richtig ernstgenommen ...

Entschuldige, dass ich dich so ignoriert habe und bitte verzeih mir doch!

Und wenn Du mir jetzt etwas sagen willst ... etwas mitteilen ...

mich etwas wissen lassen willst ... bitte tue das ... und ich bin total offen dafür.‹

Und so oder ähnlich sprechen Sie mit Ihren Worten zu Ihrem Körper ...

und ich bin vollkommen still, für dieses Zwiegespräch ... *(längere Pause)*

Und wenn es Ihnen möglich ist ... dann sagen Sie Ihrem Körper, dass Sie ihn ab jetzt ...

mehr wahrnehmen wollen, und dass Sie damit dort anfangen ...

wo es Ihnen am leichtesten fällt ...

Vielleicht fangen Sie einfach bei Ihren Händen an ... irgendwo ... wo's leicht geht ...

Und sagen Sie Ihrem Körper, da, wo's leicht geht ...

›Ich mag Dich und ich liebe Dich und Du gehörst zu mir.‹

Sie wissen, man kann sich nur verändern auf der Basis des Angenommenseins ...

und Sie spüren das ... es wird ganz warm und kuschlig dort im Körper ...

wo er sich von Ihnen angenommen fühlt ... und da gibt es die erste Verbindung ...

von seelisch – körperlich – geistig ...

im Sinne von Reifen ... von Nachreifen ... von Vollenden ...

Und Sie werden das spüren ... jetzt ... es beginnt zu fließen ...

vielleicht auch erst mal in einem Bereich, wo Sie es gar nicht erwarten ... hmhm ...

Und Sie fühlen hinein in Ihren Körper ... und spüren die Erlaubnis von Fraulichkeit ...

von fraulicher Wärme … fraulicher Rundung … fraulicher Energie …

und fraulichem Sein. Wie schön!

Denn der Körper hat eine Seele … so, wie die Seele einen Körper hat.

Und der Körper braucht auch Zuwendung … ebenso wie die Seele …

und der Körper genießt Anerkennung, … nicht nur die Seele …

und der Körper mag gelobt werden … und der Körper mag für schön befunden werden …

und es muss nicht alles auf einmal sein …

aber es könnte sein, dass Sie nachts in den Träumen mit Ihrem Körper reden …

und etwas entdecken, was Ihnen gefällt … und wo Sie sagen:

›Oh, là là! Wie hübsch, wie nett, hab' ich ja noch gar nicht entdeckt!‹

Und dann beschäftigen Sie sich mit diesem kleinen Puzzleteil Ihres Körpers …

den Sie ausgesprochen hübsch finden … und dieses Puzzleteil blüht auf und gedeiht …

und in der nächsten Nacht … ist es ein anderes Puzzleteil …

Es mag ein Stückchen schimmernde Haut sein …

unter der Lupe betrachtet zeigt es all seine Feinheit … und seine Perfektion …

und es kann etwas ganz anderes sein am nächsten Tag …

ein blondes Härchen … der Halbmond des Fingernagels …

alles so schön in seiner Vollendung.

Und so reifen Sie nach … Nacht für Nacht …

immer ein Puzzleteil mehr zugefügt …

im Ganzen ein Aufblühen und Nachreifen … wie die grün geerntete Tomate …

die sich auf dem richtigen Boden rötet … mag sein, auf Sägespänen …

Sie aber: auf Rosenblütenblättern!

Und die kleine *(Name)* … mit ihrem Kleinmädchenkörper …

und ihren Playmobil-Figuren und mit ihrem Piraten wird das so genießen …

wenn die große *(Name)* mehr aufblüht … und fraulicher wird … weiblicher …

denn dann ist es so viel schöner sich an sie zu kuscheln …

den Duft der Frau zu genießen ... und die weichen Rundungen ... hmhm ...
die erotische Ausstrahlung ... und diese wunderbare Atmosphäre ...
wenn Körper und Seele ... miteinander schwingen ...

Und die Erlaubnis ist da ... denn, wer anders könnte es erlauben als ...
Sie ... die große *(Name)* ...

Und so kann der Körper aufatmen ... Sie spüren es jetzt, wie er sich besser durchblutet ... schon wärmer wird an mehreren Stellen ... und elastischer ...
und sich einfach freut, in Form zu kommen ... in die Form, die er *eigentlich* hat ...

Und, wenn Sie mögen, können Sie wie durch ein Schlüsselloch ...
einen kleinen Blick erhaschen ... wie es ist ... wenn es anders ist ...
die Taille schlank ... die Brüste rundlich ... das Becken fraulich ...
und die Seele in Harmonie ... weil alles einfach passt ...

Und jetzt, liebe *(Name)* ...
fassen Sie Mut und schlüpfen Sie einfach mal in Ihren neuen Körper hinein ...
und probieren Sie ein wenig aus, wie sich das anfühlt. *(Pause)*

Sehr schön ... und so vollendet sich die Entwicklung ...
und da, wo es früher irgendwie hängengeblieben ist ...
da knüpft es direkt wieder an und baut sich auf ...
und über die nächsten Tage nächsten Wochen und Monate ...
wird sich etwas verändern ... und Sie werden dies mit Vergnügen beobachten ...
und dürfen sicher sein ... dass es alles so wird, wie Sie es richtig schön finden.

Als ich ihr 10 Tage später die transkribierte Hypnose schicke, antwortet sie mir: »Das ist ja lieb, vielen lieben Dank! Jetzt kann ich mir die Hypnose auch als ›Gutenachtgeschichte‹ durchlesen ☺ ... ich finde übrigens seit kurzem meine Haut im Gesicht bezaubernd hübsch. Sie ist so klar und rein geworden ;-) ... erstes für mich sichtbares Anzeichen, wie mir scheint ...«

2.3.14 Verlust eines geliebten Tieres

Sue, the Cat – Bittere Erfahrung, Anlass für Wachstum

Kontext: Ein Kätzchen stürzt aus der Höhe des 10. Stockwerkes in die Tiefe zu Tode. Das junge Paar, sowieso schon in schwieriger Phase miteinander, ist untröstlich über den Verlust seines geliebten Tieres.

Ziel: positive Umdeutung dieser bitteren Erfahrung zugunsten der fragilen Paarbeziehung.

Technik: Paarsitzung per Zoom, eine Person davon englischsprachig.

This is a hypnosis for you, my dear ... and you, my dear ...

You are going through a time of intense emotions. You are grieving the loss of your beloved cat, Sue. But Sue wasn't just a cat; she was a unique personality, a very important being. She wasn't just an animal; she was a companion who brought so much to your life, filling it with joy and meaning.

And you gave her so much in return—your love, your care, and a home in your heart. Together, you shared countless moments of play, laughter, and connection. **These were good times, and they will stay with you forever, etched in your heart.**

You remember the softness of her fur, the gentle sounds she made while she slept, and the comforting presence she brought into your home. She was there for you, and you both spoke about her and to her. This is the rhythm of life—beings come into our lives and, sometimes, they leave. It's natural to feel lonely and heartbroken; your pain is understandable.

But with time, you will turn back to life, to the future, and to the things that bring you joy and purpose. Believe me when I say this is not just good for you—it's also what Sue would want. She's watching over you now with a loving smile. She hasn't left you entirely. She has simply transformed, taking on a new, intangible form. She remains with you, offering even more than before. She lives on in your heart and in your mind.

Right now, as you breathe in, you can feel her presence. Breathe in deeply, sense it, and as you exhale, feel it even more. **Sue came into your life as a guide—a gentle nudge for you to grow, to learn, and to move forward with greater wisdom and maturity.**

As you listen to this hypnosis, sit side by side and hold each other's hands—warm and firm, a gesture of togetherness in honor of Sue. **Feel her soul, her wisdom, and her love surrounding you both.**

Sue was no ordinary animal; she had a profound understanding of the emotions within you. **Her wisdom, her insight, and her unique intelligence remain with you, stronger than ever.**

From the moment of her flight to the heavens, she has been watching over you with a wise, loving smile. **That smile is a source of strength for you, reminding you to believe in yourself and in the future you're building together.**

Sue was with you in physical form only for a brief time, but now she stays with you in a more profound, spiritual way. **She is always around, protecting you, appearing in your dreams, and offering answers to your questions—with a smile filled with love.**

Whenever you feel lost, uncertain, or overwhelmed, call her name. Imagine the softness of her fur, hear the sounds she made, and feel her presence. Let her offer you support, reassurance, and the courage to grow stronger, more confident, and more fully yourselves—together.

I will pause now so you can focus on your feelings. Let them settle, becoming calmer, steadier, and more secure. **You'll sense a light within you, like an inner diamond, bringing comfort and confidence.**

Sue is still with you, providing companionship in a deeper, more meaningful way. **Over time, your grief will transform into happiness—happiness from the growth and clarity she has inspired in you.**

2.3.15 Depressiver Absturz

Glockenklang und Amselgesang – raus aus der Depression, rein in den Selbstwert

Kontext: Zoom-Sitzung mit einer therapeutisch tätigen Dame, die vor dem Hintergrund einer problematischen Situation in der Ursprungsfamilie und aufgrund aktuell schwieriger Lebensumstände in einer depressiven Trance mit negativen Gedanken und unglücklichen Gefühlen verfangen ist. Ihr Bericht braucht viel Zeit, so erfolgt nur eine kurze, aber zielgenaue und mit Suggestionen gespickte Hypnose.

Ziel: Bestätigung, Aufwertung, Antrieb.

Liebe Frau *(Name)*. Sie schließen die Augen. Sie sind in Ihrer Kuscheljacke ganz gemütlich. Ich habe so viel von Ihnen erfahren jetzt und so viel hören dürfen und so viel lernen dürfen, was Sie alles vollbringen und ... es ist nicht leicht.

Jetzt atmen Sie einfach erst mal ruhig und tief durch. Gut!

Sie bekommen Anerkennung von den Eltern und von den Kindern der Eltern.

Und das nicht umsonst. Denn, Sie sind mit dem Herzen dabei, mit Ihrer Liebe, mit Ihrer Fantasie, Ihrer Kreativität und ... Ihrem großen Wissen. Und das alles verschenken Sie großzügig.

Sie haben so viele Qualitäten, ich habe das Leuchten in Ihren Augen gesehen, als Sie von Ihrem Hobby gesprochen haben. Und was Sie da alles machen ... das ist doch wirklich eine schöne Arbeit, so etwas herzustellen, und auf so eine ursprüngliche Art und Weise ... eine Jahrtausende alte Kunst der Herstellung eines Materials.

Und Sie sind jetzt da, an Ihrem schönen Ort ... in dem Haus, wo es ein bisschen kühl ist, aber Ihre Jacke wärmt Sie ... und was Sie sonst noch wärmt, ist Ihre innere Wärme, Ihr inneres Feuer, was so schön und stark brennt ... und was Sie so schön und stark am Leben hält ...

so dass Sie diese gesundheitliche Angelegenheit, die ja nun wirklich eine größere Sache ist, so bravourös durchgestanden haben und vieles andere gut handhaben und bewältigen.

Und die Zeit ist schwierig jetzt, zugegebenermaßen, da ist Corona, sind andere Vorgänge in der Welt, die uns überhaupt nicht freuen. Aber Sie ... wie ich, wir wissen, es hat keinen Sinn, sich zu viel Sorgen zu machen. **Es geht darum, im Herzen stark ... und im Körper gesund zu bleiben.**

Und deshalb geht jetzt mal die große Erwachsene hin zu dem kleinen Mädchen von damals.

Und Sie werden ganz spontan ein Bild haben – die Kleine, fünf Jahre alt oder drei oder zwei –

und Sie gehen mit Ihrem großen, großzügigen Herz dahin und geben dem kleinen Mädchen das, was es damals gebraucht hätte ... genau in diesem Moment ...

(Ziemlich penetrantes Läuten der Kirchenglocken, das im Innenhof mächtig widerhallt.)

Und vielleicht hören Sie das Geläute der Kirchenglocken dazu, das ist der Haidhauser Dom.

Wie schön, dass die Kirchenglocken gerade jetzt erklingen, wo Sie voller Liebe all das Gute auf sich strahlen lassen ... warm und kraftvoll ...

Und immer, wenn die anderen etwas sagen, was nicht gut ist und nicht gut tönt ...

hören Sie automatisch die Kirchenglocken dazwischen schweben, die sind wie ein Vorhang zwischen Ihnen und dem anderen, der irgendwas Ungutes sagt, oder will oder tut.

Sie hören die Kirchenglocken ... und Sie sind bei sich ... ganz in Ruhe.

Und ich gehe mal mehr zu den Kirchenglocken hin ... öffne die Balkontüre ...

so haben die Glocken noch mehr Macht ... sie sind wie ein Vorhang ...

ein Klangvorhang, der Sie abschirmt, so dass Sie bei sich bleiben können ...

in Ihrer Kraft ... in der Reinheit Ihres Herzens ... und dem Wohlwollen für sich ...

Sehr gut! Sehr schön ... das bringt Sie in den richtigen inneren Ton ... in Einklang ...

in diese wundervolle Ruhe ... in der das Herz ruhig und gleichmäßig schlägt ...

und ein sicheres Gefühl sich ausbreitet ... überall hin ... und Ihre Gedanken klar werden ... und sich durch Ihre klaren Gedanken die Gedanken der anderen um Sie herum auch klären ...

weil Sie Modell sind für innere Reinheit und Klarheit, und die anderen sich daran aufrichten ... und nicht anders tun können, als auch innerlich rein und klar zu werden ...

und sich aus diesem Netz, in dem sie sich verfangen haben herauszulösen und zu entspannen.

Bleiben sie noch eine Weile und genießen dieses Gefühl der Ruhe!

Nehmen Sie die Kleine in den Arm und drücken Sie sie ...

fühlen sich so richtig wohl und verbunden mit ihr ... und verbunden in sich selbst ...

(Die Kirchenglocken verklingen. Dafür gibt eine Amsel ihr Bestes. Ihr Gesang erfüllt den Innenhof.)

Und es zwitschert jetzt die Amsel für Sie, die Amsel, die immer zwitschert, wenn es in der Hypnose wichtig wird! Sehr gut sehr schön!

Sehr gut, sehr schön! Und immer wieder, wenn Sie diese Hypnose hören, werden Sie tiefer in Trance gehen und noch mehr Wohlgefühl empfinden und immer wieder neu lernen und immer wieder neue Situationen erleben mit Ihrem inneren Kind, dem kleinen Mädchen, das langsam heranwächst und imstande ist, auch Ihnen etwas zu geben ...

Sie anzulachen und vielleicht auch mal zu korrigieren oder Ihnen neue Ideen zu geben.

Und nachts im Schlaf ... macht Ihr schöne Sachen zusammen, die Große und die Kleine ...

Und so werden Sie am Morgen aufwachen ...

klar im Kopf und klar auch in den Vorstellungen, wie die nächste Zeit laufen soll ...

und wie Sie entscheiden und wie Sie sich mit diesen Entscheidungen gut fühlen ...

Und jetzt bleiben Sie noch einen Moment dabei und kommen dann ganz wunderbar erfrischt und wohlig und gut wieder ins Hier und Jetzt zurück.

(Nochmals läuten die Kirchenglocken.)

Und wieder erklingen die Glocken, wohl um Sie daran zu erinnern, wie ganz automatisch der Klangvorhang Sie umhüllt und schützt, wenn irgendwas außerhalb geschieht, was Ihnen nicht guttut. Er hüllt Sie einfach ein ...

Feedback: »Mir hat die Sitzung mit Ihnen sehr gut gefallen. Jeden Tag höre ich mir die Trance an. Die Kirchenglocken haben mir die Erinnerung an eine wunderschöne Hochzeit von Freunden vor ganz vielen Jahren wieder ins Gedächtnis geholt. Zu der Zeit war ich noch bei mir selber, und ich verknüpfe die Erfahrungen mit meiner heutigen Situation. Das tut mir gut. Mir hat gut gefallen, dass Sie so positiv zu mir waren. Ich beschimpfe mich nicht mehr selber, wenn mir was nicht gelingt oder ich was nicht finde oder oder ...«

2.3.16 Verlust geliebter Menschen

Ein neues Kapitel im Buch Lebens – Abschied und Neuanfang

Kontext: Diese Hypnose gilt einer Frau, die in kurzen Abständen den Verlust des Vaters, der Freundin, der Schwester und zuletzt den der Mutter zu verschmerzen hat. Auch wenn das Verhältnis zu allen Verstorbenen als eher lieblos, belastend und grenzüberschreitend beschrieben wird, und man von einem insgesamt rigiden, abwertenden (Familien-)System ausgehen muss, löst das Hinwegscheiden dieser Menschen doch große Gefühle der Trauer und Verlassenheit aus, auch wegen unerledigter Dinge und unbefriedigter Bedürfnisse in Richtung Wertschätzung und emotionalem Halt. Die Regelung von Erbangelegenheiten und Haushaltsauflösung bedeuten immer eine Herausforderung, sie jedoch fühlt sich überrumpelt, kreidet sich dies als Schwäche an und fühlt sich somit noch schlechter. Aber die »gerettete« Schiffsuhr hält sie am Laufen und die Ankerlampe bedeutet ihr Verankerung, was in der Hypnose eingebaut wird. In ihrer Arbeit ist sie beliebt und erfolgreich. Dies wird in der Hypnose als Ressource genutzt. Aufgegriffen werden auch die Fantasieorte (Schiff, Strand, Stadt), die sie den Verstorbenen zugewiesen hat.

Es handelt sich hier um die 3. Sitzung per Zoom. Zuvor fand ein ausführliches Vorgespräch statt.

Ihr Wunsch an die Sitzung: Akzeptanz des Verlustes der Familienangehörigen und der Freundin; Erkenntnis, nicht schuld an deren Tod zu sein.

Ziel: Selbstberuhigung, Betonung der persönlichen Qualitäten, Ermutigung, Selbstachtung, seelische Heilung, Recht auf Abgrenzung und Selbstschutz, Neuorientierung, Zuversicht bezüglich neuer Lebensinhalte und interessanter Begegnungen.

Und nun kommt die schöne, wirksame Hypnose für Sie, liebe Frau *(Name)*, die Sie wirklich verdient haben in so einer Zeit der Verausgabung und der Anstrengung, der vielen Gefühle und der Organisation und des Überlegens: ›Wie mache ich was am besten? Was hat Priorität? Und wie kann ich die Übersicht behalten und auch die Dinge lenken?‹

Es handelt sich ja um Ihr ganz Eigenes, um Ihre Familie und die Gegenstände Ihrer Ursprungsfamilie.

Und Sie haben viel gekämpft. Ich brauche gar nicht alles noch mal zu erwähnen.

Sie haben es plastisch deutlich gemacht.

Und jetzt geht es um ein Ablassen und Zu-sich-Finden …

ein Gut-mit-sich-Sein … liebe Frau *(Name)* … Gut-zu-sich-selber-Sein … Sich-treu-Bleiben.

Und ich nehme auch an, ein bisschen sich zu verzeihen, dass Sie manchmal nicht so reagiert haben, wie Sie meinen, reagiert haben zu sollen. Aber, es war einfach viel.

Atmen Sie doch einfach erst mal durch.

Atmen Sie ein … atmen Sie auf …

atmen Sie aus und atmen Sie ab …

und seien Sie gut zu sich.

Und allein schon, dass Sie sich jetzt diese Sitzung leisten, heißt ja, dass Sie sich das wert sind. Und das ist doch schön.

Und so bitte ich Sie, etwas zu tun, was vielleicht ein bisschen eigen für Sie klingt,

aber, dass Sie in Ruhe einatmen, aufatmen … und in Ruhe ausatmen, abatmen …

und sich im Stillen beim Ausatmen sagen: **›Ich bin es mir wert.‹**

Ausatmen: ›Ich bin es mir wert.‹ … ›Ich bin es mir wert.‹ … ›Ich bin es mir wert.‹

Und jetzt sind diese wichtigen Menschen nicht mehr physisch um Sie herum.

Sie sind aber psychisch in Ihnen drin und dadurch, dass sie die physische Substanz abgegeben haben, können sie auch anders sein zu Ihnen.

Und das Liebevolle überwiegt …

ebenso das Stärkende …

das Tragende …

das Unterstützende …

Der Vater winkt vom Schiff …

die Freundin schickt Sonnenstrahlen vom Strand …

und die Mutter sendet ein Bild von einer Ausstellung in der Stadt …

oder eine Impression … die sie beeindruckt hat.

Und die Schwester findet auch noch ihren Ort und sendet das, was Ihnen guttut …

Und, wenn Sie denn jetzt die rein organisatorischen Dinge erledigt haben werden und letztendlich feststellen, dass alles an Materiellem, was wichtig ist, doch bei Ihnen geblieben ist und all das Äußere versorgt und organisiert ist, **werden Sie freier für Ihre Gefühle sein und mit reinem und mit klarem Herzen immer mal wieder der Trauer nachgehen, auch der Wehmut, aber andererseits auch wissen, dass alles, was gut war – über die guten Worte und das liebe Lächeln und die ausgedrückte Anerkennung – Ihnen treu bleiben wird.**

Und so sinken Sie tiefer und tiefer bei jedem Ausatmen:

›Ich bin es mir wert.‹ … ›Ich bin es mir wert.‹ … ›Ich bin es mir wert.‹

Sie haben das Wissen.

Sie haben das Fundament.

Sie haben die Erfahrung.

Sie stehen anderen bei.

Sie können anderen helfen.

Sie wissen, was richtig ist.

Und genau das machen Sie für sich selber. Jetzt!

Sehr schön, sehr gut, sehr schön.

Denn jetzt geht es darum, im Buch des Lebens ein neues Kapitel aufzuschlagen.

Und dieses neue Kapitel hat andere Vorzeichen.

Und vielleicht sehen Sie so ein schönes, großes, wertvolles Buch ...

vielleicht in Leder gebunden, mit hochwertigem Papier.

Und dieses neue Kapitel wird einen neuen Fokus haben ...

Sie können auch immer wieder in Ihrem Buch des Lebens die alten Kapitel aufschlagen, darin blättern, darin lesen, Bilder sehen. **Und erstaunlicherweise sind die schönen Szenen, die guten Erlebnisse, die guten Gefühle darin besonders hervorgehoben.**

Aber Sie können von dort, wo jetzt das Bändchen drin liegt und das den Zeitpunkt von Heute angibt, in die Zukunft wandern, mit der Aufmerksamkeit für die neuen Kapitel ...

Wir sind ein Produkt der Natur. Wir kommen zur Welt, blühen auf, leben, nehmen und geben und sind eingebunden in den Kreislauf des Kommens und Gehens. Keiner ist verschont und das ist immer wieder eine große Herausforderung, an der wir wachsen und an der Sie vielleicht irgendwann auch Freude bekommen, und etwas anders betrachten und sich auf einmal intakter fühlen, weil weniger von außen an Ihnen gezerrt wird und Sie mehr zu sich finden ... mehr in dem, was Sie wirklich ausmacht: **das Beständige, das Disziplinierte, das Überlegte, das Therapeutische, das Innovative, das Gestalterische und die Liebe zum Menschen.**

Und so, wie es der Natur entspricht und ihren Abläufen, bildet sich ein neues Netzwerk. Neue Menschen kommen hinzu und Sie werden vielleicht noch erstaunt sein, welche Begegnungen Sie haben und wie diese glücklich machen werden.

So lassen Sie sich getrost noch die letzten Erledigungen erledigen, die organisatorischen Dinge organisieren, alles das machen, was zu tun ist, um dann Ihre Reise zu starten, mit einem neuen Gefühl in das neue Kapitel Ihres Lebens, mit einer Neugierde, die für Sie neu ist, und den Fragen, die für Sie neu sind:

›Wodurch wird es mir möglich sein, mehr auf mich zu achten, um in Ruhe zu kommen?

›Wie werde ich mich selbst wertzuschätzen und so ganz neu aufzublühen, ganz neu, auf wundervolle Art und Weise?‹

›Was wird mir begegnen?‹

›Wie werde ich mich anders verhalten?‹

Sehr schön, sehr gut, sehr schön.

Und das Unbewusste in der Tiefe entwirft neue Muster und legt neue Verbindungen und fügt aus seiner intuitiven Intelligenz so vieles hinzu, was bewusst bislang nicht für möglich erschien.

Und vielleicht mögen Sie im inneren Erleben in Ihrem Buch des Lebens, in dem neuen Kapitel, ein bisschen in den Seiten weiter vorne blättern und schauen, ob diese nur weiß sind oder ob schon was durchleuchtet oder sich erahnen lässt vom zukünftigen Leben mit neuen Aufgaben, neuen Interessen und vielleicht auch neuen Menschen?

Mag sein, Sie entdecken: Es gibt einen neuen Lebensentwurf, eine Gestaltung, die Ihnen entspricht und neue Aspekte hat, die Ihnen wirklich interessant vorkommen.

Mhm. Sehr schön.

Und bleiben Sie noch dabei! Sinken Sie noch tiefer für ein paar Minuten Zeit!

Spüren Sie den Halt in sich!

Erleben Sie das Vertrauen, das Sie in sich selbst haben!

Fühlen Sie Ihre starke Basis und seien Sie erwartungsvoll, wie es ist, im Lot zu sein, verankert in sich und doch bewegungsfrei und neugierig auf die Zukunft. Sehr schön. Sehr gut.

Und bleiben Sie einfach noch ein paar Minuten dabei und recken und strecken Sie sich und öffnen die Augen erst dann, **wenn Sie richtig Lust bekommen, in Wirklichkeit auszuprobieren, wie es ist, sich so stark und zuversichtlich zu fühlen.**

2.3.17 Schuldkomplex – nächtliche Krisen

***Nicht mal im Traum erahnt, wie schön träumen sein kann –* Erlösung von der Schuld**

Kontext: Ein Mann Mitte 50 konsultiert mich aufgrund nächtlicher Unruhe, belastender Albträume und Schlafstörungen. Die Symptomatik besteht seiner Einschätzung nach seit seiner Jugendzeit – und zwar seit einem traumatischen Erlebnis. Aufgewachsen ist er auf einem kleinen Bauernhof, der in finanzielle Nöte geriet. Er beschrieb die damalige Situation mit den Worten »trostlos und bedrückend«. Im Zuge der Schwierigkeiten nahm sich sein Vater – unerwartet – das Leben. Als damals 14-jähriger Junge entdeckte er, gerade von der Schule heimgekommen, seinen Vater am Seil hängen. Seine sofortigen Versuche der Wiederbelebung waren vergeblich.

Es folgten Jahre mit harter Arbeit, großer Entbehrung, viel Verantwortung, und vor allem starker Selbstvorwürfe, da er auf dem Heimweg von der Schule noch Quatsch mit seinen Schulkameraden gemacht und getrödelt hatte und somit zu spät gekommen sei, um das Unglück noch abwenden zu können. Im nächtlichen Albtraum steht er immer wieder an einem riesigen Krater, der ihn zu verschlingen droht. Um ihn herum zeigen Menschen auf ihn und klagen ihn an. Im realen Leben hat er viele Schwierigkeiten gemeistert, gute Entscheidungen getroffen und steht mitten im Berufsleben. Er ist ein guter Vater eines erwachsenen Sohnes.

Sein Wunsch: die nächtliche Tyrannei zu beenden.

Ziel: den Schuldkomplex auflösen und ruhigen, erholsamen Schlaf ermöglichen.

Gestaltung der Sitzung: ausgiebiges Vorgespräch mit Artikulation der Wünsche an die Therapie. Es folgt eine Hypnose zum Kennenlernen und die Hypnoseeinführung mit der Paradoxen Handlevitation. In der zweiten Hypnose mit der Arbeit im Hypnotischen Raum widmen wir uns der Begegnung der »inneren Stärken«, wie auch dem 14-jährigen Jungen. Das Hauptziel der Suggestionen ist, ihn zu »entschuldigen«, d. h. die Last der Schuld von seinen Schultern zu nehmen, ihn zu bestätigen und einen gesunden Schlaf mit guten Träumen zu ermöglichen. Bei dem Zählen von 1 bis 7 gleitet er in tiefe Trance, sodass relativ direktiv vorgegangen werden kann. Wiedergegeben ist diese 2. Hypnose.

Lieber Herr *(Name)*, jetzt haben Sie schon einen Eindruck bekommen von Hypnose ...

und nun geht es gleich weiter ... wieder brauchen Sie nichts zu tun, nichts zu verstehen ...

unbewusste Arbeit spielt sich vollkommen von selber ab ...

Das ist so wie dieses Rumoren *(unter der Praxis herrscht im Drogeriemarkt der normale abendliche Betrieb mit Ausräumen und Neubeladen)*, das ist zwar unten vom Drogeriemarkt, die alten Pappkartons werden ausgeräumt und geholt und entsorgt ... neue Waren rollen herein ... aber so ist es hier ja auch ... Altes wird entsorgt ... es kommt Neues, es kommen neue Muster herein, neue innere Sätze, zeitgemäße neue Worte, neue Bilder ... neue Gefühle ...

So lehnen Sie sich richtig schön zurück und ruhen sich erst mal aus ...

und können sich schon freuen auf die nächsten Nächte ...

von denen Sie nicht mal geträumt haben, wie gut Träumen sein kann ... *(Pause)*

Und während ich von 1 bis 7 zähle, sinken Sie einfach noch tiefer, lassen noch mehr nach ...

und fühlen noch stärker Ihren inneren Halt ...

ganz eins mit sich ... so frei ...

und bei 2, egal was um sie herum ist ... Gerumpel ... Getute ... andere Geräusche ...

hören Sie doch eigentlich nur Ihr eigenes Atmen ...

und fühlen ... 3 ... die zunehmende die Ruhe, die dieses Geräusch Ihnen vermittelt ...

4 ... Sie kommen an eine Tür ... Sie öffnen Sie ...

5 ... und treten ein in Ihren Hypnotischen Raum ... in dem Sie Ihren Stärken begegnen ...

6 ... in dem Sie sich beleben und sich bewusst werden, was Sie eigentlich können ...

ja, was Sie ausmacht, wie erfolgreich Sie sind und wie Sie auf sich bauen können ...

Und da sind Sie ... einfach ruhig atmend, entspannt, offen ...

offen für Erfahrungen, für Neues ... für Ruhiges und Lebendiges ... 7! *(Pause)*

Sie wandern herum in Ihrem Hypnotischen Raum ...

wie in Ihrem Lebensraum ... und sehen sich selbst ...

genau so, wie Sie sich mir eben so ausführlich und bildhaft beschrieben haben ...

mit all Ihren Stärken, Ihrer Ausdauer und Ihrem Mut.

So begegnen Sie sich immer da, wo Sie wieder eine Hürde genommen haben ...

immer wieder ... schon in ganz jungen Jahren ...

immer wieder ... mit dem Glauben, dass es doch irgendwie weitergeht ...

und immer wieder ... mit dem guten Willen ... und der Stärke im Herzen ... *(Pause)*

Und mit dem Glauben, dem guten Willen ... und der Stärke im Herzen ...

begegnen Sie nach einer Weile dem 14-jährigen *(Vorname)* ...

ein normaler Junge, der nach der Schule ein bisschen getrödelt hat ...

und noch ein wenig Spaß haben wollte mit seinen Schulkameraden ...

bevor er zurückkehrte zum Hof, wo das Leben so trostlos war und so bedrückend ... *(Pause)*

Sie stehen ihm gegenüber wie ein großer gütiger Freund ...

und im Moment ist Ihnen sonnenklar: Der Junge kann gar nicht schuldig sein.

Und Sie wissen auch, Sie sind der Einzige ...

der die vermeintliche Schuld von ihm nehmen kann ...

Sie wissen, wie Sie den Dorn aus seinem Fleisch ziehen ...

Und das tun Sie jetzt! *(Pause)*

Sie ziehen den Dorn aus seinem Fleisch.

Sie hören das Geräusch.

Sie sehen den Vorgang.

Sie fühlen die Erleichterung, wissen Sie doch auch ...

wie sich anfühlt, wenn man einen Dorn aus dem Fleisch zieht.

Und in der Tiefe ... tiefer als tief ...

löst sich das Schuldgefühl in ein vollkommenes Nichts auf ...

Und so schwindet auch der Krater ... verblassen diejenigen, die Schuld zuweisen wollen ...

aber nicht können, weil es keine gibt.

Das Kind war einfach Kind ... der Junge war einfach Junge ... normal, natürlich, richtig ...

Und im Kind und auch in Ihnen wird die Gewissheit wachsen ...

dass es eine Entscheidung allein vom Vater war,

die Entscheidung aus der Welt zu scheiden, vollkommen unabhängig von Ihnen ...

Er nahm in Kauf, dass seine Familie ohne ihn sich selbst überlassen war.

Ja, es wird für Sie sein, als ob er Ihnen eindeutig versicherte:

›Es war mein Weg und hat nur mit mir zu tun.

Und du, mein Junge, sei frei!

Gestalte dein Leben und sei glücklich!‹ *(Pause)*

Vielleicht mögen Sie mit dem 14-Jährigen noch ein bisschen herumwandern ...

den Arm um seine Schultern gelegt ...

und spüren, wie er zunehmend aufatmet und sich streckt ... ja, wie entlastet er ist ...

die dunklen Wolken sich verziehen ... und er an seine Zukunft glaubt ... *(Pause)*

Und Sie selber werden auch die nächsten Hürden noch nehmen ...

Sie haben fachliche Beratung,

Sie haben emotionale Begleitung ...

Ihr Kind ist groß und geht seinen Weg. *(Pause)*

Sie sind frei für Ihr Leben, um es zu genießen und zu gestalten.

Sie haben auch alle Freiheit, ab heute besser und besser zu schlafen, gut zu träumen ...

an sich zu glauben und Ihre Stärken zu nutzen ...

und mit der Zeit immer froher und leichter und unbeschwerter zu werden ...

um neue Erfahrungen und Erlebnisse zu haben, die Ihnen so richtig Freude machen ...

(Pause)

Ja, es gibt eine große Chance, dass Sie sich bald sagen werden:

›Ich bin frei! Ich gestalte mein Leben und bin glücklich!‹

Jetzt lassen Sie sich noch ein wenig weiter wandern, mit dem Jungen an Ihrer Seite, den Arm um seine Schultern gelegt. **Gemeinsam geht Ihr vorwärts und fühlt euch einfach nur noch wohl.**

Und wenn Sie diese Aufnahme wieder hören werden, werden Sie vermutlich neue Aspekte erleben … andere Gefühle, andere Bilder … es wird immer reichhaltiger werden und Sie immer mehr bestärken, dass alles gut wird. Und das wird sich richtig schön anfühlen. *(Pause)*

Sehr gut! Genießen Sie noch eine kleine Weile dieses schöne Gefühl, im Reinen und Klaren und Guten mit sich zu sein … **in Vorfreude auf angenehme Träume …**

und kehren dann guter Dinge ins Hier und Jetzt zurück …

Feedback nach 2 Wochen: »Mir geht es soweit gut, die Schlafqualität wird jede Nacht besser.«

2.3.18 Long Covid and Long Depression

Fit for Life, fit for Pleasure – Ermutigung, Mobilisierung, Veränderung innerer Dialoge und vorsichtige Kräftigung bei Long Covid

Kontext: älterer Kollege mit depressiven Zügen. Nach schwerer Covid-Erkrankung (Lungenentzündung, hospitalisiert) jetzt Post-Covid-Syndrom mit Appetitlosigkeit, chronischer Übelkeit, Untergewicht, allgemeiner Schwäche. Wegen fehlender Libido ist seine Liebesbeziehung beeinträchtigt. Vorsichtig hat er wieder mit seinem Fitnessprogramm begonnen. Es handelt sich um eine einmalige Sitzung per Zoom.

Ziel: Ermutigung. Mobilisierung. Stärkung. Veränderung innerer Dialoge ins Positive. Anregung von Appetit auf Speisen und das Leben.

Technik: Paradoxe Handlevitation, Besuch eines »Wunderbaren Fitnesssalons« und eines Foodmarkets. Die Hypnose scheint überladen, aber es war von vornherein nur eine Intervention geplant, es gab also nur »eine Chance«. Und dank der Audioaufnahme konnte er sich ja bewusst/unbewusst bei jedem Praktizieren dieser Hypnose immer wieder einem anderen »Aufgabengebiet« widmen.

Lieber *(Name)*,

als Erstes möchte ich mich bedanken für die ganzen Informationen ...

für das Vertrauen in mich und in die Situation ...

und wir werden jetzt eine schöne Hypnose zusammen machen, damit Sie sich wohler fühlen ... auf verschiedenen Gebieten wohler ... im Körper, in der Seele und auch im Kopf ...

Und ich möchte eine interessante Hypnoseeinleitung mit Ihnen machen, damit Sie als Experte noch besser verstehen: den Unterschied zwischen bewusst und unbewusst ...

denn in der Hypnose geht es ja um unbewusste Arbeit, unbewusste Vorgänge ...

unbewusste Mustererweiterung, unbewusste Veränderung ...

und Sie, lieber *(Name)*, Sie brauchen überhaupt nichts zu tun ...

Sie brauchen nichts zu verstehen ... Sie brauchen mir kaum zuzuhören ...

denn Hypnose ist immer wie Urlaub ... Urlaub vom Alltag ... Urlaub nur für Sie ...

Und die Einleitung geht folgendermaßen:

Ich bitte Sie, dass Sie einen Arm anwinkeln, so, dass der Unterarm in der Luft steht, der Arm angewinkelt vielleicht so im 40°-Winkel. Geht das? Gut, gut. Schön.

Und jetzt bitte ich Sie, Ihre Konzentration voll auf diesen angewinkelten Arm zu lenken ... und das Einzige, worum ich Sie sonst noch bitten wollte, ist, dass Sie diesen Unterarm ganz langsam, willentlich und bewusst senken ...

und zwar über die nächsten zehn Minuten etwa ... ganz langsam ...

so langsam, wie Sie ihn noch nie gesenkt haben ... ganz, ganz langsam ...

bewusst ... willentlich ... konzentriert ...

mit Ihrer Aufmerksamkeit vollkommen auf diesen Arm fokussiert ...

Und Sie atmen dabei ruhig und regelmäßig ... und werden bald überrascht feststellen ...

dass in dem Maße, wie Sie diesen Unterarm und die Hand willentlich ...

bewusst, langsam, peu à peu senken ...

die andere Hand unwillentlich leichter wird, unwillkürlich, unbewusst, selbsttätig ...

leichter und leichter ... leichter und leichter ...

Und Sie, lieber *(Name)*, Sie spielen einfach mit ...

lassen Sie die Hand leichter werden, wenn sie das will!

So kann diese Hand leichter werden, fängt an zu schweben und gewinnt ein wenig an Höhe ...

während Sie immer noch mit der bewussten Aufmerksamkeit bei dem angewinkelten Arm sind ...

den Sie nach und nach langsam senken ...

werden die andere Hand und der andere Unterarm leichter und leichter ...

unbewusst und unwillkürlich ... wie aus der Tiefe geführt ...

wie ferngesteuert ... leichter und leichter ...

sehr schön ... und die Hand schwebt in der Luft ... selbsttätig in der Luft ... sehr schön ...

Das sind einfache, unbewusste Bewegungen, die die Trance fördern ...

und Ihnen helfen, mehr bei sich zu sein ...

Und Sie machen einen tiefen Atemzug ... tief und befriedigend ... sehr gut ...

und während Sie langsam ausatmen, spüren Sie schon, wie Sie beginnen, sich wohler zu fühlen.

Und Sie machen einen weiteren tiefen befriedigenden Atemzug ...

und merken wiederum beim Ausatmen ... beim Loslassen ...

wie Sie sich nochmals wohler fühlen ... ganz bei sich ...

in Ihrer Mitte ... ruhig und sicher ... sehr schön ...

Und Sie machen einen dritten, tiefen und befriedigenden Atemzug ...

und beim Ausatmen werden Sie noch mehr spüren, wie Sie sich noch wohler und entspannter fühlen ... frei und leicht ... ruhig und warm und wohlig ... gut!

Und die leichte Hand kann sich Ihnen selbst zuwenden ... und hinwandern zu Ihrem Körper ... in diesen kleinen ruckartigen Bewegungen, die typisch sind für Hypnose ...

und kann sich irgendwo ablegen, da, wo die Hand das für richtig hält ...

auf Ihrem Leib ... auf dem Oberbauch, auf dem Mittelbauch ... auf dem Unterbauch ...

oder vielleicht auch auf dem Oberschenkel ...

die Hand findet den richtigen Platz, um Ihnen mitzuteilen ...

dass Sie jetzt im Mittelpunkt stehen ... alle Aufmerksamkeit bei Ihnen ...

wohltuend und liebevoll ... *(Name)* ... sehr schön!

Ah ja, sehr schön, sehr gut ... und ganz allmählich ...

während Sie einfach erst mal ein gelöstes Sein empfinden ...

entwickelt sich Ihre Hypnose so, wie es für Sie ganz individuell richtig ist ...

und das Unbewusste bestimmt die Tiefe und das Maß der Hypnose ...

und was Sie erleben sollen ... und dürfen ... heute ...

Das wird von Ihnen selbst vorgegeben ... und ist immer richtig und immer gut ...

Und während ich von 1 bis 7 zähle, gehen Sie einfach noch tiefer ...

so angenehm ... genau richtig für Sie ...

so eins mit sich ... so frei ...

2 ... sind Sie ganz für sich ... mit sich dabei ...

3 ... und schweben durch diese Tür ... bei 3 ...

An dieser steht *(Name)* ... und nur Sie treten da ein ...

um etwas zu erleben, was Sie erleben sollen, damit es Ihnen besser geht ...

4 ... im Hypnotischen Raum, der nur der Ihre ist ...

5 ... wo Themen drankommen ... in der Tiefe ... von mir gar nicht angesprochen.

6 ... alles das, was für Sie wichtig ist, um mehr Freude am Leben zu haben ...

7 ... mehr Lust am Leben ... mehr Vertrauen ins Leben ... und Glauben in Ihre Zukunft ...

Und Sie sind auferstanden nach dieser Krankheit ... Sie haben Sie überwunden ...

und Sie sind dabei, die Folgen zu überwinden ...

Sie liebäugeln schon wieder damit, ins Krafttraining zu gehen und Ihren Körper zu spüren ... wo Ihr Fuß so fest auf dem Boden steht ... das Becken aufgerichtet ... der Rücken gerade ... und Sie Ihre schöne große Gestalt so richtig spüren können ...

die Lungen weit ... das Herz ruhig pumpend ... die Muskulatur warm und elastisch ...

Sie spüren Ihre Kraft ... und Sie spüren Ihre Ausdauer ... und Sie spüren sich *(Pause)*

Und in Ihrem Krafttraining, lieber *(Name)*, da haben Sie etwas noch nicht entdeckt ...

da gibt es nämlich ein besonderes Gerät ... das ist individuell für Sie gestaltet ...

für andere nicht sichtbar ... und nur für Sie da ... das hat eine besondere Wirkung ...

das ist das Krafttraining für gesunde Erinnerungen ... für Vitalität auf allen Gebieten ...

Und Sie nehmen dort Platz und positionieren Ihre Arme und Ihre Beine ...

und kommen ganz von selber in eine gelöste, angenehme, geschmeidige Bewegung ...

Und der Körper erinnert sich, wie er früher Appetit hatte und Essen ihm so gefallen hat ...

und er auch richtig hungrig war ... er erinnert sich jetzt, welche Speisen ihm geschmeckt ...

und gut getan haben ... welche Getränke er lustvoll geschlürft hat ...

und welche Zubereitung er besonders genossen hat ...

schon allein, wenn der Duft ihm in die Nase stieg ...

Und der Körper kann sich erinnern an gute Verdauung ...

An gutes Bearbeiten des Nahrungsbreis ... gutes Herausfiltern der Nährstoffe ...

und gutes Abtransportieren der Faserstoffe und Abfallstoffe ...

All dieses gesunde runde Zusammenspiel der inneren Organe ...

während die Lungen ruhig atmen ... das Herz das Blut durch die Adern pumpt ...

überall hin ... in alle Organe ... alle Zellen ...

alles warm und wohlig durchblutet und wohlig genährt ... überall hin ...

und der Appetit kommt mit dem Essen, sagt man ... lecker, fein und köstlich zubereitet ...

Und einem scheinen die Portionen immer zu wenig und zu klein ...

da ist doch ein Nachschlag wirklich richtig fein ...

Und Krafttraining hebt die Stimmung ... Bewegung hebt die Stimmung ...

gute Ernährung hebt die Stimmung ... und gute Gedanken heben die Stimmung ... ***(Pause)***

Und wenn Sie sich genug ausprobiert haben an diesem einen Wundergerät ...

erheben Sie sich und gehen zu dem nächsten, was Sie auch noch nicht entdeckt hatten ...

und Sie inspizieren es ... Sie schauen genau, was Sie damit anstellen sollen ...

schauen hin, wie es aussieht und wie es zu bedienen ist ...

und was es in Ihnen auslösen wird ...

Und dieses Gerät ist ein Krafttraining für die Lust am Leben ...

Fit for Life ... Fit for Pleasure ...

und Sie genießen das Leben ... Sie lieben das Leben und ...

wenn Sie jetzt dieses Gerät benutzen ... und ich weiß nicht, ob sich da hinein stellen ... vielleicht wie auf dem SensoPro oder irgendwie so was ...

fängt es an zu rütteln und zu schütteln ... und Sie machen bestimmte Bewegungen ...

und Sie greifen nach hinten ... und nach oben ... und nach vorne ...

schwingen die Arme rechts ... schwingen die Arme links ...

und durch die Balance, die Sie immer halten müssen ...

kommt etwas anderes in Ihnen hervor:

die Freude ... die Kraft macht sich breit ... und die steigt aus der Tiefe Ihres Leibes hoch ...

Und Sie bewegen sich ... und Sie drehen sich ... und Sie greifen danach ...

und Sie strecken sich ... und schauen nach oben ... und schauen unten ...

und Sie schauen links ... und Sie schauen rechts ... und nach hinten ...

wenn Sie schauen, sehen Sie nur das Gute ...

und Sie sind jetzt vom Leben her in einer guten Zahl ... 77 ...

das ist die Wende nach vorne für die nächsten guten Jahre ...

Sie lassen die Depression beiseite ... Sie gehen nach vorne ... beherzt ...

und wie auf dem SensoPro ... rechts ... links ... oder beide Beine auf einmal ...

im Schwingen ... im Stehen ... standsicher in Balance ... der Blick nach vorne ...

zur Seite ... nach oben ... nach unten ... nach hinten ... wo Sie nur noch das Gute sehen ...

Man kann seine Geschichte ja nicht verändern, aber ...

man kann im Heute, Jetzt, Hier sich neu integrieren ...

sich weiterentwickeln ... sich neu finden ... und sich neu erfinden ...

So sind Sie bereit für Ihr Training im ***Fit for Life ... Fit for Pleasure ...***

Und während Sie in tiefer Hypnose sind, lieber *(Name)* ...

hat das Unbewusste alle Fähigkeit und Möglichkeit, etwas für Sie zu tun ...

So können sich innere Muster ändern ... innere Strukturen erweitern ...

und während das Unbewusste den roten Faden zieht ...

können sich neue Entwicklungen bahnen ... kann sich Neues eröffnen ...

um diese Zeit, die Sie vor sich haben, auf allen Gebieten zu genießen ...

als Individuum ... als Mensch ... als Mann ...

Und so können Sie auch von diesem Fitnessgerät ... ***Fit for Life ... fit for Pleasure ...***

aufstehen und wandern weiter in Ihrem hypnotischen Fitnessraum ... weiter und weiter ...

und landen wirklich überraschend in einem dieser wundervollen Foodmarkets ...

wie es sie in fremden Ländern gibt ...

ein ganzer Marktplatz mit kleinen Buden, aus denen es köstlich duftet ...

ein Basar der köstlichen Speisen ... **Speisen, die ihnen munden ...**

ihnen gut tun, lieber *(Name)*, frisch gekocht, zubereitet von sauberen, sorgfältigen Händen ... von Köchinnen und Köchen mit weißen Hauben und weißen Schürzen ...

Speisen mit aromatischen Zutaten und frischen Gewürzen ...

die Dekoration wie ein Bild ... die Teller wie eine Komposition ...

und für den Gaumen eine reine Freude ...

Und so wandern Sie hindurch, ohne sich festzulegen, erst mal nur fürs Auge …

Um zu schauen … und zu riechen … und Sie hören das Geklapper aus den Küchen …

und das Wasser darf Ihnen im Munde zusammenlaufen …

aber Sie werden sich hüten, schon jetzt etwas zu kaufen …

Sie wandern herum und genießen nur noch … erst mal nur mit dem Auge …

Später können Sie etwas noch näher betrachten …

und noch später vielleicht ein ganz wenig probieren … sehr schön und sehr gut …

Und so heilen Sie aus … so kräftigen Sie sich … lieber *(Name)* …

werden wieder richtig stabil auf allen Ebenen … nach und nach …

und Sie leben Ihr Leben, was Ihnen geschenkt wurde … leben es noch so richtig aus …

all die gute Zeit, die Sie vor sich haben werden …

Und ich bin jetzt einfach still … und Sie träumen noch etwas weiter … schauen sich in Ihrem Raum, Ihrem hypnotischen Fitnessraum weiter um … entdecken dort vielleicht sogar ein neues Krafttraining … Fitnessgerät … was ich nicht benannt habe und was rein Ihrer Fantasie entspringt und Ihrem unbewussten Wollen … und das genießen Sie so richtig, bevor Sie wieder zurückkehren … nach ein paar Minuten … mit aller Ruhe im Gemüt, mit Zuversicht und Glauben, dass es sich lohnt zu leben und das Leben Freude macht …

Dann erst kommen Sie ins Hier und Jetzt zurück … vielleicht mit einem verschmitzten Lächeln.

2.3.19 Herzschmerz durch Covid plus Liebeskummer

Das lächelnde Herz – heilsame Zuwendung zum Herzen

Kontext: Kurz zuvor hatte sie während einer Ausbildung in Hypnose noch am Meer getanzt, da infizierte sich die junge Assistenzärztin in einem universitären Klinikbetrieb bei Beginn der Pandemie im Frühling 2020 als eine der Ersten mit dem Coronavirus. Eine Lungenentzündung setzte ihr schwer zu, aber sie erholte sich, wenn auch sehr langsam, fühlte sich sehr schwach, wie so typisch. Als endlich alle Befunde ihre Genesung attestierten, war sie froh, litt aber weiterhin unter diffusen Schmerzen und einer gewissen Schwere im Herz. Sie mutmaßte einen Zusammenhang mit der Infektion, aber auch mit einem »Herzschmerz«.

Ziel: Beruhigung und körperlich-seelisches Wohlbefinden für das Herz.

Technik: mentale Fokussierung auf das Herz, Zwiesprache mit dem Herz; »Umarmung« durch Vorstellung und zugleich warmes, sanftes Auflegen der eigenen Hände auf die Herzgegend.

Liebe ... (*Name*) ... das ist eine Hypnose für dich ...

aber vor allem für dein Herz ... für dein liebes Herz ...

dein Herz, das Liebe braucht ... **wissen wir doch: Liebe tut immer gut.**

Und du, die du sonst so lebendig bist und spontan ... erfinderisch und verspielt ...

und doch auch ernst, professionell ... diszipliniert und zuverlässig ...

lehn dich nun zurück ... atme durch ... atme auf ...

und lass bei jedem Ausatmen mehr nach ...

Und stell dir vor, für dich ist jetzt einfach alles da ... Raum ... Zeit ... Ruhe ... Weite ...

Je mehr Raum du brauchst, umso mehr Raum ist für dich da ...

Je mehr Zeit du brauchst, umso mehr Zeit ist für dich da ...

Je mehr Ruhe du brauchst, umso mehr Ruhe ist für dich da ...

Je mehr Weite, du brauchst umso mehr Weite ist für dich da ...

und du nimmst dir großzügig von allem, was auch immer dir gefällt ...

Die Augen geschlossen, innerlich zurückgelehnt, sinkst du wohlig tiefer ...

tiefer und tiefer ... ohne Ansprüche an dich ... ohne Anstrengung für dich ...

ja, mit voller Erlaubnis lässt du einfach nach ...

Und während du immer ruhiger und regelmäßiger atmest ...

ziehst du alle Aufmerksamkeit von außen ab ...

aus der Außenwelt weg in deinen Körper hinein, wie wenn du alle Antennen einziehst ... und ziehst alle Aufmerksamkeit aus deinen Zehenspitzen, aus den Füßen ...

durch die Fußgelenke die Waden hoch, durch die Knie, durch die Oberschenkel ...

durch die Hüften, durch den Bauch ... hin zum Herzen ...

Und durch die Fingerspitzen und Hände ... durch die Handgelenke und Unterarme ... durch die Ellbogen ... Oberarme und Schultergelenke, den Brustraum ... hin zum Herzen.

Du wendest dich jetzt ausschließlich deinem Herzen zu!

Alles zentriert auf dein Herz ... und die Gedanken ruhen.

Und mit jedem Atemzug schenkst du deinem Herzen liebevolle Aufmerksamkeit:

Beim Einatmen wird es in dir geräumig und frei ... dein Herz erhält mehr Raum ...

Beim Ausatmen schmiegt sich der Körper wie zärtlich ans Herz ... es erlebt Halt ...

Einatmen ... weit und frei ... mehr Raum ...

Ausatmen ... anschmiegen ... mehr Halt ...

Weite und Raum ... Schutz und Halt ... und fühlen: ›Ich bin da‹ ...

Weite und Raum ... Schutz und Halt ... und fühlen: ›Ich bin da‹ ...

Sehr gut. Sehr schön!

Und vielleicht wirst du bemerken, wie das Herz sich beruhigt und sicherer wird.

Es fühlt, du bist bei ihm, nimmst es ernst und gibst ihm die Beachtung, die es verdient.

Und mit jedem Raumgeben beim Einatmen ... und Anschmiegen beim Ausatmen ...

weiß dein Herz, wie dankbar du bist, dass es so unermüdlich seine Arbeit für dich tut ...

das schöne, rote, sauerstoffreiche und nährstoffbeladene Blut durch deine Adern pumpt ...

und alles Verbrauchte abtransportiert ...

seit Beginn deines Lebens ... tags im Wachen, nachts beim Schlafen.

Und es schlägt schneller und kraftvoller, wenn du dich mehr bewegst ...

wenn du läufst, wenn du tanzt, singst oder wenn du dich beeilen musst.

Immer angemessen, wie es dein Körper braucht ... und auch deine Seele.

Es schlägt schneller, wenn du aufgeregt bist ... es schlägt ruhig, wenn du entspannt bist.

Wenn du zwei Stufen auf einmal nimmst, um die Treppe hochzusausen ...

pumpt es kräftig das Blut vorwärts, und du spürst es energievoll klopfen ...

Und dann wieder pumpt es ganz ruhig ... wie auch jetzt ...

Ja, mag sein, es kennt dich besser als du dich selbst ...

und vielleicht hat es dir etwas zu sagen ... hat Wünsche ... oder Ideen ...

So leg nun in deiner Vorstellung die Arme um dein Herz ...

und in Wirklichkeit deine beiden Hände warm und sachte auf die Herzgegend ...

Gut so!

Und jetzt horche achtsam hin, was es dir sagen mag ... (*Pause*)

Und vielleicht antwortest du mit deinen Worten in diesem Sinne:

›Mein liebes Herz, ich bin dir so dankbar, dass du mir die Treue hältst ...

und mich Wichtiges wissen lässt!

Ich werde nun meine Liebe durch dich strömen lassen ...

wie warmes Licht und feinen Regen ... wie lauen Wind und zartes Streicheln ...‹ *(Pause)*

Und du, meine liebe *(Name)*, machst das jetzt so lang, wie es sich gut anfühlt ...

bis dein Herz genug bekommen und sich für heute genug erholt hat ...

Dann wirst du dich danach fühlen, aus der Hypnose wieder zurückzukommen ...

und dich deinem normalen Tag zu widmen.

Und dein Herz lächelt.

2.3.20 Chronische Schmerzen bei Spondylarthrose, akute Schwäche

***Die Schmerzen ziehen sich zurück* – dein Körper atmet auf**

Kontext: Hier lasse ich die Klientin zur Abwechslung mal selbst sprechen:

»Mehrere Verletzungen und Überanstrengung bei intensivem Sport (Ballett, Skifahren, Eislaufen) haben über die Jahre hindurch schließlich zu Wirbelgelenksarthrosen an der unteren Wirbelsäule geführt und mich mit starken Rückenschmerzen überwältigt. Seit ich die Hypnosen von dem Hörbuch *Raus aus dem Schmerz mit Hypnose* durchgeführt habe, haben sich meine Schmerzen deutlich zurückgezogen. Auch empfinde ich ein allgemeines Wohlbefinden, bin rundum entspannter, schlafe besser und fühle mich stärker und leistungsfähiger. Diese Hypnosen gehen tief in die Seele, öffnen dort etwas, befreien etwas und machen Platz für Heilung. Die wohltuende Stimme und die Wortwahl sind ein Wonnebad für Körper und Seele.

Eingeführt in die Hypnose wurde ich aber vorher durch ein ganz spontanes Angebot am anderen Ende der Welt, nachdem ich über meine Schmerzen und die daraus resultierende Schlaflosigkeit geklagt hatte. Und dieses »Angebot« ist im folgenden Text wiedergegeben.«

Ziel: Schmerzentlastung (hier als Beispiel im Bereich des unteren Rückens).

Technik: atmen, sammeln und ausleeren, Visualisation. Die Klientin liegt auf dem Rücken, die Arme ausgestreckt mit den Handflächen nach oben.

> Du schließt einfach die Augen. Sehr schön.
>
> Und du bist offen für Neues, für Veränderungen, für Verbesserung.
>
> Und daran arbeiten wir jetzt ... und es wird sich nicht wie Arbeit anfühlen.
>
> Und so lehn dich zurück ... atme durch ... atme auf ...
>
> und lass bei jedem Ausatmen mehr nach ...
>
> die Augen geschlossen, innerlich zurückgelehnt, so sinkst du einfach wohlig tiefer ...
>
> tiefer und tiefer ... ohne Ansprüche an dich ... ohne Anstrengung für dich ...
>
> Du liegst da und atmest ruhig, damit es dir im Rücken bald besser geht.
>
> Und das Wichtigste ist zu wissen: Du brauchst nichts Besonderes zu tun ...

Du brauchst nichts zu verstehen …

Hypnose geht nur ohne Anstrengung … eigentlich ganz von selbst.

Du brauchst auch nicht zuzuhören … oder nur mit einem Ohr vielleicht.

Und mit dem anderen hörst du das, was für dich wohlklingt:

Eine schöne Musik oder das Zwitschern eines Vogels.

Mit voller Erlaubnis gibst du dich der Ruhe hin … und bist ganz bei dir. Wie schön!

Und während du hier liegst, wird sich bald langsam, langsam …

wohl erst unbemerkt … und wie durch Zauberhand …

der Schmerz *(am unteren Ende deines Rückens)* in Bewegung setzen …

Ja, er kann wandern … man weiß nicht, über welche Wege.

Aber was klar ist: Er wandert in deine Hände, die aufliegen wie zwei Schalen.

Der Schmerz in seiner Vielseitigkeit, in seiner Stärke, auch in seiner Permanenz und Ausdauer … kann auf unbekanntem Wege aus deinem Rücken weg … in deine Hände wandern …

während du ruhig atmest, gar nichts tust, vielleicht einfach nur beobachtest, was passiert, ja, er kann in deine Hände wandern …

Und deine Hände können sich mit der Zeit schwerer und schwerer anfühlen …

weil der Schmerz, der so auf dir gelastet hat, sich langsam auf den Weg macht …

in deine Hände hinein … langsam … einfach … selbstverständlich …

Das ist, wie wenn man eine laute, heftige Musik hört, die einem gar nicht gefällt …

und es wird die Lautstärke leiser und leiser gedreht …

bis sich nur noch schwache akustische Wellen ausbreiten …

die immer flacher werden und später auch erlöschen …

Und so beginnt auch dieses Gefühl von Schmerz *(in deinem Rücken)* zu erlöschen …

weil es sich von dort verzieht … und nach und nach in deinen Händen sammelt.

Und du wirst beobachten können, wie sie sich allmählich voller und voller ...

und schwerer und schwerer anfühlen.

Und du magst vielleicht mit dem inneren Auge noch mal einen Blick auf deine Hände werfen, auf das, was sich da angefüllt hat ... und du siehst, wie es ausschaut, was da drin ist ...

Und dann, während du beginnst, dich innerlich wohler zu fühlen ...

frei ausgestreckt, können die Hände ganz von selber beginnen, sich zu bewegen und aufzurichten.

Und nicht du machst das, liebe *(Name)*, ... das machen die Hände.

Sie drehen sich wie ferngesteuert ... drehen sich ... drehen sich ... drehen sich ...

Eine Hand hat schon begonnen, das darin Gesammelte auszuleeren ...

So, wie wenn du am Strand bist, hast Sand in den Händen ...

und lässt diesen Sandkorn für Sandkorn aus deinen Händen rieseln ...

und der Wind trägt die Sandkörner hinweg ... während du dich wohler und wohler fühlst ...

Und es geschieht ganz von alleine, weil ja auch dein Körper frei sein will ...

und die Hände drehen und drehen sich ... wie ferngesteuert aus dem Unbewussten ...

und der Schmerz fließt hinaus ... der Schwere nach ... und alles strömt ganz angenehm ...

Die Arme drehen sich nach innen, drehen und drehen sich ...

und du erlaubst diese Bewegung, weil sie dir gut tut ... Sehr schön, sehr gut.

Während diese Bewegung so ganz automatisch und in so ganz eigenem Tempo abläuft ...

erhält dein Körper, deine ganze Rückenpartie, so wundervoll viel Raum ...

Druck lässt nach ... Belastung weicht ...

und der Körper regelt sich von selber ein ... bringt alles in die richtige Position ...

Die Knochen atmen auf ...

Die Sehnen recken und strecken sich ...

Die Muskeln entspannen sich ...

Die irritierten Nerven erholen sich ...

und fühlen sich automatisch wohl, weil eine Last abgefallen ist ...

wie wenn ein viel zu enger Schuh vom Fuß gestreift wird ...

und jeder einzelne Zeh Luft bekommt und vor Befreiung seufzt ...

Die Atmung fließt ... das ganze Gebiet warm durchblutet ... so eine Entlastung ...

und nicht nur dort ...

sondern der Körper in seinem ganzen Zusammenhang positioniert sich wohlig gesund ...

rückt sich zurecht nach dem gesunden Bauplan der Natur ...

dem gesunden Urprinzip des Körpers ...

und Licht scheint herein und Wohlbefinden strahlt in alle Winkel ...

Und während ich von 1 bis 5 zähle, sinkst du tiefer und tiefer in dieses Wohlgefühl ...

das man auch Hypnose nennen kann ...

1 ... und ... 2 ... so wohlig dabei ... 3 ... fühlt der Körper sich frei ...

er beginnt zu schweben ... 4 ... und schwebt in heilsames Sein ...

5 ... wo Heilung geschieht ... unverhofft Wohlgefühl sich ausbreitet ...

das System sich besänftigt ... wie in friedlichem Schlaf ... Heilschlaf ...

Während du einfach schwebst und Heilung sich vollzieht ...

ganz im Sinne der Wünsche deines Körpers ...

und im Prinzip des Wissens deines Unterbewusstseins ...

und deinem Willen ... das Leben zu genießen ...

mit all seinen Schönheiten und seinen Möglichkeiten ...

Und das kannst du jetzt schon erahnen, spüren und dich daran erfreuen ...

Ja, dein Körper wird dir deutliche Zeichen geben,

was für ihn gut ist und was du lassen sollst ...

Er weiß um die beste Schlafposition ...

Ja, nur dein Körper selbst weiß, was ihm gut tut ...

Sehr schön, sehr gut und immer wieder, wenn du es brauchst ...

wird dir Hypnose in den Sinn kommen und ungewollte Gefühle wandern wohin?

In deine Hände ... und die Hände werden sich selbsttätig ausleeren ...

von deiner unbewussten Kraft geführt ...

die unguten Gefühle rutschen aus den Händen heraus ...

werden von dem Wind weggetragen ... lösen sich in ein wunderbares Nichts auf.

Dein Körper aber bekommt alle Freiheit, alles wieder gesund zu positionieren.

Die Wirbelkörper atmen auf ...

die Sehnen recken und strecken sich ...

die Muskeln entspannen sich ...

und die irritierten Nerven erholen sich und senden ausgeglichene Signale ...

Und so regeneriert sich das Körpergewebe auf gesunde Art und Weise.

Du wirst dich überraschen, wie gut dir das alles tut ... wenn Heilung geschieht ...

Lass dir noch alle Zeit, die du brauchst, liebe *(Name)*, ...

vielleicht noch ein oder zwei oder drei Minuten äußere Zeit ...

vielleicht weniger ... vielleicht auch mehr ...

du spürst es, wie es für dich richtig ist ...

und dann beginnst du im Stillen von 5 zurückzuzählen, bis du langsam bei 1 wieder ankommst, mit dem Bedürfnis, dein neues Wohlbefinden auszuprobieren.

2.3.21 Leiden an Polyneuropathie

Balsam für Leib und Seele – das Körpergedächtnis für gesunde Empfindungen und Bewegungsmuster anregen und Freude auf die Zukunft schüren

Kontext: Kollegin mit Polyneuropathie und anderen Erkrankungen, vor der Berentung stehend, angestrengt durch Praxisübergabe und andere Ereignisse. Sie ist vertraut mit Hypnose. Die Sitzung findet per Zoom statt. Da ein feiner Schal malerisch um ihre Schultern liegt, erinnert mich das Bild, das mein Bildschirm von ihr wiedergibt, an ein Gemälde von Renoir. Das gibt mir die Idee vom »Teppich des Lebens«.

Ziel: Bestätigung, Entlastung, Vorfreude.

Technik: tiefe Hypnose, Ansprechen des Körpergedächtnisses, Stimmungsaufhellung.

Liebe *(Name)* … jetzt machst du einfach blau!

Behaglich absinken … sich breit machen … und … sich selbst sagen:

›In Hypnose geht ja alles von selbst seinen Weg.‹

Tatsächlich ist ja schon alles gebahnt … mit bewusstem Wollen …

und unbewusstem Wissen … so kann sich Wichtiges von selbst ereignen …

Ein hauchfein gewirkter Schal liegt um deine Schultern …

in lebendigen Farben … Ausdruck deiner selbst …

Du spürst seine seidige Leichtigkeit … sie umspielt deine Schultern …

sie umschmiegt auch deine Arme … umkost deine Hände …

seidig leicht und fein … und du magst es genussvoll empfinden!

Fühlst du, wie die Luft beim Hereinströmen … kühler und trockener ist …

und beim Herausfließen … feuchter und wärmer?

Und ohne dein Zutun werden dabei deine Atemzüge tiefer …

und bald atmest du sehr ruhig und friedlich … regelmäßig und tief … ein … und aus …

und jeder ruhige Atemzug lässt dich noch gelöster und entspannter werden …

Die Luft strömt fließend frei herein … und fließt frei hinaus …

und so kommst du allmählich ins Schweben …

Du atmest ein … Du atmest aus … und schwebst … im Strom deiner Atmung …

ein … und aus … während du dich zunehmend wohler und entspannter fühlst …

leicht wie eine Feder …

und fühlst du dich auf einmal laufen auf einem Teppich aus Moos …

flauschig, nachgiebig, elastisch, weich … in herrlich sattem Grün …

Das Moos duftend nach Wald … und doch auch mit festem Halt …

Das ist der Teppich in deinem Hypnotischen Reich …

der Teppich, auf dem du dich vorwärts bewegst …

auf dem dein Fuß beim Vorwärtsgehen geschmeidig abrollt ...

und dabei mehr und mehr die Struktur des organischen Gewebes erspürt ...

fein ... leicht ... geschmeidig ... organisch ...

Und während deine Füße ... mit zunehmend sicheren Schritten ...

den Teppich beschreiten ...

öffnen sich die kleinen Gefühlsschleusen ... eine nach der anderen ...

bis hinein in die Zehen ... die sich allesamt entspannen ...

Und du bist wohl überrascht ...

wie es sich auf einmal ... so unerwartet selbstverständlich anfühlt ... dein Gehen ...

Du spürst, wie dein Fuß sich so natürlich aufsetzt ... abrollt ... und elastisch abfedert ...

Gleich übernimmt der andere Fuß das Gewicht ... setzt auf ... rollt ab ... federt ab ...

der andere ... der eine ... rechts ... links ... rechts ... links ...

elastisch ... organisch ... setzt auf ... rollt ab ...

gleichmäßig ... rhythmisch ... elastisch ... organisch ... hm ...

Zu ihrer Freude erinnern sich die Füße spontan an das Gefühl zu fühlen ...

Sie erinnern sich an ...

- Balancieren auf einem Baumstamm ... beim Spaziergang im Wald
- Seilspringen mit Schwung
- Waten durch das flache Wasser eines kleinen Baches
- Gehen auf warmen Holzplanken
- Tanzen auf glänzendem Parkett
- Laufen im Sand
- oder ziehen sie es vor, kindlich juchzend durch raschelndes Herbstlaub zu schlurfen?

Ja, die Füße erinnern sich an das Gefühl zu fühlen ...

und sich gesund zu bewegen ... und ... erholen sich dabei ...

Und die Hände?

Ebenso fließt sensibles Gefühl über die Schultern ... in die Oberarme ...

Füllt Unterarme, Hände ... bis in die Fingerspitzen ...

Sie erinnern sich an das Gefühl zu streicheln, zu glätten ...

zu tasten, zu kneten und vieles andere mehr ... und ... erholen sich dabei ...

Und du streichst mit den Fingern sanft über deinen Schal ...

spürst jede Faser des feinen Gewebes ...

Die Nerven atmen auf ... erholen sich auch ...

Du aber gehst einfach weiter ... läufst schon mal die Schritte ab der nächsten Zeit ...

Schreitest weit aus ... weil deine Füße dich leichter tragen ...

und deine Arme lockerer schwingen ...

Du gehst aus dem Heute nach vorne und beschreitest jetzt die nächste Zeit ...

in der deine Füße um so vieles leichter über den Boden wandern ...

und dir so vieles leichter von der Hand geht ...

Und vielleicht ertappst du dich in der nächsten Zeit dabei,

wie du beim Gehen im Takt vor dich hinsummst:

›Heute ist ein schöner Tag, heute ist mein Tag!‹

Und so brauchst du nur noch auf deine dir eigene Art offen zu sein ...

für das ... was sich dir von alleine bietet.

Und auf einmal fühlst du dich so sicher,

dass es Einiges geben wird, was auf dich zukommt ...

und du dass du dich in neuem Licht siehst ... mit positiven Vorzeichen ...

dass du dich anders einschätzt ... und anders darstellst ...

Ja, du definierst dich neu, so, wie es deiner Gesundung förderlich ist ...

und Selbstwert und Selbstachtsamkeit werden dir dabei treu zur Seite stehen ...

Deine Füße so wohlig und lebendig auf dem Boden ...

auf dem Boden deines Lebens ...

weich wie Moos ... samtig ...

mit Duft vom Wald ... und starkem Halt ...

und farbenfroh wie die lebendige Natur.

Deine Arme so locker und beschwingt ... deine Hände gelöst und lebendig ...
So gelöst und lebendig ...
dass der Wind, das himmlische Kind, durch deine Finger hindurchstreift ...
und diese immer noch mehr beleben wird ...

Du erlaubst es dir ... und sagst dir innerlich immer wieder:
›Ich darf das, denn ich bin frei!‹

Und wohlig angenehme Gefühle fließen durch die Füße ...
und von dort hinauf durch die Beine und hinein in deinen gesamten Körper ...

Und wohlig angenehme Gefühle fließen durch die Hände ...
und von dort hinauf durch die Arme und hinein in deinen gesamten Körper ...
Und in dieses entspannte Sein lebst du dich jetzt so richtig ein ...

2.3.22 Allgemeine Belastungssituation

Kamelie, Rose, Lotusblüte – Entspannung und Wohlbefinden

Kontext: Frau in Belastungssituation mit körperlicher Symptomatik.

Ziel: Selbstberuhigung, Selbstzuwendung, Selbstfürsorge, Zentrierung und Wohlbefinden.

Technik: Visualisation und Selbstberührung.

Position: bequem sitzend, beide Hände weich und warm auf dem Bauch.

Lass es dir mit dieser kleinen Fantasie so richtig gut gehen und genieße die liebevolle Wärme deiner Hände auf deinem Bauch!

Visualisiere auf dem Grund deines Beckens eine schöne Blume mit großer Blüte ...

eine Kamelie ... Rose ... Magnolie ... Lotusblüte ... oder eine Blume deiner Fantasie ...

Betrachte sie eingehend! ... Berühre sie vielleicht ... Rieche an ihr! *(Pause)*

Atme nun sehr ruhig und beobachte dabei ihr wundersames Spiel:

Wenn du einatmest, öffnet sich die Blüte leicht ... streckt vorsichtig ihre Blütenblätter aus ...

und wenn du ausatmest, schließt sie sich wieder ... die Blütenblätter ziehen sich wieder ein ...

Erlebe dieses Spiel über eine Reihe von Atemzügen, so lange es dir gefällt ... *(Pause)*

Während sich das Öffnen und Schließen weiter vollzieht,

verändert sich die Farbe der Blüte, wenn du einatmest ...

und wenn du ausatmest, leuchtet die Farbe rein und klar in dir ...

Beobachte dieses Spiel über eine Reihe von Atemzügen, so lang, wie es dir gefällt ... *(Pause)*

Während sich das Öffnen und Schließen weiter vollzieht, und die Farbe der Blume in dir leuchtet, erklingt ein Ton, wenn du einatmest ...

und wenn du ausatmest, bringt dich der Ton in Schwingung ...

Genieße dieses Spiel über eine Reihe von Atemzügen, so lang, wie es dir gefällt ... *(Pause)*

Während sich das Öffnen und Schließen weiter vollzieht, die Farbe der Blume in dir leuchtet,

und ein Ton in die erklingt, verströmt die Blume nun einen herrlichen Duft, wenn du einatmest ...

und wenn du ausatmest, erfüllt dieser Duft deinen Innenraum ...

Genieße dies ausgiebig, so lang es dir gefällt ... *(Pause)*

Während sich das Öffnen und Schließen weiter vollzieht, die Farbe der Blume in dir leuchtet,

der Ton in dir erklingt, der herrliche Duft dich erfüllt, strahlt sie nun, wenn du einatmest ...

gutes Gefühl aus ...

und wenn du ausatmest, springt dies gute Gefühl über auf dich ...

Genieße es ausgiebig, so lang es dir gefällt ... *(Pause)*

Während sich das Öffnen und Schließen weiter vollzieht, die Farbe der Blume in dir leuchtet,

der Ton in dir erklingt, der herrliche Duft dich erfüllt, das gute Gefühl in dir strahlt, wiegt sich deine Blüte, wenn du einatmest, in harmonischem Rhythmus ... *(Pause)*

und wenn du ausatmest, schwingt dein Selbst in harmonischem Rhythmus ...

Nimm nun in aller Ruhe die Berührung deiner Hände auf deinem Leib wahr …

und erlaube dir, tief in Trance zu sinken … *(lange Pause)*

2.3.23 Zwänge, Ängste, schwierige Partnerschaft

Selbstwertbooster – glücklicher Ausdruck, straffe Haltung, dynamische Schwingung

Kontext: adrette, hübsche, sportliche junge Frau, aber geringer Selbstwert. Diverse Ängste, rigides Lebenskonzept. Schwierige Partnerschaft. Unerfüllter Kinderwunsch. 2 Sitzungen im Abstand von 4 Monaten. Text der 2. Hypnose dieser 2. Sitzung.

Ziel: Selbstwert, Selbstvertrauen, Selbstsicherheit.

Liebe *(Name)*, jetzt kommt der zweite Streich, der zweite Teil. Jetzt kommt die ›bewusste Hypnose‹. Na, das ist doch toll! Jetzt haben wir ja schon mal das Terrain geklärt, die Vorarbeit geleistet. Das Unbewusste ist mit im Boot. Und zwar wie! So tatkräftig, erstaunlich spontan und kooperativ.

Da können Sie sich wirklich zurücklehnen. Spüren Sie noch mal nach, ob Sie gut liegen. Sehr schön! Und jetzt brauchen Sie tatsächlich wirklich nichts mehr zu tun. Keine Handlevitation, keine Fingersignale. Sie dürfen einfach davonschweben. Sie atmen ruhig und regelmäßig.

Und vielleicht gehen Sie über die sieben nächsten Atemzüge genau wieder in das Gefühl von der ersten Hypnose hinein. Da habe ich von 1 bis 7 gezählt. Das brauche ich jetzt gar nicht mehr. Sie nehmen Ihre Atemzüge, die Sie bei jedem Ausatmen genau dahin strömen lassen, in Ihre innere Kraft, in Ihre innere Weisheit, in Ihre innere Ruhe. Sehr schön.

Und Sie haben eben schon erfahren, und das ist ganz wichtig für Sie, wie Sie einfach nachgeben können und merken, Sie sind ganz bei sich, ganz in Ihrer Aufmerksamkeit, in Ihrer Achtsamkeit und in einer ganz besonderen, positiv guten Art von innerer Kontrolle.

Denn Sie haben Zugriff auf alles, was wichtig ist in der Situation.

Und manchmal ist es tatsächlich Humor.

Vielleicht werden Sie in der Zukunft öfter bemerken, wie Sie ab und an über sich selber schmunzeln, so wie Sie eben schon in der Hypnose geschmunzelt haben, als die Hand leichter wurde und Sie dachten, es ist die linke. Aber es war doch tatsächlich die rechte. Und dann haben sich sogar die Finger von selbst gehoben. Das hat Sie erstaunt und auch schmunzeln gemacht. Und vielleicht wählen Sie in Zukunft ... anders als früher ... mehr Schmunzeln.

Und Sie werden sich sagen: ›Jetzt habe ich mich erwischt, aber jetzt lasse ich einfach nach und sage mir meinen Hypnosezauberspruch:

Ich brauche nichts zu tun. Ich brauche nichts zu verstehen.

Manche Dinge ereignen sich einfach und ich vertraue.‹

Aus dem kleinen Mädchen ist ganz selbstverständlich das große Mädchen hervorgegangen und aus dem großen Mädchen die junge Frau. Und so hat sich alles weiterentwickelt und Sie haben Ihr Leben verändert, und Sie können Altes hinter sich lassen, und Neues ausprobieren. Sie können ja immer noch auf das Alte zurückgreifen. Aber vielleicht ist das Neue attraktiver?

Warum sich nicht einfach wohlfühlen?

Gute Gedanken haben, gute Gefühle und sogar mal ein bisschen Zeit für sich mit sich selbst zusammen genießen? Sie sind es sich selber wert und das ist das Wichtigste.

Und das spüren Sie jetzt. Das machen Sie jetzt. Und Sie haben sich ja schon verändert und Veränderung kann einfach weitergehen. Und Sie wandern mit aller Liebe zu sich. Und wenn Sie das nicht gleich so schaffen, tun Sie so, als ob Sie es könnten.

So werden Sie attraktiv.

Ein Mann, der eine gute Frau verlässt, eine schöne, aufrechte, intelligente Frau, dieser Mann hat diese Frau nicht verdient.

Und wenn Sie denken: ›Ich bin es wert.‹, werden Sie attraktiv.

Und so beruhigen sich die Ängste, ganz von selbst.

So fließt die Unruhe aus Ihrem Körper ab, ganz von selbst.

Sicherheit kann nie von außen kommen. Das ahnen Sie schon und deshalb, hier, im hypnotischen Sein, spüren Sie Ihre Sicherheit auf, die Sicherheit, die in Ihnen liegt.

Sie haben eine große Fähigkeit. Sie haben als kleines Mädchen diese Szene im Kindergarten durchgestanden und wahrscheinlich vieles andere mehr. Sie haben sogar diese Szene mit den Elefanten *(eine Szene aus dem Kinderballett, wo sie als kleines Mädchen fantasievoll eine für die ganze Tanztruppe brenzlige Situation rettete)* auf der Theaterbühne gemeistert und vieles andere mehr.

Und Sie setzen jetzt Ihre Energie darein, Muster zu wechseln, Strukturen auszutauschen und ebenso erfolgreiche und angenehme neue Strategien sich entwickeln zu lassen.

Und auf einmal merken Sie: ›Hoppla, da habe ich mich ja ganz angenehm gefühlt, anders als sonst. Oh, das ist mir jetzt aber leicht gefallen. Nanu, da habe ich mir gar nicht mehr die Gedanken darum gemacht, so wie früher.‹

Und deshalb, hier, im Hypnotischen Raum, drehen Sie mal das Rad der Zeit nach vorne, *(Name)*. Drehen Sie doch einfach mal ein Jahr weiter, gehen Sie in die Adventszeit im nächsten Jahr, während Sie hier gemütlich liegen, vorher noch in der Almhütte waren, treten Sie in einen neuen Film und sehen Sie sich selbst und erleben sich selbst in zwölf Monaten.

Und Sie sehen *(Name)*. Und was Sie gleich bemerken: dieser ruhige, zufriedene glückliche Ausdruck in den Augen. Eine gelassene und zugleich straffe Haltung des Körpers. Eine dynamische Schwingung, die Ihre *(Name)* umgibt, mit klarer Stimme und die Ruhe in sich selbst.

Vielleicht sehen Sie noch etwas anderes, das weiß ich nicht. Nur Sie wissen das. Und vielleicht, um das noch besser auszukundschaften, wie es anders ist, wenn es anders ist, steigen Sie in die *(Name)* der Zukunft ein. Fühlen Sie, wie es innerlich weicher und schmiegsamer ist, sanfter, geduldiger, liebevoller. Und wie sicher sich das anfühlt. Rundum gut und sicher. Und Sie spüren und sehen, wie andere Menschen, die ihnen wichtig sind, auf Sie reagieren, mit Wertschätzung, anders als früher.

Weil Sie authentischer sind, sind auch die Gefühle authentischer, nehmen Sie sich an, wie Sie sind, lachen auch mal über sich.

Sie erlauben sich Fehler und korrigieren die Fehler. Sie sind ja ein Mensch.

Und spielen Sie einfach die Zeit noch ein bisschen weiter, erproben sich.

Erstaunlicherweise erstaunen Sie sich und die anderen mit überraschenden Reaktionen, mit spritzigen Ideen und Einfällen, auf die Sie selber hereinfallen und sich dann amüsieren.

Und all das, weil in der Tiefe sich nach und nach die Muster ändern, Strukturen weicher werden, der rote Faden anders weiterläuft als bisher, und so viel mehr Freiraum herrscht.

Und Sie kennen das Prinzip: Wenn der eine mehr nachlässt, kann der andere sich mehr eingeben. Da wird das Verhältnis ausgewogener, zugewandter.

So erfüllen sich Träume und Wünsche. Nicht nur leichter, nein selbstverständlicher.

Das wird alles seinen guten Weg gehen, und Sie werden glücklich sein.

Und die ganzen Szenen von früher können noch mal wie ein Hauch an Ihnen vorüberziehen, auch die Elefantenszene. Und diese Szenen haben ihren Platz in Ihrem Leben, in der Geschichte. Und darauf aufbauend kommen jetzt ganz neue Aspekte zum Vorschein, verspielt, ideenreich und mit so viel mehr Freiraum. Sehr schön!

Bleiben Sie einfach noch dabei. Noch ein bisschen weiter träumen und sich die volle Erlaubnis geben aus vollem Herzen, dass Sie sich öffnen und verändern. Und das tun Sie für sich, das tun Sie auch für jemand anderen? Jemand, der noch auf einem Sternchen sitzt und zu Ihnen runterschaut und Ihnen zuzwinkert.

Und Sie können, wann immer Sie möchten, mit einem guten Gefühl im Herzen, Standfestigkeit im Körper und Freiheit im Kopf, die Hypnose abrunden und abschließen und munter und guter Dinge wieder hierher kommen.

Frohe Kunde nach einiger Zeit: »... soooo oft habe ich an Sie gedacht und doch immer wieder vergessen, mich zu melden! Ich wollte Ihnen schon lange freudig berichten: Es hat GEKLAPPT!! :) Ich bin tatsächlich einen Monat nach Ihrer letzten Sitzung schwanger geworden und befinde mich nun schon im letzten finalen Drittel. Mitte Oktober dürfen wir unseren Sohn empfangen :) Was für ein tolles Geschenk. Ihre Kinderwunsch-Hypnose war für mich seit Dezember ein täglicher Begleiter und tatsächlich hat es Mitte Januar gleich funktioniert. Ich wollte Ihnen diese wahrhafte ›Überraschung‹ nicht vorenthalten und hoffe, ich kann Ihnen mit dieser Information ein Lächeln auf die Lippen zaubern! Ich hoffe, es geht Ihnen gut, und sende Ihnen ganze herzliche Grüße, xxx«

2.3.24 Abrundung einer längerwährenden Therapie

Die Nikolaus-Hypnose

Kontext: Diese Hypnose war eine der letzten in der Reihe einer Therapie, die über 2 Jahre lief. Es erklärt sich aus dem Text, dass Selbstachtung, Selbstwert und Anerkennung der eigenen Leistung Hauptthema waren. Und: Es war gerade Nikolaustag.

Knecht Ruprecht war der Klientin aus Kindertagen in schlechter Erinnerung, Nikolaus dagegen war für sie eine positive Figur.

Heute ist der 6. Dezember und der verspricht die Nikolaus-Hypnose ...

Wir haben Themen gesammelt ... mehr, als wir für möglich hielten ...

So viel gesprochen ... so viel ausgetauscht ... schon so viel geklärt und vorgearbeitet ...

und das nicht nur bewusst, auch schon unbewusst ... und Sie dürfen sich zurücklehnen ...

So machen Sie einfach Ihre tiefen, ruhigen Atemzüge ...

und sinken bei jedem Ausatmen mehr und mehr ab in Ihre innere Ruhe ...

in Ihre innere Balance ... in Ihr Wohlbefinden ... sehr schön ... sehr gut ...

Und es ist ja so fantastisch, wie Sie sich vorwärts bewegt haben ...

sich geöffnet ... und ausprobiert ... und Dinge entwickelt ...

Und letztendlich ist all das Ihre Leistung ...

Sie haben sich der Veränderung gestellt ... und Veränderung hat sich vollzogen ...

so dass es leichter für Sie ist, authentischer ... innerlich klarer ...

Und die Nikolaus-Hypnose summiert jetzt diese ganzen wunderbaren Dinge ...

vielleicht noch verpackt ... in einem großen Wundersack ...

nicht nur in einer Wundertüte ... nein, in einem ganzen Rucksack ...

voller Überraschungen von dem gütigen, bärtigen, schmunzelnden Nikolaus ...

Der andere Kerl mit Rute und Ketten gehört längst der Vergangenheit an ...

Heute kommt nur noch Nikolaus ... Sie hören der Glöckchen Klang ...

Und während Sie wie verträumt den roten Samtmantel betrachten ...

die weißen Haare des weisen Mannes ... seinen großen plumpen Stiefel ...

das gütige Lächeln ... und die glitzernden Schneekristalle in seinem Bart ...

auch auf seinen Schultern, ... kann Ihr neugieriges Ich ...

hineinsteigen in den großen Wundersack ... und sich darin umschauen ...

Und, es findet Stärke ... Stärke, um an sich zu glauben ...

und an die Menschen, die Ihnen wichtig sind ...

Und es findet Vertrauen ... Vertrauen, was Sie bestärkt in Ihrem Vertrauen in sich ...

und in Ihrem Vertrauen in diejenigen Menschen, die Ihnen wichtig sind ...

Und es findet Möglichkeiten ... Möglichkeiten, um all das, was Sie schon dazu gewonnen haben, mehr zu nutzen, so dass es zur Gewohnheit wird ...

Und es findet Standvermögen ... Standvermögen, um Selbstverständnis zu entwickeln ...

immer natürlicher und selbstverständlicher ... immer einfacher und flüssiger ...

Und es entspricht Ihnen, authentisch zu sein ... klar ... ehrlich ... geradlinig ...

Und das kommt immer mehr zum Ausdruck, weil es schon Ihr Wesen ist ...

Diese Leichtigkeit, das zu leben ... zu fühlen ... und auszustrahlen ...

wird immer mehr das Ihre, weil Sie so werden, wie Sie sind:

selbstverständlich ... sich selbst achtend ... sich wertschätzend ...

und das in immer größerer Freiheit ...

Aufrecht gehen ... auf dem Teppich ...

Geradeaus schauen ... auf Augenhöhe ...

Planen ... mit kühlem Verstand ...

Dinge abwägen ... in gelassener Ruhe ...

Klarheit schaffen ... im Gefühl von Stärke ...

Das sind Sie!

Und es wird immer leichter, das zu leben ... weil es sich so richtig gut anfühlt!

Und Ihr neugieriges Ich in der Tiefe wandert herum im Nikolauswundersack ...

öffnet die kleinen Türen ... schafft Austausch und Verbindungen ...

Und Sie brauchen wirklich nicht zu wissen, wie das geht ...

Sie brauchen sich nur darauf zu verlassen ...

weil das, was Sie erreichen wollen und erreichen werden, Ihre wirkliche Natur ist ...

Das andere sind alte Gewohnheiten, die Sie abstreifen wie ein abgetragenes Kleid ...

altmodisch jetzt ... wenn auch mal passend für eine bestimmte Lebenszeit ...

heute aber nicht mehr up to date ...

Das Gewand, was Sie jetzt tragen ... ist aus einem ganz besonderen Stoff ...

Es besteht aus Selbststärke ... Selbstachtung ... Selbstwert ... Selbstbewusstsein ...

Das streifen Sie sich über ... und fühlen sich darin sofort völlig normal ...

Und so bedanken Sie sich beim Nikolaus mit großer innerer Freude ...

Die Stärke vertieft ...

Der Selbstwert erhöht ...

Die Lebensfreude erweitert ...

Und immer wieder, wenn Sie diese Hypnose hören ...

auch wenn Nikolaus Ruhetag hat, werden Sie sich danach einfach wunderbar fühlen ...

2.3.25 Mangel an Zeit – für Hypnose keine Gelegenheit?

Heute keine Hypnose? – Dann wenigstes ein kleiner, integrativer hypnotischer Abschluss

Kontext und Ziel: Hin und wieder wird in einer Psychotherapiesitzung einfach nur gesprochen, ohne eine explizite Hypnose auszuführen. Obwohl diese Sitzung, wenn von einem Hypnotherapeuten geleitet, auch immer hypnotherapeutischen Charakter hat, wirkt sie für den Klienten/Patienten aber eben doch nur wie ein Gespräch. Sie bekommt mehr Wert, aber auch mehr Gewicht, und tatsächlich auch mehr Psychodynamik im Sinne von Wachstum und Entwicklung, wenn kurz vor Ende noch eine fünfminütige Hypnose erfolgt. Sie dient der Abrundung, Sammlung, Vertiefung und Integration des Inhaltes der Sitzung.

So eine kleine Abschlusshypnose mit haltgebenden, fördernden und zukunftsweisenden Suggestionen könnte folgendermaßen lauten:

Schließ einfach die Augen ... atme auf!

Viel gesagt ... viel getan ... und viel erlebt.

Da ist es immer gut, alles sinken zu lassen ... und sich Zeit zu nehmen ...

damit die Worte ... und Bilder ... Inhalte und Gefühle sich einordnen am richtigen Ort.

Und so machst du ein paar ruhige tiefe Atemzüge ...

in aller Aufmerksamkeit für dich ... mit allem Respekt für dich ...

und aller inneren Wertschätzung ... Sehr gut!

Und weil diese innere Einordnung in aller Ruhe und in aller Friedlichkeit vor sich geht ...

in diesem nach innen gewendeten Sein ...

werden sich die Inhalte dieser Sitzung – vielleicht nicht mal bewusst registriert –

an ihrem richtigen Ort einspeichern ... und du wirst alles Wichtige zur richtigen Zeit ... wiederfinden und nutzen können ... du wirst Hinweise bekommen ...

Ideen haben ... Einfälle ... und Visionen, wie es weitergeht ...

Es wird dich begleiten ... sich mobilisieren und Früchte tragen ...

So wirst du beherzt in die Zukunft schreiten ... und guten Mutes Neues wagen ...

3 Hypnoseserien

Die folgenden sieben Hypnoseserien bieten als eine Art fesselnde hypnotische Fortsetzungsromane mit bis zu sechs Folgen Einblick in die hypnotisch suggestive Arbeit. Sie handeln von der Bewältigung einer lebensgefährlichen Situation in der Schwangerschaft, der Lösung vom Trauma an Leib und Seele, der Selbstfindung, der Meisterung einer lebensbedrohlichen Krise bis hin zur Unterstützung von heilsamen Vorgängen bei einer Autoimmunerkrankung.

3.1 *Die Bande der Liebe geben so viel Halt* – werdende Mutter und ihr Ungeborenes in großer Gefahr

Hypnotherapeutische Begleitung durch eine Schwangerschaft in Krise und Vorbereitung für eine leichte Geburt (von der Mutter später als »Traumgeburt« bezeichnet).

Krise in der 18. Schwangerschaftswoche, Blutungen intrauterine Hämatome, Krämpfe der Plazenta.

Kontext: 40-jährige Frau, die eigentlich in einer anderen Stadt lebt, arbeitet in einem nervlich als auch körperlich sehr herausfordernden Job, der ihr aktuell alles abverlangt. Es ist fraglich, ob sie weiterarbeiten kann, was im negativen Fall den Plan des gesamten Arbeitsteams platzen lassen würde. Ich lasse mich von einem mit mir befreundeten Gynäkologen beraten, der die Lage als kritisch einschätzt, und biete ihr sofort Termine an. In den 2 anberaumten Sitzungen im Abstand von 6 Tagen geht es um nervliche und körperliche Beruhigung und die Weitergabe der Entscheidung an den Körper und das Unbewusste, wie sie die Arbeitssituation handhaben soll. Erste Sitzung per Zoom im Hotelzimmer, halb liegend. Die zweite findet live in meiner Praxis statt.

3.1.1 *Die Bande der Liebe geben so viel Halt* (per Zoom)

Ziel: die Schwangerschaft in sichere Bahn bringen.

> Liebe *(Vorname)*, jetzt haben wir uns viel unterhalten … lange und ausführlich.
>
> Und jetzt kommt der zweite Teil. Jetzt gehen wir zur Hypnose über …

und das heißt, dass wir uns jetzt eine Etage tiefer begeben, um etwas zur Wirkung kommen zu lassen, was nicht über die bewusste Ebene allein zur Wirkung kommen kann.

Wir können aber davon ausgehen, dass Ihr Unbewusstes genau weiß, worum es geht, dass es sozusagen mitgehört hat eben, und vielleicht schon Pläne geschmiedet hat für eine Verbesserung Ihres Befindens, für die Beruhigung Ihres Körpers und für eine gute Zeit ... die nächsten Tage, Wochen und Monate ...

Und das Schönste, liebe *(Vorname)*, in der Hypnose ist, und das ist für Sie wahrscheinlich besonders, wo Sie so aktiv sind, agil, einsatzfreudig ... das ist:

›Sie brauchen nichts zu tun, und Sie brauchen nichts zu verstehen.‹

Und Sie sagen sich ... jetzt selbst ... zur Einleitung im Stillen:

›Ich brauche nichts zu tun. Ich brauche nichts zu verstehen.

Ich brauche nichts zu tun. Ich brauche nichts zu verstehen.‹

Genau das ist die Grundvoraussetzung, dass alles Tun und Verstehen jetzt in eine tiefere Ebene sinkt.

Sie lassen nach, Sie lassen los und Sie vertrauen ... und spüren Ihren Atemzügen nach ...

die ruhiger und ruhiger werden ... nichts tun, nichts verstehen, einfach sein ...

Schön. Sehr gut.

Und bleiben Sie einen Moment dabei und das Einzige, was Sie tun können, ist, Ihre Atemzüge zu begleiten mit der Bewegung Ihrer Augen ... und zwar, dass Sie unter den geschlossenen Augenlidern beim Einatmen nach oben schauen, wie wenn Sie zur Stirne hin schauten ...

und beim Ausatmen nach unten, wie wenn Sie zu Ihren Füßen hin blickten ...

in aller Ruhe, ganz in Ihrem Atemrhythmus ... nach oben ... und nach unten beim Ausatmen ...

Sehr schön.

Und jetzt, als Nächstes ... und Sie brauchen nicht zu wissen, wie das geht ...

lassen Sie Ihren Körper schweben, und zwar beim Ausatmen ...

Ja, Sie atmen ein, Sie schauen nach oben ...

Sie atmen aus und schauen nach unten ... und lassen Ihren Körper schweben ...

Und vielleicht fühlen Sie es ...

Vielleicht ahnen Sie es ...

Vielleicht wissen Sie darum ...

Vielleicht haben Sie auch das Bild davon:

Der Körper schwebt, er schwebt auf Ihrem Atemstrom dahin ... und Sie mit ihm ...

Und während ich von 1 bis 7 zähle, schweben Sie an einen schönen Ort ...

1 ... ganz mit ... sich ...

2 ... ganz dabei ...

3 ... leicht und frei ...

4 ... Hier kommen Sie an eine Tür ...

5 ... durch die schweben Sie hindurch und kommen ...

6 ... in Ihren Hypnotischen Raum mit dem schönen Meer, was Sie so lieben, und wo Sie bei 7 ... hingelangen ... an das Meer mit dem seidenweichen Sand, warm und ruhig ...

7 ... in eine andere Welt ...

nur für Sie jetzt, wo die Uhren anders gehen und Sie zur Ruhe kommen können ...

7 ... sehr schön.

Der Atem fließt ruhig und vielleicht hören Sie mir nur noch mit einem Ohr zu und mit dem anderen Ohr das Plätschern der Wellen, das feine Säuseln, des Windes, vielleicht das Rascheln von Blättern oder ... das eigenartige Geräusch der Palmwedel, die im Wind spielen und Sie ganz in sich ... mit Ihrem Leben und dem Leben ihres Kindes in Ihnen ... harmonisch und ruhig und auf eine neue Art und Weise ausgeglichen in einem schönen Sein ...

in einem schönen Beisammensein mit Ihrem Kind ...

Und da bleiben Sie in Ruhe ... da finden Sie Ruhe ... die Augen ruhig und entspannt ...

die Sterne glatt ... die Schläfen ... die Wangen entspannt ... die Kaumuskulatur entspannt ...

die gesamte Muskulatur des Körpers lässt nach ... warm durchblutet und ruhig ...

weil das Herz auch ruhig schlägt und entspanntes Blut durch die entspannten Adern ganz entspannt hindurchfließen lässt ... und es kommt genau da hin, wo der Körper das braucht ...

Und Sie fühlen sich wohl ... und finden dort am Strand Ihren schönsten Ort ...

ein bisschen im Schatten … warm und angenehm … vielleicht Ihre Schaukel …

Ihre Liege … Ihre Hängematte … vielleicht auch einfach direkt im warmen Sand …

und Sie wählen das aus. Schön, Sehr gut …

Und da legen Sie sich nieder, lehnen sich zurück, schauen auf das weite Meer …

da wo Himmel und Wasser zusammenfinden …

Und da schließen Sie die Augen und beginnen zu träumen …

wie Sie nach innen wandern, in Ihren Körper hinein …

mit Liebe und Fürsorge und Wissen um Gesundes und um gute Entwicklung …

Und ob Sie das jetzt einfach nur hören … oder ob Sie auch gar nicht zuhören …

ob Sie sich das vorstellen und sehen … oder einfach mit den Muscheln im Sand spielen …

es ist alles richtig, was in Hypnose geschieht …

Und mit liebevollem Auge blicken Sie in Ihren Bauchraum …

hüllen dort alles in Liebe … in Ruhe und Vertrauen …

Und mit zarter Hand streicheln Sie die Gebärmutter …

so dass die sich … mhm … entspannen kann und durchatmen …

Und mit zarter Hand und liebevoll streicheln Sie über die Plazenta …

so dass auch sie auf atmet … und sich wohlfühlt … und entspannt …

und dass alles Unnötige und alles zu Viele sich resorbiert und ausgeleitet wird …

und sich verschließt, was sich verschließen soll und normalisiert …

Und Ihr Körper weiß um die gesunde Funktion und gesunde Arbeit …

und um gesunde Entwicklung …

Und allein das Wollen ist wichtig und die Regung, das zu tun …

und wie das auszuführen ist, überlassen Sie Ihrem Unbewussten …

dass Ihr liebevolles Sein genau dorthin strahlt, wo es gebraucht wird …

und wo es guttut und wo es die richtige Wirkung erzielt …

Und nun nehmen Sie ganz liebevoll Kontakt auf mit dem kleinen Kind … ganz klein noch …

das so vertrauensvoll in Ihnen ruht … und sich gerne schön entwickeln will …

und sprechen Sie mit Ihren eigenen Worten im Stillen genau das, was dem Kind guttut …

damit es sich auch entspannt … und weiß:

›Hier bin ich gemütlich und geborgen und Mami sorgt für mich.‹

Und alles, was um Sie herum ist, ist unwichtig …

und alles, was in Ihnen drin ist, ist wichtig …

Und die Bande der Liebe geben so viel Halt …

Und Ruhe tritt ein … Sie spüren das jetzt …

gleichgültig, wie viel schon geschehen ist, es fühlt sich ruhiger an …

entspannter, weicher … natürlicher …

Und der Körper sorgt für sich …

Der Körper versteht, dass alles, was Sie produzieren für die Arbeit …

ein zweites Wesen von Ihnen ist, das Sie professionell erfüllen.

Aber Sie sind, *(Vorname)*, mit Ihrem Sein …

Ihrem Körper, Ihrer Seele bei Ihrem Kind.

Das hat mit der Arbeit nichts zu tun.

Zwei Welten … die professionellen Gefühle, die Sie im Beruf nutzen …

bleiben dort auf dieser Ebene …

aber es macht halt vor der feinstofflichen Ebene …

und eine Barriere zieht sich jetzt wie eine schützende Hülle um Sie herum.

Die feinstoffliche Ebene bleibt intakt, die Hormone gehen Ihren ruhigen Gang …

das Stoffwechselsystem arbeitet ganz organisch gesund.

Das andere ist Spiel … ist Arbeit, die Sie lieben.

Es ist wie bei einem Chirurgen, der auf dem OP-Tisch einen Menschen öffnet …

aber in seinem Privatleben keiner Fliege etwas zuleide tun kann.

Das ist separiert, und so bleiben Sie innerlich vollkommen intakt, egal was Sie bearbeiten …

bleiben gesund in Ihrer Mitte ...

und der Körper begreift jetzt, dass Ihr Kind da in Ihrem Bauch geschützt und geborgen ist ... und dass sich das jetzt schon alles normalisiert ...

ins Gesunde hin entwickelt, entspannt ...

und alles Überflüssige und Überschüssige sich resorbieren kann und ausgeleitet wird.

Sehr gut, sehr schön ...

Und Sie erlauben sich alle Zeit, sich die nächsten Tage nur darum zu kümmern ...

zu vertrauen, mit Zuversicht, dass Sie eine gesunde Frau sind ...

mit einem gesunden Körper ... dass Sie an sich glauben und dass Sie für sich da sind ...

und dass Ihr Körper Ihnen deutliche Hinweise geben wird, wie er sich entscheidet ...

Und Sie werden wissen ... in einer Woche, oder früher oder später ...

ob Sie diese Arbeit weitermachen oder ob Sie aufhören ...

Aber das ist jetzt nicht aktuell.

Sie wissen, dass Sie die richtige Entscheidung treffen werden ...

weil diese Entscheidung tief aus Ihrem Unbewussten kommen wird ...

und von Ihrem Körper.

Und weil Sie das wissen, können Sie ganz beruhigt sein ...

sich zurücklehnen, es vielleicht sogar ein bisschen genießen ...

ein bisschen faulenzen ... ein paar schöne Dinge tun, was Ihnen gefällt ...

Und Sie sind immer noch da ... an dem Strand mit dem feinen, weichen Sand ...

öffnen dort die Augen ... schauen wieder aufs Meer ...

die Sonne steht jetzt tief ... das Wasser glitzert ...

es duftet nach Meer ... vielleicht nach Blumen ...

Sie spüren die angenehme Wärme auf der Haut ...

den feinen Wind in den Haaren ... **und fühlen sich friedlich.** Sehr schön.

Und immer wieder, wenn Sie diese Hypnose noch mal hören werden und ausüben ...

werden Sie vielleicht andere Bilder haben und andere Eindrücke und andere Worte finden ...

Worte der Liebe für sich, für Ihren Körper und Ihr Kind ...

Und Sie werden jedes Mal beruhigter sein, richtig geerdet und im Vertrauen ...

dass die Natur ja so kräftig ist und wirklich viel leisten kann ...

Und so ruhen Sie noch einen Moment ...

spüren die Wohligkeit im Bauch ...

und diese Befreiung, im Moment überhaupt noch nichts planen zu müssen ...

sondern einfach zu sein ...

Und vielleicht träumen Sie heute Nacht auch davon ...

wie Sie in einiger Zeit mit Ihrem Kind heiter und fröhlich beisammen sind ...

Jetzt aber ... zählen Sie langsam von 7 bis 1 zurück ...

und kommen dann irgendwann bei 1 ganz wach und ausgeruht ...

und in guter Stimmung ... und erstaunlich ausgeglichen wieder ins Hier und Jetzt zurück.

3.1.2 *Sie blühen auf* (Live-Sitzung)

Liebe *(Vorname)* Sie liegen bequem ...

Jetzt haben wir uns live ... das ist doch auch schön hier ...

nicht nur auf dem Bildschirm, sondern richtig lebendig ... physisch ...

und Sie lehnen sich zurück.

Die Sonne scheint draußen und scheint auch ins Zimmer herein ...

und scheint in unser Gemüt ...

Und es ist besser geworden. Und Sie wissen ja, was besser geworden ist, kann auch gut werden.

Und Sie haben die besten Voraussetzungen dafür und den besten Willen ... und ...

wie wir gerade gesehen haben, ein sehr kooperatives Unbewusstes. Hm, gut.

Und Sie können schon ein wenig Hypnose ... und jetzt geht es einfach weiter.

Noch tiefer und noch ruhiger, sodass diese Ruhe und Entspannung ...

und der Schutz so richtig in Ihnen etabliert werden ...

und zwar besonders in Ihrer Mitte ... da, wo es wichtig ist ... besonders wichtig ...

Und Sie atmen ruhig. Sie atmen auf ... Sie atmen ab ...

und ohne dass ich es benenne, kommen Sie dabei schon ins Schweben ...

und gleichzeitig ins Sinken ... ganz angenehm.

Und während ich jetzt einfach von 1 bis 12 zähle ... kommt immer mehr Ruhe in Sie herein ... und die Zeit vergeht anders ... ganz anders, als Sie Kirchturmuhr Sie da draußen anzeigt.

Die Glocke erklingt ... erklingt 12 Mal ... genau ...

1... und 2 ... 3 und 4 ... und 5 ... und 6 ...und 7 ...

und 8 ... und 9 ... und 10 ... und 11 ... und ... 12 ...

Und da kommen noch ganz starke, ganz wunderbare Töne, die alles noch mal vertiefen

und die dann auch ... wieder ausklingen ... aber schon jetzt, in dieser Verfassung ...

in der Sie sind, kann es immer weiter weg erscheinen ... und Sie immer mehr bei sich ...

Auch meine Stimme vielleicht immer weiter weg ... und Sie immer mehr bei sich ...

zusammen mit Ihrem Kind ...

Sie wissen, alles Äußerliche ist gut organisiert ...

und Sie sind jetzt die Einheit mit dem Kind in Ihnen ...

ganz bei sich, immer mehr in Ruhe, immer stiller ... immer harmonischer ...

Sie in dieser nahen, liebevollen Verbindung mit sich und Ihrem Kind ...

auf ganz zauberhafte Weise ... im Licht und in Wärme ... in Ruhe ...

und im heilsamen Raum, der nur Ihnen gehört ...

und genau da spüren Sie hin ... in Ihre Mitte, in Ihr Zentrum ...

in diesen wunderbaren Ort in Ihrem Körper, wo genau jetzt Heilung vor sich geht ...

wo sich ganz natürliche Vorgänge abspielen ...

sodass das Kind auf gesunde Art und Weise reifen und sich entwickeln kann ...

... und natürlich mit jedem Tag auch stärker wird ... und widerstandsfähiger ...

von ganz gesunder Natur ... und Sie Ihre Hände schützend auf Ihren Bauch gelegt haben ... und so diesen wunderbaren Kokon bilden ... aus Licht und Luft und Schutz und Halt ...

und sehr schöner Energie, die einhüllt und abschirmt ...

und das spüren Sie jetzt ... und sehen Sie jetzt ...

Dieser Kokon wirkt nach innen zart und anschmiegsam, nachgiebig und elastisch ...

sogar kuschelig und gemütlich ... nach außen aber stabil und widerstandsfähig ...

sodass Sie mithilfe ihres klugen Unbewussten automatisch trennen ...

einerseits die Ruhe der werdenden Mutter, Ihr Vertrauen in sich ...

und andererseits Ihren Glauben an die Natur und die natürlichen Vorgänge ...

Und wenn Sie beruflich tätig sind, wissen Sie immer, das ist Ihr Beruf ...

Sie sind authentisch, Sie machen es gut, Sie sind in ihrer Rolle ...

Sie agieren, Sie bewegen sich ...

Sie reagieren und Ihre Stimme hat verschiedene Töne, laut und leise ...

Aber innen ist dieser Kokon, der Ihre Mitte schützt ... und auch Ihre Seele ...

Ihre Nerven und Ihr ganz persönliches Sein, liebe *(Vorname)* ...

Das ist wie ein Innenleben ... stark, verlässlich, gesund ...

und in vollkommen normaler Entwicklung ...

Und das können Sie ab jetzt sehr gut meistern, denn Sie haben verstanden ...

Sie haben verstanden, dass Sie sich mehr schützen, dass Sie Ihr Inneres bewahren ...

Ihr Körper hat Ihnen eindeutige Hinweise gegeben und Sie haben gelernt ...

und ziehen Rückschlüsse und werden ab jetzt das anders handhaben ...

was auch immer Sie von außen bedrängt, privat oder beruflich ...

was auch immer an Sie herangetragen hat, privat oder beruflich ...

all die Herausforderungen, die meistern Sie ... Sie können das ... mit leichter Hand ...

Sie sind geübt, geschult, trainiert ... Sie machen das ... Sie machen das gut ...

Aber innerhalb Ihrer selbst ist dieser Schutzkokon, der Sie bewahrt ...

vor wirklicher Anstrengung oder wirklichem Stress ... all das ist äußerlich ...

Aber innerlich ist diese ausgeglichene Ruhe ... die Voraussetzung für heilsames Sein ...

für die Entwicklung Ihres Kindes und für die Freude daran ...

ein Kind auszutragen und das zu genießen ...

Das ist das wirklich Wichtige, jetzt und in den nächsten Monaten ...

Und der Körper weiß, Sie haben ihn verstanden ... so kann er sich ganz normal verhalten ...

und so kann sich die Situation innerhalb des Raumes, den Ihr Kind jetzt bewohnt ...

und in dem es heranwächst ... innerhalb der Gebärmutter ...

vollkommen normalisieren ... vollkommen gesunden ...

vollkommen natürlich wiederherstellen ...

mit der vollkommen gesunden Ernährung für das Kind ...

im vollkommen gesunden Ambiente für das Kind ...

in dem vollkommen gesunden Raum für das Kind und der starken, liebevollen Bande ...

zwischen Ihnen, *(Vorname)*, und dem Kind.

Und das spüren Sie jetzt ganz intensiv. Sehr schön. Gut.

Und auch das Kind entspannt sich und lächelt und lässt Sie wissen ...

dass es auf dem besten Weg ist und dass es Ihnen vertraut ...

dass Sie ganz, ganz achtsam sind und eben weil Sie achtsam sind ...

doch alles das machen, was Ihnen so Freude macht.

Ihre Profession ist Ihr Traumberuf, und Ihre Erfolge sollen Sie genießen.

All das tut ihnen gut, macht Ihnen Freude. Da blühen Sie auf, und das stärkt Sie.

Und so lassen Sie sich die nächsten Tage Zeit, um sich weiter zu kräftigen, um diesen Kokon ganz nach Ihren Wünschen zu verfeinern und auszubauen und sich so zu gestalten, wie es für Sie richtig ist.

Am wirksamsten aber stärken sich die Bande zu Ihrem Kind ...

und alles wird ganz normal und gesund.

Die Gebärmutter entspannt sich, die Plazenta entspannt sich, das Kind gedeiht ...

Ihre innere Welt geschützt und in Ordnung ...

kommt vollkommen zur Ruhe und löst Ruhe in Ihnen insgesamt aus.

Und so erfüllen Sie Ihren Job mit Freude und mit Leichtigkeit ...

entspannt und lässig, weil es Ihnen Spaß macht und gut tut.

Ich bin jetzt einfach still.

Sie genießen die tiefe Entspannung, die sich jetzt in Ihnen so richtig breit macht und etabliert ... Raum gewinnt und Raum gibt und die Sie einfach immer begleitet, einfach immer da ist ... die nächsten Tage, Wochen und Monate und ein Teil Ihres Selbst wird ...

Bleiben Sie einfach noch dabei, sinken vielleicht noch tiefer ab in die tiefste aller tiefen Entspannung. Und irgendwann später, wenn Sie genug aufgetankt haben, zählen Sie von 12 bis 1 zurück und kommen bei eins ganz wunderbar ruhig und in bester Verfassung ins Hier und Jetzt zurück.

Feedback 7 Wochen später: »Stellen Sie sich vor, es kam, wie Sie es vorhergesehen hatten. Ich konnte das Projekt abschließen, und dem Baby geht es gut. Das Projekt ging dann insgesamt einen Monat länger als geplant. Das Hämatom ist immer noch da, daher bin ich immer noch gefährdeter als andere Frauen, was eine Frühgeburt angeht, aber ich bin zuversichtlich und versuche, es nach wie vor langsam anzugehen.«

3.1.3 *Die Freude im Fokus* (per Zoom)

Klientin: »Liebe Agnes Kaiser Rekkas, ich hoffe, es geht Ihnen gut, und Sie genießen den Sommer vollauf!

Der Entbindungstermin steht knapp bevor, und ich muss sehr viel an Sie denken. So lange ging es darum, dieses Baby in mir zu halten, und jetzt geht es darum, es loszulassen und auf die Reise zu schicken. Mein Bauchgefühl sagt mir, dass ich Ihre Hilfe da sehr gut gebrauchen kann. Sind Sie gerade auf Urlaub? Voll ausgebucht? Hätten Sie Zeit für/Lust auf einen Termin? Herzliche Grüße aus xx, *(Name)*«

AKR: »Leider bin ich ziemlich angeschlagen ... :(

Wie wäre es, ich würde Ihnen eine schöne Hypnose sprechen, sobald meine Stimme etwas besser ist? (Gerade bringe ich keinen Ton raus.) Es wäre dann die im Anhang beigefügte Hypnose, die ich im Hypnosemanual veröffentlicht habe. Vielse liebe Grüße!«

Klientin: »Liebe Agnes Kaiser Rekkas, vielen Dank für die zugesandte Hypnose. Toll! Das Angebot nehme ich ausgesprochen gerne an, will Sie aber auch nicht strapazieren. Ihre Stimme ist ja ihr Kapital! Also, ein schöner Teil davon. Sollte es Ihnen tatsächlich möglich sein, eine Hypnose für meine Situation aufzunehmen, darf ich Ihnen dazu ein paar Eckdaten zur ersten Geburt sagen? Die will ich nämlich auf keinen Fall in der Form wiederholen ... Das könnte ich wiederum kurz ins Handy sprechen und Ihnen e-mailen. Herzliche Grüße und weiterhin gute Besserung, *(Vorname)*«

AKR: »Super, bin immer noch krank, jetzt aber mit Antibiotika behandelt. Gerne spreche ich Ihnen die Hypnose, sobald meine Stimme es zulässt. Bitte versuchen Sie Ihre ›Eckdaten‹ so zu sprechen, dass es diktiert wird und ich es schriftlich habe. Das kriegen wir hin!!! :) Viele liebe Grüße, in diesem Sinne, Agnes«

Klientin: »Also, der Termin ist der xx.xx.xxxx, und so lange ging es bei meiner Schwangerschaft um das Halten, jetzt sollte ich loslassen.

Der Hintergrund ist, die Krankenhaus Policy sagt, bei Ü-40erinnen wie mir, wird am Termin in der Regel eingeleitet. Wenn alles perfetto ist, darf man auf eigene Gefahr noch mal nach Hause und dann täglich oder alle zwei Tage zur Kontrolle wieder kommen. Die erste Entbindung war grauenhaft und traumatisch. [An dieser Stelle sind weitere Ausführungen der Klientin wegen ihrer Dramatik nicht wiedergegeben.] Das will ich nicht noch mal erleben, aber da das die einzigen Geburtserfahrungen sind, die ich habe, kommt mir das automatisch bei dem Gedanken Geburt in den Sinn. Mein Wunsch für dieses Mal ist, dass ich das Baby um den Termin loslassen kann, die Natur übernehmen lassen kann, und ich selbstbestimmt und natürlich den ganzen Prozess erleben kann. Können Sie damit etwas anfangen? Herzlich, Ihre *(Vorname)*«

AKR: »Oh, keine Traumgeburt, Sie Arme! Im Prinzip könnten wir morgen einen Zoom-Termin machen, oder am Sonntag oder Montag. Zeitlich bin ich flexibel. Würde Ihnen da was passen? Bei dieser Geschichte ist eine individuelle Hypnose wirklich besser. LG«

Wieder treffen wir uns per Zoom, da die Klientin, jetzt hochschwanger, in einer anderen Stadt wohnt. Das Vorgespräch gestaltet sich kurz, da ich die wichtigen Informationen schon habe.

Ziel: die bevorstehende Geburt vom traumatischen Erlebnis der ersten Geburt befreien und gute Voraussetzungen schaffen.

Technik: Ich entscheide mich für zwei Hypnosen mit unterschiedlichen Zielsetzungen:

1. Raum schaffen (Vgl. Kaiser Rekkas [Hrsg.] 2022, Modul II.1.1.6)
2. Sammeln und Loslassen.

So benutze ich bei beiden Hypnosen zu Beginn eine einfache ideomotorische Intervention. Wiedergegeben ist hier die 2. Hypnose, in der die junge Mutter schon in Trance ist durch die erste Intervention.

> Sie sitzen ganz angenehm zurückgelehnt da und haben die Hände in einer besonderen Position:
>
> Die Unterarme sind nach außen gedreht, die Hände liegen auf dem Kissen, mit den Handflächen nach oben ...
>
> Das hat eine besondere Bedeutung: Die Hände sind jetzt so zwei Schalen, die etwas aufnehmen können, und in diese kann sich alles reinsammeln, was bei der ersten Geburt nicht gut war ... unangenehm ... und alles das, was heute eine Störung sein könnte ... damals der Schmerz ... die Angst ... die Unsicherheit ... all das lassen Sie sich in die Hände sammeln.
>
> Sie können sich das auch noch kurz vorstellen, aber brauchen es auch nicht, es ist sowieso da ... Sie haben es mir geschrieben, Sie haben es gerade noch mal kurz erwähnt ... all diese einzelnen Faktoren, die Details, die Gefühle, die Bilder, alles das, was nicht gut war, nicht gut getan hat, sammelt sich in die Hände ...
>
> Und Sie spüren das vielleicht auch, dass sich das in den Händen komisch anfühlt ... vielleicht heiß ... oder kalt ... oder schwer ... wie auch immer ... und Hände merken, wenn alles drin ist, was entlassen werden soll ... **mit dem Ziel, eine freie, schöne, andere Geburt zu erleben ...**
>
> Ihr Unbewusstes spielt mit und dirigiert alles in die Hände, was weg soll, was keine Rolle mehr spielen soll, keinen Einfluss ... was entsorgt werden soll ...
>
> Sie aber sitzen gemütlich zurückgelehnt da, machen gar nichts ... atmen und vertrauen ... irgendwann, ganz von selbst ... während Sie ... vielleicht noch entspannter absinken oder sich woanders wiederfinden ... wo es

wirklich angenehm für Sie ist ... wo Sie sich wohl fühlen ... beginnen die Hände sich langsam, langsam ... selbsttätig aufzurichten ...

Und nicht Sie machen das ... die Hände machen das ... die Hände richten sich auf und der Inhalt fließt heraus ... sehr schön ... der Inhalt fließt heraus und fließt ... die Hände drehen sich ... lassen los ... entleeren sich ...

Ja, die Hände haben losgelassen ... sich entleert, und liegen schon entspannt auf den Handflächen auf ... und Sie spüren in der Tiefe, wie Sie frei durchatmen können ...

Freiraum auch innerlich ...

In der ersten Hypnose eben haben wir die Bühne freigeräumt von Äußerlichem und dem, was in den Hintergrund treten soll, damit Sie frei sind für eine schöne Geburt.

Jetzt haben Sie das Innere losgelassen, das was eine Störung sein könnte ...

das verweht mit dem Wind, es war eine andere Zeit, eine andere Situation, der Körper hatte andere Voraussetzungen ...

Jetzt, heute, ist es anders ... neu ... gut und gesund ... und Ihr Körper kann reagieren wie jeder Körper einer gesunden Frau, und seine ihm von der Natur vorgegebene Arbeit leisten, und auf wunderbare Art und Weise Ihrem Kind ermöglichen, auf die Welt zu kommen ...

Und Sie nehmen jetzt ... während Sie tiefer und tiefer atmen ... und ich von 1 bis 7 zähle ...

mit den Kräften ihres Körpers intensiv Kontakt auf, um dieses Vertrauen zu stabilisieren ...

Ihr Körper kann das ... Ihr Körper schafft das ... es ist seine Natur ...

und weil es seine Natur ist, geht er mit Freude an die Arbeit ...

1 ... 2 ... 3 ... 4 ... 5 ... 6 ... 7 ...

Und das ist so ganz stimmig ... die Aufgabe der Arbeit ...

und viele Menschen ... so auch Sie ... und auch ich ... lieben ihre Arbeit ...

machen Sie mit Freude und so auch mit Leichtigkeit ... geben Kraft darein und Energie ...

und sind nachher sehr wohl erschöpft und erholen sich ...

und so ist das genau auch mit dem Körper ... es ist seine Aufgabe ...

er macht es mit Freude ... und jetzt hat er die Rahmenbedingungen dazu ...

Die Bühne ist frei ... das ist ja eine neue Erfahrung jetzt ... und nur die guten Erinnerungen verbleiben ... und dazu gehört auch, dass Sie schon einmal einem wunderbaren Kind das Leben geschenkt haben und jetzt auch diesem ... Sehr gut ... sehr schön!

Und Sie sind jetzt sehr ruhig im Kontakt mit Ihrem kleinen Kind in Ihrem Bauch und treffen eine ganz wunderbare Vereinbarung, wo Sie sagen und es wissen lassen:

›Ich freue mich auf dich. Ich mach es uns leicht. Es wird eine schöne Erfahrung!‹

Und das Kind wiederum: ›Ich freue mich auf dich, Mami! Auch ich mache es uns leicht.

Und es wird so schön, wenn ich auf die Welt komme. Juhuu!

Du machst auf! Du lässt los! Du vertraust in deinen Körper!

Und du vertraust auch in mich.‹

Und so ist Ihre Aufmerksamkeit während des Erlebnisses der Geburt auf die Freude konzentriert ... auf die positive Überraschung: Ist es jetzt ein Mädchen oder ein Junge?

Wie schaut es aus? Wie wird das sein mit dem Kleinen und mir und mit meiner schon so großen Tochter und mit den Menschen, die noch dazugehören?

Und Sie verspüren jetzt, wie Sie Ihrem Körper vertrauen können und wie Sie sich überlassen können ... der Arbeit Ihres Körpers und den Anweisungen einer erfahrenen Frau, der Hebamme, spezialisiert auf genau das: *eine sichere gute Geburt* ...

Es wird eine gute Erfahrung, bei der Sie Ihre Kraft erleben werden ...

und bei der die Aufmerksamkeit auf der Freude liegt ...

und auf dem magischen Moment ...

wenn das Kind aus Ihrem Körper gleitet und auf so ganz neue Art und Weise bei Ihnen ist ...

Und ich weiß nicht, ob Sie jetzt schon, oder wenn Sie diese Hypnose wieder hören werden, eine kleine Zukunftsvision haben, wie Sie in 4 Wochen ... oder mehr oder weniger ... so friedlich und so glücklich da sind ... inniglich mit Ihrem ganz, ganz kleinen Kind ... gesund und sich gut entwickelnd ...

> und mit Ihrer Großen, die sich ganz automatisch umstellen wird auf ihr neues Leben als große Schwester ... und selig sein wird mit ihrem kleinen Geschwisterchen ...

Feedback 2 Wochen später: »... es ist vollbracht! Am Tag vor dem errechneten Entbindungstermin hab ich mir noch mal unsere Hypnose angehört, und am selben Abend um 21:00 Uhr ging es los mit Wehen. Nach einstündigem Aufenthalt im Krankenhaus schlüpfte *(Name)* am ... termingerecht um ... Keine Zeit mehr für Schmerzmittel etc. Das war wirkliche eine Traumgeburt. *(Name)* ist gesund und unglaublich süß. Danke, dass Sie diese Schwangerschaft zu ihren schwierigen Zeiten so toll und effektiv begleitet haben. Danke von ganzem Herzen! Alles Liebe, Ihre *(Name)* und *(Name)*«

3.2 *Heilen an Körper und Seele* – Bewältigung von traumatischen Erfahrungen in Kindheit und früher Jugend

Auswahl von 3 Hypnosen aus einer Serie von 15 Sitzungen, alle per Zoom

3.2.1 *Komm in deine Größe* – Kontakt mit der inneren Stärke

Kontext: bislang 7 Sitzungen für körperliche Heilung und Stabilisierung. Im Gespräch vor dieser Hypnose erstmalig Information zu traumatischen Ereignissen in Kindheit und Jugend. Mehrere Wunschthemen für diese Hypnose: innere Ruhe, besserer Schlaf, Heilung der Haut, sich souveräner verhalten.

Ziel: Beruhigung und Bestätigung, Überwindung und Weiterentwicklung, Selbstakzeptanz und Selbstverständnis, keine direkte Berührung des alten Themas.

> Liebe *(Name)*, inzwischen sind wir schon ein altes Team ... ein bewährtes Weiberteam ...
>
> Heute habe ich mehr von dir erfahren, und ich bedanke mich ehrlich für dein Vertrauen ...
>
> und natürlich verstehe ich jetzt auch noch mehr.
>
> Und das ist wichtig, denn wenn wir uns doch immer mal wieder zusammentreffen für eine schöne Therapiesitzung und eine noch schönere

Hypnose, die ja in die Tiefe geht, ist es gut, dass ich auch mehr verstehe von dieser Tiefe und der Inhalt nicht nur so im Nebel liegt ...

Du hattest es mir ja ein bisschen erzählt ... ich habe es ein bisschen geahnt ...

ich habe nicht nachgefragt, weil ich überzeugt war, wir werden irgendwann mal, wenn es denn richtig ist, zu diesem Thema kommen ...

Und jetzt kommt die gemütliche Phase der Therapiesitzung ...

jetzt kommt die Hypnose für dich, liebe *(Name)* ...

Hypnose ist ja bekanntlich wie Urlaub vom Alltag, Urlaub von allem, was auf einem lastet ... Urlaub dafür, innerlich frei zu werden ... freier und dabei noch stabiler ...

noch ein bisschen glücklicher ... und gleichzeitig noch integrierter und robuster ...

in dieser guten, sonnigen Selbstfürsorge, die man sich selbst gewähren soll.

Und du liegst einfach da ... die Augen geschlossen ... die Ohren offen ...

Aber du brauchst nicht zuzuhören, das weißt du ...

die Ohren nehmen das auf, was für dich wichtig ist ...

und vielleicht – ein anderes Mal – nehmen sie etwas anderes auf von den Worten ...

die ich dir jetzt erzähle ... denn ... jeden Tag ist man anders ...

jeden Tag geht man wieder ein bisschen weiter vorwärts ...

schüttelt was Altes ab, klärt sich, entwickelt sich weiter ...

wird wieder ein bisschen neu und frisch ... verwirklicht sich ... aktuell und up to date ...

Und jetzt machst du erst mal einen tiefen, ruhigen Atemzug ...

atmest gelassen und freizügig Wohlbefinden ein ...

und atmest entspannt Spannung und Unbehagen aus ... Sehr gut!

Wohlbefinden fließt in dich herein und verbreitet sich durch deinen ganzen Innenraum ...

in kleinen Molekülen ... die kullern in dir herum und strahlen Wohlbehagen aus ...

und bei jedem Ausatmen fließt all das ab, was du nicht mehr brauchst ...

vor allem Stress, Spannung, Enge, Unruhe, Zweifel ...

Es fließt ab, und du bemerkst, wie du dich gleich etwas besser fühlst als eben noch ...

wohliger ... angenehmer ... Sehr gut!

Und so machst du noch mal einen tiefen Atemzug, atmest ein ...

Wohlbefinden herein ... großzügig und erfüllend strömt es durch dich hindurch ...

während beim Ausatmen alles abfließt, was nicht mehr in dir sein und wegfließen soll ...

Und wiederum wirst du bemerken, dass du dich noch ein bisschen wohler fühlst ...

nach diesem Atemzug, noch entspannter, klarer und zunehmend im Einklang mit dir ...

Und du machst einen dritten tiefen, tiefen befriedigenden Atemzug ...

atmest Wohlbefinden mit Tausenden und Abertausenden von kleinen Molekülen ein ...

angefüllt mit Wohlbefinden ... sie strömen durch deinen Innenraum . . . überallhin.

Brustraum ... Bauchraum ... Becken ... Gliedmaßen ...

bis auch der Kopf leicht und frei und luftig ist ...

und sich ganz selbstständig und selbsttätig alles abatmet beim Ausatmen ...

was herausgeatmet werden soll ...

und wiederum wirst du merken, wie du dich noch wohler fühlst, noch mehr bei dir ...

du mit dir ... im Guten beisammen ... Sehr schön ... sehr gut ... hm ... fein!

Und du sinkst und du schwebst ... und du kannst es wahrscheinlich gar nicht unterscheiden ... ist es Sinken oder Schweben? ... Oder schwebendes Sinken? ... Oder sinkendes Schweben?

Es fühlt sich so angenehm an ... **und du schwebst dahin** ... ohne mir direkt zuzuhören ...

und schwebst in deine Kraft ... **in deine Power ... deine Energie ...**

und ... *(Name)* ... tatsächlich auch ... in deine Größe.

Du bist eine große, starke Frau ... zierlich von Gestalt ... feingliedrig ... zarte Haut ...

verschmitzt, lebendig ... und innerlich so stark ... das ist jetzt so richtig klar geworden ...

diese Größe, die in dir ist ... diese Stärke ...

dieses Leuchten und dieser Wille, aus dem Leben das Beste zu machen ...

Und damit verbindest du dich jetzt:

Größe ... Stärke ... Leuchten ... Wille ... und der Glaube daran, dass es möglich ist ...

Das hat dich geleitet ... das ist ein Teil von dir, der unerschütterlich da ist ...

groß und stark ... und mit diesem inneren Sein kommst du jetzt in Kontakt ...

spürst es deutlich ... siehst es klar ...

und hörst dabei diesen wundervollen, vollen Klang, der dich ausmacht ...

Und wenn du jetzt so in Kontakt mit dir bist ...

fühlt es sich richtig, richtig, richtig gut an ... richtig, richtig gut ...

Sehr schön! *(längere Pause)*

Und damit ist auch ein Verzeihen verbunden ... verzeihen von Fehlern, die unterlaufen ...

weil man mal nicht so konzentriert ist ... angestrengt ... die Situation kompliziert ist ...

und wir weder ein Produkt der künstlichen Intelligenz sind noch Roboter ...

nicht unfehlbar ... und schon gar nicht perfekt ...

Es unterlaufen uns Fehler, und wir verzeihen uns diese ...

sie haben uns etwas gelehrt ...

und das ungute Gefühl darüber fließt ebenso ab mit deinem Ausatmen ...

wie alles andere, was unwichtig ist ...

Wichtig ist ... *(Name)* ... deine Zugewandtheit ...

dein spielerisches Sein ...

deine Elastizität, deine Beschwingtheit ...

deine Kreativität, deine Ernsthaftigkeit ...

deine Liebe zum Leben ...

Und wer das nicht versteht ... hat sein Problem ... und das ist nicht das deine ...

Du bist in Ordnung, so wie du bist ...

Und so kann ruhiger Nachtschlaf dich erholen ...

Einschlafen ... durchschlafen ... bis dann, wenn du wirklich aufwachen sollst ...

Deine Haut kann heilen ... und auch unter der Haut kann es sich glätten ...

weil du ausgewogener und glatter in dir bist ...

und dir immer mehr wohlgesonnen ... wohlgesonnen und liebevoll in dir selbst.

Es sind dir Menschen begegnet ... und du hast die Begegnung wahrgenommen.

Du hast angedockt ... die Beziehung gepflegt ...

Menschen, die dir guttun und dir ermöglichen, dass du das Beste aus dir machst.

Und das ist eine große Qualität von dir ... auch das ...

Und du sinkst ein in dieses wohlige Sein und Zufriedenheit ...

bei aller Neugierde für Veränderung und Entwicklung, Entfaltung ...

Ja, lebenslang eigentlich ... immer verändern wir uns, adaptieren uns ...

mit der neuen Mode ... der neuen Technik ... die jeden Tag was anderes bringt ...

den neuen Lebensbegebenheiten ... und so verändern wir uns täglich ...

Und immer wieder atmest du tief ein ... Wohlbefinden in großer Menge herein ...

atmest aus, atmest ab ... was loszulassen ist ...

aufatmen ... abatmen ... schweben ... sinken ...

Sehr schön ... sehr, sehr schön ... sehr gut ... gut, sehr gut!

Und du weißt, wer du bist ... wo du stehst. was dich ausmacht ...

Und du schreitest beherzt nach vorne ... wie schön!

Gut, bleib einfach noch dabei, damit das, was wichtig ist für dich ...

sich jetzt noch ereignen kann ... angenehm, leicht und klar.

Sehr schön, sehr schön, sehr gut.

> **Und wenn es irgendwann kribbeln wird in deinem Körper ...**
>
> **lebendig wie ein inneres Sauerstoffbad ...**
>
> **dann wirst von selber wacher und wacher werden und das Bedürfnis bekommen ...**
>
> **dich zu strecken und zu recken, die Augen aufzuschlagen ...**
>
> und dann ganz angenehm Schritt für Schritt wieder ins Hier und Jetzt kommen ...
>
> vielleicht in besinnlicher Stimmung und fröhlich zugleich ...
>
> Und wenn du diese Hypnose wieder anwenden wirst, wird dein Unbewusstes wieder etwas Neues auswählen, was für dich gerade an dem Tag angebracht ist.

Feedback: Schlaf besser; Haut gesünder; Rückmeldung von anderen, sie hätten sie plötzlich als größer empfunden.

3.2.2 *Poseidons Überraschung* – Wohlfühlbad für Körper und Seele

Kontext: In einer Anzahl von mehreren Sitzungen in großen Abständen geschieht allmähliche Heilung vom Trauma. Die Blutwerte sind gut, der Selbstwert steigt, das Befinden verbessert sich.

Ziel: diese positiven Veränderungen wertschätzen, um dann die weitere gesunde Entwicklung – sowohl auf der körperlichen als auch seelischen Ebene – kraftvoll und doch dezent zu unterstützen. Die Suggestionen beziehen sich somit inhaltlich auf den Dank für die positive Entwicklung und gleichzeitig den Erhalt des Fortschrittes durch sanfte, poetische Bilder mit feinen, indirekten Anregungen für weitere unbewusste Heilarbeit für die Haut, die Gelenke und die Lunge.

Technik: Fantasiereise in Wohlbefinden

> Und so beginnt unsere eigentliche Hypnose wie immer mit dem Anfang ›Liebe *(Vorname)* ...!‹.
>
> Wieder haben wir uns zusammengefunden übers Internet, das ist eine hervorragende Sache.
>
> Und es ist so viel Nähe da und so viel Einverständnis und Verständnis auch.
>
> Es ist wirklich fantastisch, wie das funktioniert, über die Alpen hinweg:
>
> du in der Mitte Deutschlands, ich im Süden Griechenlands.
>
> Hier vor mir der blühende Oleander, die Zypressen, die Walnussbäume,

die Palmen, die Berge und in der Ferne das Meer, eigentlich nicht so weit weg, aber es sind die Berge dazwischen ... Luftlinie nur acht Kilometer ... so kann auch dich Meeresluft umwehen ...

Ich denke, dass es gut ist, dass wir diesen Termin heute eingehalten haben und nicht noch länger hinausgezögert, weil es doch so scheint, als ob der Prozess am Laufen ist ...

in einer guten und positiven Art und Weise.

Und das hast du dir zu verdanken.

Das hast du deinem Unbewussten zu verdanken.

Das hast du auch unserer Gemeinsamkeit zu verdanken, die entstanden ist,

dadurch, dass wir eben diese Spielart miteinander sehr gut beherrschen ...

mit Hypnose und allem, was Hypnose bewirken kann. Und du atmest ruhig.

Vielleicht hörst du ein bisschen das Rauschen des Windes durch die Palmenwedel.

Jetzt rauscht es gerade wieder ein bisschen stärker ... das ist der Abendwind, der aufkommt.

Und das ist ganz gut so, weil der Wind auch was wegbläst, vielleicht auch von den Worten,

die eben von dir wiedergegeben wurden ...

und somit ein frischer Wind wehen kann in dieser Hypnose ... nur für dich, *(Vorname)* ...

Und du hast gute Nachrichten gebracht in diese Sitzung: Alle Werte sind gut!

Das gilt es jetzt anzuerkennen und somit auch zu stabilisieren.

Und ich bitte dich um etwas ganz Einfaches, und zwar, dass du ruhig atmest ...

das ist wirklich einfach ... du atmest ja sowieso ...

und dass du beim Ausatmen im Stillen ein ganz gedehntes langes ›Danke‹ aussprichst:

einatmen ... und ausatmen ... mit einem langen, gedehnten und verinnerlichten ›Danke‹.

Sehr gut! Sehr schön!

›Danke an dich.‹ Vielmehr ... Du sagst natürlich: ›Danke an mich!‹

›Danke an dein Unbewusstes.‹ Du sagst natürlich: ›Danke an mein Unbewusstes!‹

›Danke an deinen Körper.‹ Du sagst natürlich: ›Danke dir, mein lieber Körper!‹

Und so sinkst du tiefer und tiefer ein ... in dieses ›dankbare Sein‹ ...

Danke, dass Veränderung möglich war ...

und das offensichtlich nicht nur äußerlich, sondern auch in der Tiefe.

Und das ist ein gutes Zeichen.

Sehr schön, sehr gut ... sehr schön, sehr gut ... sehr schön, sehr gut!

Und je mehr du diese Arbeit anerkennst, die die Entwicklung und Veränderung gebracht hat, umso mehr unterstützt du sie ... Je mehr du sie wertschätzt, umso wirksamer ist sie.

Und während hier Wind weht und ich deshalb ganz dicht in das Mikrofon spreche ...

damit ich stärker bin als der Wind, sinkst du in deine Ruhe ...

und lässt dieses ›goldfarbene Dankeschön‹ durch dich hindurchrinnen ...

durch alle Zellen. Sehr schön!

Und du findest dich wieder an deinem schönen Platz am Meer, um diese Zeit ...

in der die Sonne noch hoch steht, noch wärmt, aber nicht mehr so heiß ist ...

und das Sonnenlicht sich auf der Wasserfläche spiegelt ... das Licht schimmert ...

die kleinen Wellen scheinen, als ob sie spielten ... und das nur für dich, *(Vorname)* ...

Und da atmest du tief reine, klare Luft ... der Wind direkt vom Meer ...

das nächste Land ist weit, weit, weit weg ... Sizilien, das gegenüber liegt.

Und so ist die Luft rein und klar und beruhigt deine Lungen und beruhigt dein System ...

Und es ist, als ob die kleinen Wellen des Meeres dich leicht schaukeln und das aufgebrachte Immunsystem ins Gleichgewicht bringen ... und beruhigen ... und das spürst du jetzt.

Klar und rein die Luft ... ausgeglichen und glatt ...

Die Reaktion des Immunsystems völlig unaufgeregt ...

ja, geradezu besänftigt ... friedlich ... in Balance ...

Und die kleinen Wellen, wie wenn sie dir zuwinken und zurufen:

›Wie schön, dass es dich gibt! Spiel ein wenig mit uns und genieße das Leben!

Wir glitzern für dich, wir schimmern für dich ... wir gleichen alles aus ...‹

So wie bei Nofretete ... eine glatte, schöne, ebenmäßige Haut ...

das klare Auge ... der feine Augenbrauenbogen darüber ... die Stirne glatt ...

die Schläfen glatt ... die Wangen entspannt ... der Gesichtsausdruck in harmonischer Ruhe ...

Und aus der Tiefe des Meeres steigt Poseidon empor ... mit wunderbarer Überraschung ...

er hält in seinen großen Händen und starken Armen ein Badebecken, nur für dich ...

mit glitzernden Marmorsteinchen ausgelegt ...

und stellt es genau dahin, wo es für dich richtig ist ... genau da ... wo ...

der Schutz allumfassend ... die Geborgenheit einmalig ... die Heilwirkung unbeschreiblich.

Da setzt er dein Badebecken ab ...

ob wohl deine Person ... oder deine Seele ... oder alles als Einheit ...

dieses Badebecken aufsucht ... mit seiner cremigen, wunderbaren Substanz ...

nährend und heilend ... ausgleichend und pflegend bis in die Tiefe ...

mit einem betörenden Duft von Blüten und Früchten und Kräutern ...

genau die, die du liebst ... die dir wirklich gefallen?

Zitronenblüte ... Lavendel ... Orangen ... Rosenblüte ... und vielleicht auch Jasmin ...

was auch immer gerade guttut und für wunderbare Heilung sorgt ...

und für das, was Körper und Seele noch brauchen ...

um sich auch in der Tiefe wohler und selbstverständlicher zu fühlen ...

so dass du als Person noch mehr in dir ruhen kannst ... Sehr gut, sehr schön!

Und so kann das früher Gewesene verblassen und unwichtiger werden ...

weil das Jetzige so viel mehr an Kraft gewinnt, so viel mehr Substanz hat ...

so viel eindrucksvoller ... und das spürst du jetzt ... auch den Halt in dir ...

die Erdung ... wie die Seerose, die auf dem Wasser schwimmt ...

ihre Wurzeln verankert im Boden ...

und so schwingt sie ... mit den Wellen des Wassers ...

Sie wird nicht irgendwo hingetrieben, nein, sie schwingt ...

sie schwingt in sich ... schwingt an ihrem Ort, wo sie hingehört ...

elastisch und frei verspielt. Sehr gut!

Und so lässt sich deine Seele verwöhnen ... lässt sich dein Körper verwöhnen ...

ja, du lässt dich verwöhnen, liebe *(Vorname)* ... von dem guten Gefühl ...

von den Düften und dem so zauberhaften Cremebad, was dir Gutes tut ...

ohne es in Worte zu fassen ...

Es ist einfach angenehm, und du versinkst darin wie in einen schönen Heiltraum ...

in dem tiefer als tief dein Unbewusstes genau das Richtige tun kann ...

was auch der Organismus tut, wenn er eine Wunde hat ...

die Wunde verheilt, ein Schorf bildet sich, der lange Zeit verbleibt ...

weil er das Darunterliegende schützt, der aber irgendwann abfällt ...

wenn er nicht mehr gebraucht wird und hinweggespült wird ...

und sich darunter ganz fein eine intakte neue Haut bildet.

Und die Kehle wird frei ... die Augen sehen klar ... die Ohren hören, was ihnen guttut.

Und du – wie die Seerose –

schwingst auf dem Wasser und weißt um deinen Halt in der Tiefe ...

genießt die Sonne und den Regen und den Wind ...

und gibst dich vollkommen dieser Heilarbeit hin ...

und genießt es, ohne zu wissen, was sich gerade tut ...

Du vertraust und spürst dich in deinem inneren Halt ... und das tut dir einfach gut.

Jetzt lassen wir ein wenig die Sonne auf dich scheinen, die gerade hier auch hereinscheint ...

auf die Terrasse hier ... das Rauschen des Windes ... die Sonne ... die Meeresluft ...

> und die gesunde Atmosphäre ... die dich von innen nach außen ... und außen nach innen heilt, von der Oberfläche bis ganz in die Tiefe ... und von ganz in der Tiefe bis in die Oberfläche ...
>
> bis in die Haut, die dich schützend umhüllt und dich abgrenzt und dich hält ...
>
> **Mit mehr Vertrauen in dich ... das spürst du jetzt ganz deutlich ...**
>
> **und mehr Vertrauen in das Leben ...**
>
> Und so lässt du die Hypnose noch ein bisschen nachklingen ...
>
> und ganz in Ruhe und ganz bedächtig kommst du dann Schritt für Schritt ...
>
> und in einer Superstimmung wieder ins Hier und Jetzt zurück.

Feedback: »Wie immer super wohltuend und auch gute Veränderung anstoßend. Ich kann gar nicht so genau beschreiben wie und was, spüre nur, dass es arbeitet.«

3.2.3 *Die Rosinenhypnose* – reifen, heilen, gewinnen und sich im Jetzt etablieren

Kontext: In dieser Hypnose geht es weiterhin um eine sehr sensibel geführte Heilung von der Kindheitsgeschichte und zunehmende körperliche und seelische Stabilisierung. Mit jeder Sitzung gewinnt sie dazu und erobert sich zunehmend ihr Leben, natürlich dank ihres Willens, Mutes und Einsatzes. Die in der Sitzung aufgezeichneten Hypnosen praktiziert sie immer mehrfach und über lange Zeit.

Ziel: Anerkennung der positiven Entwicklung und Fortschritte; Blick in die Zukunft, auch dafür, dass die positive Zukunftsvision sich schon auf das Heute auswirkt.

Technik: Kontaktaufnahme mit dem zukünftigen Ich, das noch weitere Schritte in Richtung Selbstwert und Selbstanerkennung gegangen ist; Suggestionen für körperliche Ausheilung.

Zu Beginn der Sitzung meint Sie durch aktuelle Ereignisse aufgerieben zu sein, wie mit Kerosin betankt. Das bringt mich auf »Rosine«. Für die Hypnose liegt sie unter einer Decke mit Sternchenmuster.

> Du ... unter der Sternchendecke ... ein leichtes Schmunzeln im Gesicht ...
>
> die Stirne schon ganz glatt ... die Augen geschlossen ... die Wangen entspannt ...

und auch die Gedanken beginnen, sich zu beruhigen ...

und wenn sie wandern, mögen sie schöne Orte mit guten Gefühlen besuchen ...

Dein Körper ausgestreckt ... in sicherer Geborgenheit ...

von unten gehalten von der Liege ...

von oben, angenehm gewärmt ... durch diese Sternchendecke ...

Deine Gliedmaßen gelöst ... dein Atem ruhig ...

dein Puls ebenmäßig und immer langsamer ... Sehr gut. Sehr schön.

Und jedes Ausatmen macht dich noch gelassener ... vielleicht noch ein bisschen schwerer ...

mit dem zunehmenden Gefühl zu sinken ... und dabei eigentlich auch luftig aufzuliegen ...

und wie von einer Wolke getragen zu werden ...

Und du ganz im Zentrum deines Seins ... bei dir und für dich da ...

Gut. Sehr schön ...

Und es sind Veränderungen eingetreten ...

Veränderungen, die dir willkommen sind ... und dir zeigen ...

dass du einerseits diese bewusste Offenheit dafür hast ...

die Flexibilität und auch das Vertrauen ...

und andererseits eine unbewusste Instanz daran arbeitet ...

eingefahrene, unbrauchbare Muster zu verändern und Neues ...

Zeitgemäßes in die Wege zu leiten ...

Und somit ist es dir gelungen, mit Bravour etwas zu erledigen ...

dich abzugrenzen ... in Treue zu dir zu stehen ...

und dich da zu behaupten, wo es nicht so einfach ist ...

Du hast es gut gemacht und bist sogar ein wenig stolz darauf ...

und dieses Ein-wenig-stolz-Sein lass dich grade noch mal genießen ... dieses:

›Das habe ich geschafft ... es ist mir gelungen ...

ich habe mich behauptet ... ich blieb mir selber treu ...‹

Wie schön. Sehr gut. Sehr schön.

Und auf dem Boden dieser Erfahrung und mit der Anerkennung dieser Erfahrung ...

lass dich weiter beherzt nach vorne schreiten!

Gib deinem Körper mehr Ruhe ... entspanne deine Kiefer ...

bleibe spielerisch, dynamisch und flexibel ...

gestatte deinem Körper gesunde Reaktionen ...

so gehst du nicht nur beherzt nach vorne ...

sondern zugleich geschmeidig, elastisch, beschwingt ...

Ja, du kannst das!

Und so gehst du nach vorne ... durchschreitest die nächste Zeit wie im Vogelflug ...

durchläufst diesen Monat und den nächsten ... und den übernächsten ...

das halbe Jahr ... das weitere Jahr ...

mit ausgebreiteten Armen gehst du in die Zukunft, um eine Erfahrung zu machen ...

weiter und weiter nach vorne ... mit Siebenmeilenstiefeln, die wie durch Luft laufen ...

wie beflügelt ... und so erreichst du einen Zeitraum in der Zukunft weit vorne ...

in 10 Jahren oder 20 oder 25, und begegnest deinem Ich im Befinden der Zukunft ...

Du erkennst dich sofort ... du bist die gleiche ... und doch auch gereift und geklärt ...

du hast überwunden und dich vollkommen selbst gefunden ...

Sehr schön, sehr gut.

Und du bist mit deinem Zukunfts-Ich ganz eins ...

und spürst in dich hinein, was du entdecken sollst ...

und erlebst, wie du Abstand genommen hast von so manchem Gefühl ...

Bitterkeit oder Kränkung sind entschwunden ...

Bedürfnisse bringst du woanders an ...

das, was du früher nicht bekommen konntest ...

hast du überraschenderweise woanders gefunden ...

So ist der Schmerz längst gewichen und tiefe Ruhe erfüllt dich ...

und das merkst du jetzt ...

Es fühlt sich so richtig schön frei an und du genießt es jetzt, wie es mal sein wird ...

erlebst jetzt schon, im Hypnotischen Raum, ... deinen Traum ...

Frei und leicht ... geerdet und geborgen in dir selbst.

Wie angenehm, wie hell und klar ... in fließender Ruhe ...

und nahrhaft wie eine Rosine ... in der Sonne gereift ... vom Wind umkost ...

ein Energiespeicher ... klein ... süß ... ergiebig ...

Sehr schön.

Und die Gedanken nehmen eine neue Form an ... neue Worte bilden neue Sätze ...

neue Sätze entwerfen neue Bilder ... neue Bilder bewirken neue Gefühle ...

neue Gefühle beeinflussen den Körper bis in die feinsten feinstofflichen Vorgänge ...

und alles in Richtung Gesundung, Kräftigung, Erdung und Dynamik ...

in diesem großen Vertrauen ... Vertrauen in dich ... Vertrauen in den anderen ...

Vertrauen in die Welt um dich herum ...

Und du sinkst tiefer und tiefer ein ... in dieses vertrauensvolle Sein ...

lässt nach und gewinnst dazu, ohne zu bemerken, was da alles so vor sich geht ...

Diese Vorgänge laufen in der Tiefe ab, in der Stille, im Verborgenen ...

im Zusammenspiel mit deinem Unbewussten, das die gute Richtung vorgibt.

Sehr schön ... gut!

Lass dich schweben, lass dich genießen ... lass dich lernen ...

und nimm all diese Weisheit schon mal mit ... die Übersicht, die Klarheit ...

Nimm so viel mit, wie es dir richtig erscheint ...

um dann ganz allmählich wieder hierher zurückzukommen ...

in die heutige Zeit, den heutigen Raum, ins Hier und Jetzt ...
mit dem Wissen, du kannst nachts im Traum immer wieder da eintauchen ...
und genau so, wie man in die Vergangenheit spazieren kann ...
um gute Erfahrungen wieder zu beleben und zu nutzen ...
kann man in die Zukunft wandern und diese auskundschaften ...

Wie ist es, wenn es anders ist?
Was habe ich dann gelernt?
Und wie kann ich jetzt schon das, was ich dann gelernt haben werde ...
im Heute einsetzen und nutzen, so dass ich meine Ziele leichter und klarer verfolge ...
mir meinen Weg ebnen und mich wohler fühlen in mir und mit mir?
Gut, sehr gut, gut und schön ...

Und du wirst es fühlen, wenn du für heute genug erfahren hast ...
erlebt und ausgekundschaftet ...
denn dann wirst du das Bedürfnis bekommen ...
die Hypnose rund und stimmig zu machen und abzuschließen ...
und wirst ganz wunderbar ausgeruht im Einklang mit dir wieder hierher zurückkommen.

3.3 *Das weiße Segelschiff* – die lebensbedrohliche Krise umschiffen

Kontext: Frau Mitte 40, in akuter Krise. Empfohlen von einer Kollegin an mich, die sich für diese Problematik nicht mehr gewachsen fühlte.

Nach der Entdeckung, dass ihr Mann schon längere Zeit fremdgegangen war, ist sie durcheinander und macht verrückte Sachen. Sie wirkt aufgelöst, unruhig, empört, agitiert, gefährdet, sich etwas anzutun. Sie hat 2 Kinder im jungen Teenageralter. Es findet eine Folge von 3 Hypnosen im Zeitraum von 3 Wochen statt.

Ziel: Gefahrenabwendung, Beruhigung, Orientierung, Stabilisierung, Selbstfindung, Sinnfindung, Zukunftsorientierung.

3.3.1 *Körperlicher Halt, Ruhe, Stärke und Zuversicht*

Mein *Ziele* in dieser Hypnose sind:

- Selbstberuhigung
- Assoziation an einen guten, stabilen Ort
- Bestätigung ihrer mentalen Stärken
- Ansprechen ihrer unbewussten Fähigkeiten
- die Situation mit Abstand sehen
- Betonen der physischen Kraft in ihrem gesunden Körper, der ihr Halt gibt
- Vermitteln, dass Krisen passager und zu bewältigen sind und die Möglichkeit bieten, daran zu lernen und zu reifen.
- Versichern, dass es eine Zukunft gibt.

So, liebe Frau *(Name)*, jetzt liegen sie da ... Sie haben die Augen geschlossen ...

und Sie brauchen nichts mehr zu tun ... Sie dürfen zur Ruhe kommen ...

Wir haben uns sehr viel unterhalten ... Sie sind dabei durch alle Gefühle gegangen ...

aber das ist die richtige und gute Voraussetzung für die Hypnose ...

weil Ihr Unbewusstes schon aufgefangen hat ... zu beachten, was zu tun ist ...

und am wichtigsten war herauszufiltern:

›Was sind Ihre Stärken? Ihre Talente ... Ihre Fähigkeiten ... Ihre Möglichkeiten ...

die Ideen, die Sie haben ... die Risiken, die Sie eingehen wollen ...

die Lebendigkeit ... das Luftige und das Erdige zugleich?‹

Sie haben wirklich viel zu bieten ... und es geht darum ...

dass Sie sich schnell besser fühlen ... und vor allem darum, wieder stabil zu werden ...

Und Sie haben schon Hypnose genossen ...

und vielleicht mag sich Ihr Körper daran erinnern ...

wie es sich anfühlt, nach und nach ... mit jedem Ausatmen mehr ... zu entspannen ...

und nachzugeben ... abzusinken ... und vielleicht gleichzeitig ins Schweben zu kommen ...

Und während ich von 1 bis 7 zähle ... kommen Sie an Ihren schönen Ort ...

irgendwo in der Natur ... oder woanders ... wo Sie so richtig gerne sind ...

gerne für sich ... ja, einfach in Ruhe mit sich zusammen ...

1 mit sich ... 2 ganz dabei ... 3 sehr schön ...

und 4 ... da öffnet sich die Tür zu Ihren stabilen Stärken ... sehr gut ...

und 5 ... ruhige Atemzüge ... sehr schön ...

6 ... gut ... und 7 ... gut ...

Und Sie brauchen nicht in tiefer Hypnose zu sein ... einfach nur runterfahren ...

so tief, wie es für Sie richtig ist ... und Sie können beginnen ...

langsam dahinzuschweben ... wie auf Wolken ... und durch Wolken hindurch ...

und sich sicherer fühlen ... und ruhiger zugleich ...

Wie schön ist es, einfach mal nachzulassen ... nur atmen ...

und einfach zu sein ... und dabei zu fühlen, wie das Herz ganz ruhig schlägt ...

und so entspanntes Blut durch die Adern pumpt ...

Und im Blut sind die vielen roten Blutkörperchen ...

die wie kleine Briefträger in der Lunge den schönen frischen Sauerstoff einsammeln ...

und ihn dann unermüdlich zu jeder Zelle bringen ... um ihn dort einzuwerfen ...

wie kleine Briefe ... den schönen frischen Sauerstoff, der alle Zellen gut versorgt ...

Und das geschieht völlig ohne Ihr Zutun ...

und so vieles geschieht in Ihrem Körper ohne Ihr Zutun ...

Sie können sich einfach darauf verlassen ... auf die Atmung ... auf den Herzschlag ...

auf Ihr Gleichgewichtsgefühl ... auf die Funktion Ihrer Organe ...

und die Elastizität Ihrer Haut ... die Haut, die Halt gibt und Schutz ...

und die dabei auch noch so schön ist ...

Und während Sie weiter so ruhig atmen ... und auf Ihrer Wolke dahinschweben ...

können Sie vielleicht wie aus der Ferne auf sich sehen, auf die *(Name)* ...

die gerade eine besondere Zeit durchlebt ... mit Fragen und Herausforderungen ...

Hürden und Aufgaben ... eine Zeit der starken Gefühle ...

und von außen und von oben hat man so viel mehr Überblick und versteht vieles mehr ...

Und während Sie meiner Stimme wie aus der Ferne lauschen ...

können Sie beginnen, sich sicherer zu fühlen ... und wohler ...

und Sie wissen, Sie haben gute Zeiten erlebt ... gut und schön ...

sinnvoll und lebenswert ... und vielleicht ahnen Sie es nur ... oder wissen es auch ...

Sie werden wieder in ruhiges Fahrwasser kommen ... und schöne Zeiten erleben ...

und das, was jetzt ist, wird Vergangenheit sein ...

Und Sie wissen auch ... Krisen sind dazu da, bewältigt zu werden ...

Krisen gehen vorüber ... Dauerkrise gibt es nicht ...

Sie werden davon lernen ... mehr verstehen ...

Sie werden reifer sein ... ein größeres Spektrum haben ...

Also ist diese Zeit eine Zeit des Lernens ... und der Entwicklung ...

So schweben Sie noch ein bisschen dahin ... und erholen sich ...

und gönnen sich diese Ruhe ... die Sie verdient haben ... ganz angenehm ...

spüren das Sinken ... das Schweben ... vielleicht ein Schweben beim Einatmen ...

und ein Sinken beim Ausatmen ...

Und dabei immer der Halt ... in Ihrem Körper ... innerhalb Ihrer Haut ...

die Kraft Ihrer Muskeln ... die klare Struktur Ihres Skelettes ...

der ruhige Herzschlag ... das gleichmäßige Atmen Ihrer Lungen ...

das verlässliche Arbeiten Ihrer Organe ...

die Belastbarkeit Ihrer Füße ... das Schwingen Ihrer Arme beim Gehen ...

Und dann ... Ihr kluger und fitter Kopf ... der so schnell denkt ... begreift ...

und der sich danach sehnt, neue Erfahrungen zu machen ...

und Altes durch den Wind der Zeit verwehen zu lassen ...

Neue Gedanken ... neues Lernen ... neues Sehen ... neues Empfinden ...

neues Einschätzen ... und sich Weiterentwickeln ...

Und ich bin einfach einen Moment still ...

und in dieser Stille hat Ihr Unbewusstes alle Zeit ... um das Seine zu tun ...

damit Sie sich nach dieser Hypnose besser fühlen ... stabiler ... zuversichtlicher ...

mit dem festen Glauben ... dass Sie Schritt für Schritt nach vorne gehen werden ...

in eine *gute* Zukunft ... lebendig ... mit offenen Augen ... auf sicheren Füßen.

Und nachts im Schlaf ... wird das Unbewusste Ihnen Träume schicken ...

die Sie unterstützen in Ihrer Entwicklung ...

Diese Träume sind schwarz-weiß oder farbig ...

leise oder laut ... lang oder kurz ...

vielleicht werden Sie sich an den einen oder anderen Traum erinnern ...

oder gar nicht wissen, dass Sie überhaupt geträumt haben ...

Aber wenn Sie am nächsten Morgen aufwachen, werden Sie feststellen:

Es geht Ihnen besser ... Sie fühlen sich wohler ...

und Sie haben irgendwie ein bisschen bessere Laune ...

sehen die lebensvollen Farben, weil der Sommer kommt ...

Und das macht Sie froh.

Und jetzt ... bleiben Sie einfach noch so lange dabei ... wie es sich für Sie schön anfühlt ...

und dann zählen Sie innerlich von 7 bis 1 zurück, ganz in Ihrem eigenen Tempo ...

und kommen dann Schritt für Schritt ... wieder hierher zurück ... ausgeglichen und stabil ...

3.3.2 *Der innere Diamant*

Kontext: Obwohl sie nach der oben wiedergegebenen Hypnose viel ausgeglichener und stabiler ist, erscheint Sie zu diesem Termin wieder in schlechter Verfassung. Sie wirkt verwirrt und auf nicht ungefährliche Art agitiert. Sie meint, sie sei empfindlich »wie eine Bombe«. Weiterhin terrorisiert sie sich und alle anderen mit der Frage nach Fremdgehen des Ehemanns: »Warum hat er (mir) das (an)getan?«

Aber auch ihr Mann kann ihr diese Frage nicht beantworten.

Um dem Ganzen Sinn und ihr Halt zu geben, begründe ich sein Handeln mit meiner therapeutischen Hypothese: »Ihr Mann hat es unbewusst gemacht, um Ihnen die Chance zu geben, endlich eine gesunde Struktur in die Familienbeziehung zu bringen und das generationenübergreifende Chaos Ihrer Familie für immer zu beenden.« Diese Hypothese ist zugleich eine Suggestion und gründet auf dem Bericht der Patientin, dass in ihrer Familie seit Generationen chaotisch unübersichtliche und zerstörerische Verhältnisse herrschen, mit plötzlichen Beziehungsabbrüchen, heimlichen Affairen, Beziehungen quer über den Kontinent und durch alle sozialen Schichten, tabuisierten Vorfällen und tödlichen Geheimnissen (Vgl. Schützenberger 2001).

Mein *Ziel* in dieser Hypnose ist:

- Aufnahme der Erzählung vom Vorgespräch über das unsägliche Chaos in ihrem familiären Bezugssystem
- Angebot, die Situation als Chance zu verstehen
- Empfehlung, diese Chance zu ergreifen und die ganze Familie aus dem Chaos herauszuführen
- Vorschlag, eine unerschöpfliche innere Stärke zu finden, symbolisiert durch den inneren Diamanten
- Assoziation an einen guten, stabilen Ort
- Kontakt mit dem »inneren Diamanten«
- im Zusammenhang mit dem inneren Diamanten Erinnerungen von guten, stärkenden Erfahrungen in der Lebensgeschichte auffinden
- Bestätigung, dass dieser innere Diamant immer in ihr leuchtet
- klare suggestive Aufforderung, das Ruder in die Hand zu nehmen
- in Ich-Form formulierte Selbstaussage, dass sie stabil wird und sich beweist, dass sie geistig klar und vernünftig handeln wird
- die Aufforderung, immer wieder mit dem Diamanten Kontakt aufzunehmen und sich dabei weiterhin zu stärken und zu stabilisieren
- klare Suggestion, dass sie die Fähigkeit hat, die Krise zu überwinden, in ihre Kraft zu kommen und alles zum Guten zu wenden.

Oh, ja ... ein tiefer Atemzug ... ein ganz tiefer Atemzug ...

das ist aber auch wirklich richtig und schön ... liebe Frau *(Name)* ...

und jetzt kommt die Hypnose, damit es Ihnen besser geht ...

Sie sind sehr bewegt ... viele Gedanken in Ihnen, viele Bilder ... viele Gefühle ...

und Sie sehnen sich nach Ruhe ... Klarheit ... Eindeutigkeit ... Verlässlichkeit ...

allein, kann man sagen: Es fehlt der Glaube ...

Aber der Glaube hat eine bewusste Ebene ... und eine unbewusste Ebene ... und wie Sie erzählt haben und wie ich erfahren durfte ... und danke für die viele Information ... gab es bestimmte Situationen ... Verhältnisse ... und Abläufe in Ihrer Geschichte ... und der Geschichte Ihrer Eltern und Großeltern ...

Das alles hat Sie geprägt ... und macht auch verständlicherweise den Eindruck, das Leben sei so chaotisch ... Beziehungen würden so ungestüm, zerstörerisch und unübersichtlich ablaufen ... und letztendlich gäbe es dann doch nichts, auf das man sich verlassen könne ...

Diese Ihre Geschichte bietet aber jetzt genau *die* Chance, um mit diesem Ablauf,

der wie selbstverständlich zu sein scheint ... Schluss zu machen und was Neues einzuführen ...

denn bloß, weil es dort und dort und bei dem und jenen der Vorfahren so war ...

muss es bei Ihnen nicht auch so sein ... und es wird nicht so sein bei Ihren Kindern ...

weil Sie die Kraft haben und den Intellekt und den Geist, Ihre Chance wahrzunehmen.

Das, was Sie bislang so unglücklich gemacht hat ... ist in Wahrheit eine Chance ...

Ihr Leben neu zu gestalten ... und dieses Muster zu unterbrechen ...

dies Muster von hin und her ... und mit denen und mit jenen ...

Durcheinander und Misslingen ...

Neubeginn und dann doch wieder nicht für richtig befinden ...

Aber Sie unterbrechen dieses Muster und machen es für sich ...

für Ihren Mann, den Sie lieben ... und für Ihre Kinder, für Ihre Familie ...

Ich bin überzeugt, Sie können das!

Und dafür finden wir jetzt Ihren inneren Diamanten.

Und das ist was ganz Schönes, der innere Diamant ...

Um diesen zu finden ... muss man eine kleine Reise machen ...

So möchte ich Sie jetzt zu dieser Reise einladen ... an einen besonderen Ort ...

eine Reise ins Zentrum Ihres Seins, wo es sehr ruhig ist ... friedvoll und still.

Sie brauchen dafür nichts zu tun ... nichts zu verstehen ...

Sie brauchen mir nicht einmal zuzuhören ... oder hören mir nur mit einem Ohr zu ...

und atmen ruhig und regelmäßig ... sehr gut!

Auch Ihr Pulsschlag ruhig und regelmäßig ...

die Wogen der Gedanken glätten sich ... die Wogen der Bilder glätten sich ...

die Wogen der Gefühle glätten sich ... mit dem ruhigen Atem ... ein und aus ...

Vielleicht gefällt Ihnen als Ausgangspunkt für Ihre Reise die Vorstellung,

an einem See zu sein ...

Sie liegen auf den Planken eines Bootssteges ...

unter sich das feine Plätschern des Wassers ...

vom Schilf her hören Sie das fröhliche Quaken eines Frosches ...

und aus der Ferne das Bellen von spielenden Hunden ...

Der Bootssteg gehört ganz Ihnen ...

Das sonnenwarme Holz, auf dem Sie liegen, entspannt Ihren Körper ...

das laue Lüftchen, das Sie umfächelt, belebt Sie ...

der Geruch von Seewasser verbindet Sie mit der Natur ...

und die milde Sonne auf der Haut macht Sie leicht schläfrig ...

der Blütenduft aber, der über den See zu Ihnen herüberweht ...

bringt Sie ins Träumen ...

Und während Sie auf Ihrem Bootssteg dösen ...

und ich von 1 bis 5 zähle ... fühlen Sie sich immer gelassener ...

So geschützt ... geborgen ...

wunderbar umhüllt wie in einem Kokon aus Ruhe und Gleichmut ...

und da strecken Sie sich wohlig aus ...

1 ... Sie gleiten einfach dahin ...

2 ... getragen wie auf einer Wolke ...

3 ... in sanfter Schwingung ... alles andere unwichtig ...

4 ... und während Sie sich so richtig wohl fühlen, wird es innerlich ganz ruhevoll ...

5 ... Sie gleiten dahin ... schwerelos ... und erholen sich ... erholen sich tief ...

Nach einer geraumen Weile werden Sie den breiten Pfad, der am Seeufer entlangführt ...

wie von oben betrachten ... und ... zu Ihrer Überraschung ...

können Sie sich auf ihm selbst laufen sehen ...

Sie schauen auf sich selber ... und sehen sich laufen am See ...

Schritt für Schritt ...und wie Sie sich so betrachten ... merken Sie ...

wie Ihre Tritte elastisch vom Boden abfedern ... kraftvoll nach vorne ausschreiten ...

Sie machen einen sicheren und zielstrebigen Eindruck ...

und kommen bald ... allein durch die Betrachtung Ihrer selbst ...

in das Gefühl, tatsächlich kraftvoll nach vorne auszuschreiten ...

Sie spüren Ihre rhythmischen Bewegungen ... empfinden Ihre tiefen Atemzüge ...

Lebhaft kosten Sie das schöne Gefühl in Ihrem Körper aus ...

während Sie tief in Ihrem Inneren zu einem besonderen Raum gelangen ...

in das Zentrum Ihres Seins ... ein Ort, so ruhig und friedlich, ja, fast heilig still.

Es ist der Ort, wo Sie einen Teil Ihrer selbst finden:

Ihren inneren Diamanten ...

Ihr innerer Diamant ist schon immer da ... seit dem Moment Ihrer Geburt ...

auch wenn Sie ihn manchmal vergessen haben, oder ihn gar nicht spürten ...

er war immer da und ist auch immer in Ihnen.

Die Kraft des Diamanten ermöglicht Ihnen, Hürden zu nehmen ...

und Hindernisse zu überwinden ... und Schwierigkeiten zu meistern ...

Er ist unverwundbar und unverletzlich ...

er war immer ganz und wird Ihr Leben lang immer unversehrt bleiben.

Mag sein, Sie mögen sich ein wenig Zeit nehmen,

um Ihren inneren Diamanten genauer zu erforschen ...

So verweilen Sie einfach ... und achten darauf, welche Bilder ... und Gefühle ...

welche Gedanken ... und Körperempfindungen Sie mit Ihrer inneren Kraft verbinden ...

Lassen Sie sich alle erdenkliche Zeit ...

und ich bin einfach ein wenig still, aber ich bin bei Ihnen ...

direkt neben Ihnen mit all meiner Energie ... und Sie sind ganz bei sich. *(Pause)*

Wenn Sie jetzt so tief mit sich und Ihrem inneren Diamanten in Kontakt sind,

können Sie sich ruhiger und zuversichtlicher fühlen ...

Sie werden auf einmal wissen ...

dass Sie die Erfahrungen der letzten Zeit anders einordnen können ...

anders bewerten ... neu deuten ... und als Chance begreifen ...

als Chance, dieses scheinbar Unvermeidliche vermeidlich zu machen ... und ...

auf Ihre ganz eigene, persönliche, kreative Art und Weise darüber zu stehen ...

und sich zu sagen:

›Halt! Ich beende das Spiel meiner Vorfahren, weil ich weiß, es ist nicht gut.

Ich lasse Gedanken und Schmerz hinter mir ...

und trete in eine neue Lebensphase ... jetzt.

Alte Stimmen verblassen, weil Sie nicht mehr zu mir gehören ...

und der Glaube in mir wächst, dass ich das wert bin.

Dass ich gut bin ... dass ich das kann.

Und ich mache es mir zuliebe, meinen Kindern zuliebe,

meinem Mann zuliebe, meiner kleinen Familie zuliebe.
Egal, was andere davon denken und andere davon halten.
Ich bin verantwortlich für meine Zukunft, unsere Zukunft ...
und diese gestalte ich.‹

Und Sie werden zuversichtlich sein, weil Sie nachts träumen werden,
wie Sie in kleinen Schritten nach und nach all das bewältigen werden,
neu denken ... neu angehen ...
Und Sie sagen sich:
›Das war die Bewährungsprobe für unsere große Liebe ...
die wir auf einem neuen Niveau weiterführen.‹

Auch werden Sie zuversichtlicher sein ...
weil Sie sicher sind, dass Sie in sich alle Ressourcen haben, die Sie brauchen,
um Ihre Schritte in die Richtung zu lenken, in die Sie gehen wollen ...

Ihre inneren Muster werden elastischer, die Strukturen vielfältiger ...
die Formen anpassungsfähiger.

Sie haben die Macht und die Kraft und die tiefe Liebe, um jetzt Ihr Schiff aus dem wilden Fahrwasser heraus zu führen in den breiten, ruhigen zuverlässigen Strom des Lebens.
Sie können das und Sie tun das.

Unsinnige Gedanken lösen sich in ein wundervolles Nichts auf ...
mit jedem Ausatmen schweben Sie davon ...
die alten Gefühle tropfen von Ihnen ab ...
ebenso wie die geweinten Tränen, die nicht mehr zurückkommen.
Die Gedanken ... werden frei, weil Ihre Schritte Sie in die Zukunft tragen.

Sie sind in der Lage, sich selbst ins Lot zu bringen ...
und damit all die andern, denn Sie sind in der Machtposition.
Und in den nächsten Tagen und Wochen wird Ihnen auffallen,
dass Sie Ihrem Leben ruhiger und optimistischer gegenüberstehen ...

Und wenn Sie in Zukunft wieder mit Ihrer inneren Kraft in Kontakt treten wollen ...

schließen Sie für einen Moment die Augen ...

legen sich innerlich auf das sonnenwarme Holz des Bootssteges ...

und sinken automatisch für ein paar Minuten tiefer als tief in Trance ...

Dann werden die jetzt erlebten Bilder, Gedanken, Gefühle ...

und Körperempfindungen wieder lebendig ... und ...

Sie werden sich daran erinnern, dass Sie alle Ressourcen in sich haben, die Sie brauchen ...

Je öfter Sie mit Ihrem inneren Diamanten in Kontakt treten,

umso stärker werden Sie in Ihrem Selbst ...

in Ihrer Intuition und Ihren Gefühlen ...

Während Sie auf Ihrer Wolke dahinschweben ... und noch tiefer in Trance sinken ...

wird Ihr Unbewusstes ... aus all diesen Worten ... Bildern und Gefühlen ...

ein Bild der Zukunft entwerfen ... und Sie damit überraschen ...

egal, ob Sie das sehen werden ... oder hören ... oder fühlen ... oder einfach darum wissen ...

Verbleiben Sie noch eine Weile ...

um diese Erfahrung auf Ihre persönliche Art und Weise zu vervollkommnen ...

damit Sie aus dieser Trance wunderbar gestärkt hervor gehen ...

und sich einfach wohlfühlen ...

Und Sie werden wissen, wenn es genug ist ...

dann werden Sie sich allmählich wieder mehr und mehr hierher orientieren ...

und herrlich erfrischt ... stabil und guter Dinge ...

im Bewusstsein Ihrer Kraft und dem guten Gefühl, dass der innere Diamant in Ihnen leuchtet.

Ergebnis: Nach dieser Sitzung wirkt Frau XY stabilisiert. Sie kommt noch einmal, 10 Tage später. Sie fühlt sich gut.

3.3.3 *Die Sanduhr*

Kontext: Sie macht einen erstaunlich ruhigen und geerdeten Eindruck, klagt nur noch über einen Druck im »Mittelbauch«.

Ziel: Stabilisierung des Therapieerfolges, wiederum Verdeutlichung der physischen Kraft und des Halt gebenden Körpers.

Vorgehensweise:

- Empfinden der Geborgenheit in sich selbst für die Induktion einer sehr tiefen Hypnose, um richtungsweisende Suggestionen aufzunehmen
- Dissoziation an einen kraftvollen Ort an der See
- Auffinden einer Sanduhr im Dünensand als ein Symbol für den ausgleichenden Austausch von geistigen und körperlichen Geschehnissen, sowie bewussten und unbewussten Vorgängen, auch um den Knoten in ihrem sogenannten Mittelbauch zu lösen und ein durchgängiges Strömen zu ermöglichen. Insgesamt führen alle diese Suggestionen in eine tief unbewusste, heilsame Integration.
- Die in der Ich-Form geäußerten Selbstaufforderungen vermitteln ihr Kraft, Ruhe und Zuversicht und den Glauben an sich und ihr Tun.
- Zukunftsvision, in der sie stabil und energievoll auf ihren Füßen steht und ihr Leben selbstbewusst regelt
- Einführung des weißen Segelschiffes, dass mit gutem Wind zielsicher durch das Wasser gleitet – ein Bild für unbewusste Weiterarbeit an ihrem Thema.

Sie liegen so herrlich wie hingegossen da, in Ihrem Sommerkleid …

im Monat Juli, und es ist ein wunderbarer Tag!

Und Sie wissen ja schon: Hypnose ist ein herrlicher Zustand.

Sie brauchen nichts zu tun und nichts zu verstehen.

Und alles, was sich ereignen soll, damit sich diese Spannung im Mittelbauch löst und Klarheit in Gefühle und Geist … in Kopf und Herz kommt, wird an eine andere Instanz überantwortet … und die andere Instanz heißt das ›Unbewusste‹.

Und wann tritt diese zutage? Wenn sie Freiraum hat …

und dieser Freiraum ist ›Der Raum der Hypnose‹ … der Hypnotische Raum.

Sie vertrauen am besten sich selber und Ihrem Unbewussten, diesem Teil in Ihnen, der so viel Erfahrung hat, der so viel weiß, und eine ganz andere Kompetenz besitzt und ein ausgezeichnetes logisches Vermögen, um Muster zu verändern, Strukturen zu erweitern ... um Schutz zu bilden und Standfestigkeit zu verstärken ... und dabei behalten Sie Ihren Esprit und Ihren Humor ... Ihren Charme und Ihre Verspieltheit ...

Das ist doch ein wunderbar verlockendes Angebot!

Und so bitte ich Sie als Erstes, jetzt, wie Sie da so liegen in Ihrem Sommeroutfit, die Hände auf dem Bauch, dass Sie mal in Ihre Haut hineinspüren ...

Hört sich vielleicht komisch an, aber spüren Sie mal in die Haut Ihrer Handflächen hinein, die da so gemütlich auf Ihrem Bauch liegen ... in die Haut Ihrer Handrücken ...

die Haut der Oberarme ... der Schultern ...

Tasten Sie sich einfach mal nach Ihrem eigenen Gutdünken innerlich an der Haut entlang. ... vielleicht den Nacken hoch ... die Ohrmuscheln entlang ... die Kopfhaut hinüber ...

und von da den Rücken hinunter ...

Die Haut, die Sie umhüllt ... und das Innen von dem Außen abgrenzt ...

Innerhalb der Haut sind Sie ... mit Ihren Gefühlen ... mit Ihren Gedanken ...

und Ihrem Sein ... mit all Ihrem Tun ...

Und außerhalb Ihrer Haut ist die Außenwelt ...

Wenn ich Sie berühren würde, käme ich nicht weiter als bis zu Ihrer Haut.

Das ist Ihre Grenze.

Die Haut, unser größtes Organ ... schön und sinnvoll ... Schutz und Halt.

Und so wandern Sie vom Scheitel bis zur Zehe und erspüren Ihre Haut ...

an den Waden, die aufliegen ... und an den Zehen, die an der frischen Luft sind ...

ebenso wie die Nasenspitze ... Sehr gut ...

Und jetzt, stellen Sie sich einfach mal vor, dass bei jedem Einatmen die Haut so ein bisschen präsenter wird ... deutlicher spürbar ... gut. Sie atmen in Ihre Haut ...

Dann fühlen Sie vielleicht, dass auf Ihrer Körperhaut eine zweite Haut aufliegt, aus Wärmestrahlung und Energie ... wohl auch aus Licht ...

vielleicht auch ein bisschen aus Luftfeuchtigkeit und Hautfeuchte ...

eine zweite Haut, die Sie umhüllt ...

Und jetzt, während Sie ruhig weiteratmen, atmet es sich bei jedem Einatmen in diese zweite Energiehaut hinein, so wird sie immer robuster und stärker und dichter und widerstandfähiger.

Und diese Energiehaut bläht sich beim Einatmen ein wenig auf ...

und beim Ausatmen sinkt sie wieder zurück und schmiegt sich Ihrer Körperhaut an ...

Und beim nächsten Einatmen wird sie noch robuster und stärker und dichter ...

und beim Ausatmen lässt sie wieder nach ...

Aber bei jedem Atemzug wird sie jetzt noch dichter und stärker ...

und vielleicht noch lichter und duftiger ... und gleichzeitig Halt gebender ...

und beim Ausatmen sinkt sie nicht mehr so zurück, sondern bleibt in dieser größeren Form und wird mit jedem Einatmen noch größer ... und hülliger ... und fülliger.

Und bald wird diese zweite Haut wirken wie die Schale eines Eies ...

und Sie fühlen sich geborgen wie ein Küken in seinem Ei ...

die Schale von innen ganz zart ...

wenn man mit den Fingerspitzen drüber streicht, zart wie ein Blütenblatt ...

aber von außen robust und wehrhaft.

Und so sind Sie sicher in Ihrem Schutzei ... und natürlich kommt Licht herein ...

und natürlich kommen Sonnenstrahlen herein ... und natürlich kommt Liebe herein ...

alles das, was gut tut ... diese Hülle hat einen unglaublichen Effekt ...

lässt herein, was gut ist und schickt hinaus, was ungut ist ...

Sie sind darin geborgen und spüren den Schutz.

Und in Schutz und Ruhe kann das Unbewusste tätig werden und träumen und prüfen, wie es die Anspannung löst ... es hat ja unser Gespräch belauscht und ist längst in Aktion und verbindet strategisch gut und klug gewählt die richtigen Bahnen für die richtigen Gedanken mit dem richtigen Gefühl ... die entsprechende Emotion ... mit der richtigen Handlung.

Und während Sie so geschützt sind, können Sie tief in Hypnose sinken.

1 … 2 … 3 … tiefer und tiefer … sehr gut …

und dann in Trance aufwachen in den Dünen am Meer.

Hier riecht es so gut … so erfrischend …

Weite … diese unendliche Weite.

Und Sie spüren den Schutz … die Weite und die Erdung mit dem Sand unter Ihren Füßen …

lauter kleine Bestandteile von Mutter Erde, auf der Sie sicher stehen und gehen …

(längere Pause)

Und zu Ihrem Erstaunen finden Sie etwas im Sand … eine Sanduhr.

Und diese Sanduhr nehmen Sie an sich und halten sie senkrecht.

Und der Sand aus der oberen Glaskugel rieselt Sandkorn für Sandkorn in die untere Glaskugel … ganz gemächlich … im Hintergrund das Rauschen des Meeres … der jodhaltige Geruch … die Laute der Möwen … und der Wind, der in Ihrem Ohr säuselt … und die Haare zerzaust …

Und wenn der Sand durchgelaufen ist, drehen Sie die Sanduhr um …

das volle Teil nach oben und das leere Teil nach unten …

und wieder rieselt der Sand … Sandkorn um Sandkorn …

von der oberen Hälfte in die untere Hälfte.

Und das Unbewusste weiß genau, welche Verbindung es zieht zwischen oben und unten …

damit die Emotion den Geist versteht, der Kopf die Seele und die Seele den Körper …

Und die Frage nach dem Warum wird unwichtiger und unwichtiger …

während kraftvoll wirklich wichtige Fragen aus der Tiefe hochsteigen:

›Wie kann es mir besser gehen?‹

›Wie werde ich stabil?‹

›Wie komme ich gestärkt aus der Situation heraus?‹

›Wie wird mein Leben anders und reicher sein und ich sicher auf dem Boden stehen?‹

›Wie wird es sich anfühlen, wenn ich diese Kette von Ereignissen, die über Generationen meine Familie gequält und beschädigt hat, sprenge, und ich diejenige bin mit der Fahne voran, die endlich gradlinig läuft ... in aller Treue zu mir ... zu meinen Kindern ...

zu meinen Prinzipien ... zu meinem Glauben und zu meinem Sein?‹

Und mit dem Wind in den Haaren, stehen Sie so selbstverständlich da ...

in den Dünen ... und schauen auf das Meer ... am Horizont ein Schiff mit weißen Segeln ...

es zieht ruhig vorbei ... zielstrebig vom Wind nach vorne bewegt ...

ein Bild wie ein Versprechen, dass es eine neue Zukunft gibt ...

Und Sie werfen einen Blick in diese Zukunft ...

und sehen sich in aller Treue zu sich selbst ...

mit offenem Blick auf stabilem Grund ... im Kreis Ihrer Lieben ...

Sie sehen, *(Name)* ist gefestigt und hat immer ihre Schutzhülle dabei.

Sie hat einen klaren Kopf, ein klares Herz und ein klares Gefühl ...

und alles ist in gutem Austausch ...

Und es ist so neu gewesen, aber in der Zukunft ist es schon etabliert, denn der neue Weg ist eingeschlagen. Über Generationen war das nicht möglich, aber sie hat das geschafft! Sie hat das Schiff sicher durch die Wogen geführt und jetzt hat es weiße Segel und gleitet friedlich auf glattem Wasser dahin. Man merkt ihr an, dass sie an sich glaubt, dass sie weiß, was sie kann, dass sie schön ist, dass sie viele Talente hat und dass sie unnachahmlich ist. Ja, *(Name)* gibt es nur einmal, so eine wie sie ... einmalig ...

Und jetzt gehen Sie einfach noch ein bisschen tiefer in Hypnose ... *(längere Pause)* und Sie spüren jetzt schon ... wie sich Gedanken und Gefühle anfreunden ... und wie die Gefühle wichtig sind, die die Gedanken respektieren und die Gedanken wichtig, die die Gefühle respektieren ... und wie ein harmonisches Miteinander möglich ist ...

Und so sind Sie immer mehr die Frau, die weiß, was sie wert ist ...

die Frau, die an sich glaubt ... die Frau, die einmalig ist und einfach unschlagbar ...

und so schreiten Sie durchs Leben und die anderen werden merken, was Sie ausmacht ... *(längere Pause von ca. 1 Minute)*

Und nachts im Schlaf werden Sie immer wieder Ihren Schutz auffinden ...

dann wieder tiefer in Hypnose sinken ... sich in den Dünen wiederfinden ...

den Wind in den Haaren ... den Geruch in der Nase ...

und Sie werden dort stehen und die Arme ausbreiten und aufs Meer schauen ...

und das weiße Segelschiff entdecken ... und in die Zukunft fahren und sich finden ...

in guter Verfassung, eine strahlende Frau, stark und einzigartig.

Und es wird sich so schön anfühlen, dass sich Ihr Schlaf tief erholsam weiterschläft ...

bis Sie am nächsten Morgen aufwachen, mit so guter Laune ...

dass Sie vielleicht verwundert sind ...

Jetzt lassen Sie es einfach wirken und genießen noch, bevor Sie in ganz wunderbarer Verfassung, frisch und guter Dinge, wieder ins Hier und Jetzt zurückkehren.

Feedback: Die nächste Sitzung sagt sie ab, es ginge ihr gut. Da das Therapieziel eindeutig nur die Bewältigung der aktuelle Krise war, ist das für mich in Ordnung.

3.4 *Luzie im Licht* – eine Frau findet sich

Kontext: junge Künstlerin mit Selbstwertproblematik und Selbstfindungsstörung. Sie beschreibt ihr Befinden folgendermaßen: »Konkret kann ich das gar nicht so richtig formulieren, was genau mein Problem ist. Es sind eine Art von depressiven Verstimmungen und leider immer wiederkehrende Essstörungen. Grundsätzlich komme ich mit meinem Leben gut zurecht. Ich bin glücklich verheiratet und habe ein wunderbares Kind. Es ist nur leider oft für mich nicht einfach, das alles zu genießen. Ich verliere mich schnell in Selbsthass und falle in Löcher.«

Technik und Vorgehen: 3 Hypnosen, 2 davon in der ersten Sitzung, die dritte in der zweiten. Ich nenne die Klientin hier Luzie.

3.4.1 *Luzie im Licht*

Hypnose Nr. 1: Hervorrufen einer Handlevitation und eines guten inneren Ortes.

Sie können ... die Augen schließen oder offen lassen ... wie Sie wollen ...

Sie können auch auf einen Punkt schauen ...

Machen Sie das, womit Sie sich sicher fühlen ... so dass Sie erst einmal zur Ruhe kommen, die Augen ruhen lassen ... auf irgendwas, dass Sie da gegenüber sehen ...

Wir haben viel miteinander gesprochen und das hat unser beider Unbewusstes mobilisiert ... und jetzt geht es nur darum ... dass Sie in ein gutes Gefühl eintauchen ... und dieses gute Gefühl wird stärker und sicherer und tragfähiger, wenn wir dafür eine Handlevitation bekommen. Und deshalb liegen Ihre Hände jetzt auf den Kissen ... links auf dem Lederkissen und rechts auf dem bunten Kissen ... und Sie haben inzwischen die Augen geschlossen ... das ist ganz schön ... und jetzt spüren Sie mal in Ihre Hände hinein, welche Hand leichter ist ... ist es die rechte ... oder die linke?

... und dann verrate ich Ihnen noch was ... vielleicht wissen Sie es schon ... aber Hypnose hat auch etwas mit Mitspielen zu tun ... und es geht darum, diese eine Hand, die schon leichter ist ... noch leichter werden zu lassen ... und da Sie sich sehr gut etwas vorstellen und sehr gut Bilder sehen können, können Sie sich sicher sehr leicht ausmalen, dass über der leichteren Hand Luftballons schweben ... die ein Band herunterlassen, das sich um das Handgelenk, das leichte, bindet ... und das die Hand ganz leicht nehmen und nach oben ziehen wird ...

Und je ruhiger Sie werden, umso langsamer Sie atmen ... desto leichter kann die Hand werden ... um ganz von alleine anfangen ins Schweben zu kommen ... und während das geschieht, bitte ich Sie, Luzie, dass Sie in eine gute Situation gehen ... in der Sie sich ausleben ... als Künstlerin, als Malerin ... als Kreative ... mit ihrer Musik ... ganz im Flow ... und so dass Sie ganz im Hier und Jetzt sind ... und ganz bei sich ...

Und ich werde jetzt ganz leicht die Hand berühren, die rechte ... ob das vielleicht die leichte Hand ist ...? Oh, die ist ganz schön schwer ...

Und jetzt schauen wir mal, ob es die andere ist ... ja, die andere ist leichter ... genau, das ist die leichtere ... und ich geb' nur so einen leichten Impuls nach oben ... dann kann sie von selbst noch leichter werden ... und leichter ... leichter ... und je mehr Sie in diesem Gefühl sind ... im Flow ... und der inneren Zentrierung ... umso leichter kann die Hand werden ...

Und Sie spüren das ... wie wenn Sie jetzt in Ihrem Raum ... in Ihrem inneren Atelier sind ...

Ihre Musik im Ohr ... in Konzentration ... ganz im Moment ... ganz bei sich ... und die Hand kann noch leichter werden ... leichter und leichter ...

Je mehr Sie dahin finden … in ruhigem Sein … in Harmonie … um so mehr sind Sie innig verbunden mit sich … Ihre Ideen fließen … und Sie spüren sich … Hm-Hm … Sehr gut.

Und nun bleiben Sie einfach noch einen Moment dabei … und geben dieser Szene ihren Namen … vielleicht ›Luzie im Licht‹ … oder irgendwas, was Ihnen gefällt, was stimmt für Sie …

Und es ist immer wichtig, gut zu wählen … ›Was stimmt für mich?‹ … und die Hand kann noch leichter werden … sie kann mitspielen, mit den Luftballons hochsteigen … und Ihnen Ruhe vermitteln und das Gefühl … Sie sind bei sich … und sehen die Luzie von außen … wie sie so konzentriert ist … in Ruhe … und umhüllt von Sicherheit … und Schutz … obwohl Sie loslassen … und das ist genau die Situation … und das spüren Sie, aus der Sie sich entwickeln können … und entfalten …

Und wahrscheinlich sehen Sie dazu auch Bilder …

Ja, Luzie entfaltet sich …

Luzie hat ihre Geschichte … und nutzt diese Geschichte … um kreativ vorwärts zu gehen …

stabil ihre Schritte zu setzen … und beherzt nach vorne auszuschreiten …

Bleiben Sie noch einen Moment dabei … in der Ruhe … in der Stille … lassen Sie noch Ihre Bilder kommen … und Ihre Worte … und Ihre Klänge … und Ihre Ideen … während das Unbewusste … und der Teil in Ihnen, den wir Ihre ›starke Substanz‹ genannt haben … sich konsolidiert und richtig spürbar wird für Sie … hm … hm … sehr gut …

Okay … und dann … schließen Sie einfach diese kleine Hypnose ab. Sie können immer wieder dahin zurückkehren …

Vielleicht haben Sie schon den Namen gefunden … für diese schöne Situation … für dieses schöne Erleben … dann nennen Sie einfach diesen Namen innerlich … und das ist das ›Sesam-öffne-Dich‹ … damit Sie dahin zurückfinden … in Ihre Kraft und in Ihre Stärke und Ihre Fähigkeit, sich zu entwickeln … und an sich zu glauben …

Und weil Sie das wissen … können Sie munter und frisch und wach wieder hierher zurückkommen.

3.4.2 *Luzie sagt »Nein« zum Problem und »Ja« zu sich*

Hypnose Nr. 2: kurze Selbsthypnoseanleitung zur Vermeidung des Symptoms (Essen/Erbrechen) und Verfolgung der gesetzten Ziele.

Luzie, Sie schauen unentwegt auf diesen Punkt ... und Sie denken ... an das ... ich bezeichne es jetzt einfach mal nüchtern ... als ›Problem‹ ... an das Problem ...

Sie denken daran ... nicht vertiefen, nicht einfühlen, sondern einfach nur mal dran denken ...

Und jetzt ... fangen Sie an ... beim Einatmen den Kopf auf die eine Seite zu drehen ... aber immer auf den Punkt schauen ... und beim Ausatmen den Kopf auf die andere Seite drehen ... sehr gut! Weiter so! *(Pause)*

Einfach im ganz ruhigen Atemrhythmus ... drehen Sie den Kopf nach rechts ...

und nach links ... angepasst an Ihre Atemzüge ... *(Pause)*

Sie brauchen *nichts anderes* zu tun ... als ... das zu machen ...

und Sie können ... ruhiger werden ... und das Thema, an das Sie gerade gedacht haben oder das Problem oder die Situation ... kann ... dadurch ... in den Hintergrund treten ... oder verschwimmen ... sich verflüchtigen ... und sich auflösen ... *(Pause)*

Und Sie spüren einfach ... nur noch das ... was *Sie* sind, was Sie ausmacht:

Luzie ... ganz in Ihrer Ruhe ... in Ihrer Kraft ... und *Sie* bestimmen ... was Sie wollen ... auch was Sie fühlen wollen ... und wie Sie leben wollen ... und alles andere ... da steigen Sie aus ... und gehen mit aller Kraft Ihren Weg ... *(Pause)*

Es gibt Symptome, die hat man einige Zeit ... oftmals haben sie ihren Sinn ... dann verlieren sie ihren Sinn ... und dann bleiben sie an einem kleben ... aber man kann sie abschütteln ...

und so drehen Sie den Kopf noch ein paar Mal ... hin und her ... bis Sie ... man könnte fast sagen ein bisschen ›hohl im Kopf‹ werden ... ›leer‹ meine ich natürlich ... und tiefe Ruhe über Sie kommt ... und dann ... wenn Sie das spüren ... dann kommen Sie langsam zur Mitte ... und schließen die Augen ... und gehen in eine angenehme Trance ... *(Pause)*

Ganz ruhig ... innerlich wie ausgeleert auf eine angenehme Art und Weise ... friedlich ... ruhig ... und Sie spüren tief in sich ... Ihre innere Basis: ›Luzie.‹

Die Basis, die Sie hält ... Sie spüren das vermutlich unten im Becken ... und im Bauchraum ... spüren, wie die Füße aufstehen auf dem Boden ... spüren Ihre Hände, wie die entspannt im Schoß liegen ... wie die Schultern absinken ... und wie eine tiefe Ausgeglichenheit, Ruhe und Gelassenheit Sie erfüllt ... sehr gut ... hm-hm. *(Pause)*

Und immer wieder ... wenn Sie etwas überkommt ... womit Sie unglücklich sind ... unnötig unglücklich ... unnötig belastet ... unnötig aufgeregt ... und unnötig veranlasst etwas zu tun, was Ihnen nicht guttut ... wird automatisch der Impuls kommen sich hinzusetzen ... einen Punkt zu wählen ... auf den Punkt zu schauen ... die Augen darauf ruhen zu lassen ... und den Kopf zu drehen ... nach links nach rechts ... und von rechts nach links und so weiter ... im Rhythmus der Atmung ...

Und das ist so wie ein innerliches ›Nein-Sagen‹:

›Nein ... Nein ... Nein ... Nein ... ich tue nicht, was für mich nicht gut ist.‹

Und dann kommt der Kopf in die Mitte und sinkt nach vorne ... wie ein eindeutiges:

›Ja ... Ja ... ich tue, was für mich gut ist.‹ *(Pause)*

Das wäre die zweite Hypnose. Und dann können Sie das noch einen Moment genießen – diese Ruhe – und dann wieder frisch und wach und klar wieder hierherkommen.

Feedback: »... verzeihen Sie mir bitte die späte Rückmeldung. Ich hatte tatsächlich bislang noch keine Minute gefunden, um mein Befinden zu verbalisieren.

Es ist tatsächlich einiges in mir passiert. Aber erst nach ca. einer Woche. Ich hatte das Gefühl, eine tiefe Trauer ist aus mir herausgebrochen. Ich habe, glaube ich, 2 Tage einfach nur geweint. Gefühlt ohne wirklichen Grund – also ich konnte diese Trauer nicht deuten. Sie war einfach da und wollte aus mir heraus. Zusätzlich haben sich einige äußere Umstände verändert, die nochmals viele Gedanken und vor allem eine andere Perspektive in mir hervorgerufen haben. Es verändert sich viel. In mir und um mich herum. Ich merke, dass ich etwas loslassen muss, dass sich ein Teil von mir verabschiedet. Es ist nicht unbedingt leicht, aber notwendig, um weiterzukommen, um selbstbestimmt zu leben.

Ich bin unglaublich dankbar über Ihre Hilfe und kann ein nächstes Treffen kaum erwarten.«

3.4.3 *Luzie, die Arme weit ausgebreitet*

Hypnose Nr. 3 im 2. Temin: Bestätigung normaler innerer Kraft, Blick in die Zukunft.

Liebe Luzie, jetzt kommt die Faulbärhypnose.

Das heißt, Sie dürften sich einfach zurücklehnen. So viel gearbeitet heute schon ... und das Unbewusste hat so gut mitgespielt ... und jetzt ... kommt eigentlich der Höhepunkt ... aber das ist auch das, was am entspannendsten ist ... was am meisten trägt und was Sie wirklich beschwingt ... nach vorne zu schreiten ... mit dem tiefen Glauben in sich, dass Sie das schaffen.

Veränderung braucht Zeit ... aber vielleicht geht es schneller ... als Sie erwarten ... weil:

Sie sind eigentlich gut vorbereitet ... Sie sind schon eingespielt und auch unbewusst vorbereitet ... Sie haben sich gefreut auf den Termin ... das haben Sie mir geschrieben ...

und Ihr Unbewusstes aber auch ... weil es Veränderung wünscht ...

Sie wollen so werden ... wie Sie eigentlich sind ... kraftvoll, schön, lebensfroh, lebendig ...

Sie kennen das ja alles von sich ... es taucht auch immer wieder auf ...

aber Sie möchten es mehr sein ... für sich selbst ... für Ihre kleine Tochter, für Ihren Mann ...

für all die anderen Menschen ... die Ihnen wichtig sind ...

und so beginnt die Hypnose ... und Sie kennen das ... mit dem Zählen ...

das können wir auch machen ... dass Sie einfach ...

den ersten Schritt in die Hypnose machen Sie bei der 1 ...

ganz eins mit sich ...

und 2 weiter gehen ... 2 ganz dabei

3 ... und tiefer und mehr und mehr frei ...

4 ... bei 4 gehen Sie durch die Tür ... in den Hypnotischen Raum ...

mit der hypnotischen Bühne ... mit den hypnotischen Bildern ...

und mit den hypnotischen Möglichkeiten ...

da können Sie die Vergangenheit in ein anderes Licht setzen ... die Zukunft neu zimmern ...

5 ... mit viel Spielbreite ...

6 ... mit allem ... was zu Ihnen gehört ...

und bei 7 sind Sie da richtig angekommen ...

7 ... sehr gut.

Und Sie brauchen nichts zu tun … Sie brauchen nichts zu verstehen …

Sie brauchen mir nicht mal zuzuhören … denn Sie sind auf dem Weg …

Schritt für Schritt … auf dem Weg zu sich … hm-hm.

Und vielleicht spazieren Sie irgendwo … an einem Strand … am Saum des Wassers …

ganz frei … ganz leicht … Schritt für Schritt nach vorne …

und die kleinen Wellen umspülen munter Ihre Füße … wenn Sie einfach ausschreiten …

und bei jedem Schritt spüren … wie Sie den Fuß aufsetzen … abrollen …

elastisch abfedern … und der andere Fuß das Gewicht übernimmt …

so selbstverständlich … so natürlich … so organisch …

Ihr Körper … funktioniert ganz natürlich … bewegt sich ganz natürlich …

das Herz schlägt ruhig und gleichmäßig … die Atmung ruhig und gleichmäßig …

alles geschieht von selber … die Arme schwingen im Takt …

die Ohren hören … die Augen sehen … die Nase riecht …

Sie können sich darauf verlassen … je mehr Sie nach vorne gehen …

umso mehr spüren Sie auch … wie Sie sich entfernen …

von Verhaltensweisen … Gedanken … Themen … die bleiben hinter Ihnen zurück …

auch manches, was Sie mir vorhin noch erzählt haben … rutscht in die Ferne …

je mehr Sie nach vorne gehen … umso mehr kommen Sie in Ihre Kraft …

und wissen, dass Sie es haben … dieses innere, strahlende Leuchten …

und immer in Ihnen strahlt … und Ihnen Kraft gibt …

und die innere Substanz nährt … die vollkommen unverwüstlich ist … und widerstandsfähig …

Und wie Sie so nach vorne gehen … lernt der Kopf … atmet auf … auch der Kopf lässt sich umwehen vom Atem des Meeres … lässt sich durchpusten und erfrischen …

weil der Kopf versteht, dass er sich verlassen kann auf den Körper, auf den Diamanten …

auf die unverwüstliche Substanz und auf ein kluges Unbewusstes ...

Und während Sie so weiter und weiter nach vorne ausschreiten und dabei tiefer und tiefer in Trance gleiten ... wird Ihnen deutlicher und deutlicher ... was Sie sind ... und wer Sie sind, liebe Luzie, ... wie wertvoll Sie sind ... und wie verlässlich Ihr inneres System arbeitet.

Und dieses Gefühl darüber bringt die innere Landschaft in Ausgleich ... in Balance und in Ruhe ... und in eine wunderbar harmonische Schwingung ... und die Hormone regeln sich ein ... das Vegetativum beruhigt sich ... und die Stimmungslage glättet sich ... und Sie werden die Vergangenheit betrachten ... wie eine lehrreiche Zeit, die dazu beigetragen hat ... Sie als Künstlerin zu formen ... eine Zeit ... die ermöglicht, dass Sie Tiefe haben ... und diese Tiefe Ihrer Kreativität dient und Ihrem künstlerischen Ausdruck ... Ihrer Besonnenheit ... und Ihrer inneren Klarheit ... und das ermöglicht wiederum die Höhen ... wo Sie äußerst beschwingt sein werden ... weil Sie ein Mensch der starken Gefühle sind ... die Tiefen nutzen Sie kreativ ... und kommen sehr tief mit sich in Kontakt ... und drücken es auf eine besondere Art und Weise sehr gut aus ... und Sie erleben die Höhen voller Freude ... so wie Sie es kennen ... und erobern sich vieles zurück ... auch das Gefühl zu Ihrem Körper, das Gefühl zu Ihrer Lust ...

Sie können das ... denn mit jedem Schritt nach vorne ... steigen Sie heraus ... aus den Symptomen und den Verwirrungen ... und befreien sich ... und ich bin jetzt einfach ein wenig still ... und Sie schreiten weiter nach vorne ... der Luzie entgegen ... die weit da vorne auf Sie wartet, eine schöne junge Frau ... voller Lebenskraft, voller Freude, stabil mit ihrer Geschichte ...

Und sie hat schon die Arme ausgebreitet und wartet nur ... dass Sie ihr entgegenkommen und dass sie ... Sie in die Arme schließen kann ... damit Sie in die Kraft kommen können, in die Stabilität und die Ruhe ... die für Sie wichtig sind ...

Und ich bin einfach still, damit Sie das Ganze in Ruhe ... sehen und fühlen ... und hören und riechen und schmecken ... und dann tief in sich abspeichern ... so dass es die kommende Zeit sehr positiv weiterwirkt ... tags im Wachen ... und nachts in den Träumen ... **und immer wird Sie die Luzie der Zukunft, die große starke Kräftige, in die Arme schließen und Sie halten und Ihnen Mut geben und Vertrauen und Stärke ... und Sie werden heilen ...**

Und bleiben Sie einfach dabei, so lang wie es für Sie richtig ist ...

... und Sie sich gut anfühlt ... und Sie werden von selber merken ... wenn's einfach genug ist ... dann werden Sie den Impuls bekommen die Hypnose abzuschließen ...

und Sie werden von 7 bis 1 zählen im Stillen ...

bei 1 ganz angenehm wieder hierherkommen ...

sehr stabil, sehr ruhig, sehr ausgeglichen, sehr eins mit sich ...

und immer wieder, wenn Sie diese Hypnose praktizieren werden ...

werden Sie neue Erfahrungen machen ... und immer weiter kommen ...

und immer mehr ... sich selbst finden.

3.5 *Looser?* Große Leistung – kleiner Selbstwert

Kontext: Sie wuchs unter schwierigsten Verhältnissen in einem abwertenden Familiensystem auf, allein gelassen und auf sich selbst gestellt. Sie arbeitete sich hoch, studierte, bildete sich aus, leistete in ihrem Leben Unglaubliches. Erfolgreich baute sie eigenhändig ein ganzes Imperium auf und adoptierte zudem zwei kleine (inzwischen erwachsene und im Leben stehende) Kinder, deren Mutter sich suizidiert hatte. Man kann sich vage ausmalen, was das bedeutet. Im Alter von 70 Jahren steht die quicklebendige Frau kurz vor der Übergabe ihres Konzerns. Ihr Selbstwert? Immer wieder im Keller. Ihr innerer Dialog? »Und wenn die alle auf einmal merken, dass ich nur eine ›Hochstaplerin‹ bin?« In Gesellschaft empfindet sie sich als hölzern, hat Mühe mit der Unterhaltung, findet schwer ein Thema. In der Therapiesitzung aber plaudert sie frei und geistreich, ist zugewandt und authentisch.

Ziel der Therapie von 8 Sitzungen über ein ¾ Jahr war Selbstrespekt, Selbstglaube, Selbstvertrauen und Selbstwertstärkung.

2 Hypnosen sind hier wiedergegeben. Eine bezieht sich auf die »Hochstaplerin«, die andere auf den Abschluss der Therapie, mit weinendem Auge und mit Dank an das Unbewusste. Sie hat die Bestätigungen und Ermutigungen in den Hypnosen immer sehr genossen und hörte die aufgenommenen Hypnoseaudios noch mehrfach über lange Zeit. Jede Therapiesitzung erlebte sie als Entwicklungsschritt. Und 8 Schritte empfand sie als genug.

3.5.1 *Die große »Looser-Hypnose«*

Sehr schön ... und jetzt kommt *die* Hypnose ... für mehr Wohlgefühl ... für mehr Leichtigkeit ... und für ... mehr Selbstverständnis ...

Eigentlich ist schon alles gesagt ... und ... das Unbewusste hat schon alles gehört.

So lehnen Sie sich jetzt einfach zurück ... körperlich ... und seelisch ... und geistig ... und lassen einfach einwirken, was schon angeklungen ist ... und was ich jetzt noch mal in Worte fasse ...

Und Sie atmen ruhig ... und lassen nach ... und sinken tiefer ... in erholsames Sein ... sehr schön ... sehr gut ...

Und es ist doch wirklich verwunderlich ... wie wir in unserem langen Leben ... Reaktions- und Verhaltensweisen mit uns herumschleppen ... die gar nicht mehr in die Zeit von Heute gehören ... und warum sollte man nicht ... auf einmal umschalten ... und etwas entkoppeln können ... was veraltet ist ... und nicht mehr sinnvoll ...

So sinken Sie einfach ... Atemzug um Atemzug ... tiefer in Hypnose ... und betreten mit jedem Schritt tiefer ... den Hypnotischen Raum ... um zu entdecken, was zu entdecken ist ... und zu lernen, was zu lernen ist ... damit Sie sich freisetzen ... und mehr in Ruhe bei sich sind ... und sich zutrauen so zu sein, wie Sie sind ... und wer Sie sind ...

Sie gehen tiefer ... und überschreiten die Schwelle ... treten in diesen Hypnotischen Raum ... wo so vieles möglich ist: Lernen und Erkennen ... Hinter-sich-Lassen ... und Heraussteigen ... Neues-Ausprobieren ... und Gewinnen ...

... um vielleicht ... ab und an ... sich ganz neu zu verhalten ... und ... auf eine andere Ebene zu steigen ... in bestimmten Situationen ... und um von dort aus die Lage zu betrachten ... und – warum nicht? – ... anstelle ... von ›Wenn die merken, dass ich doch nur ein Hochstapler bin?‹

... schon gleich hinüberwechseln ... in das ...

›Ja wussten die denn nicht schon immer, dass ich der totale Looser bin?‹ ... und Sie schmunzeln ...

Der Hochstapler mutiert zum Looser ... und macht damit das innere Bild von sich als Hochstapler unwirklich ... und löst es auf ...

Und so kann vieles an unnötigen Skrupeln ... und Ideen ... und an Gedanken über sich ... ad absurdum geführt werden ... und dem Unbewussten wird schon was einfallen ... dem ist schon oft was eingefallen ... aber da war es ... für eine andere Bühne ...

Jetzt ist es ... für die eigene Bühne ... das Umschalten ... das Entkoppeln ... die Szene neu spielen ... in einem anderen Licht ... und so können die ver-

gangenen Szenen verblassen ... und die neuen Szenen ... und die erfolgreichen Varianten in den Vordergrund treten ...

So, wie es Ihnen täglich widergespiegelt wird ... auch von jungen Menschen ... ›30 Jahre haben Sie in Ihrem Fach Geschichte geschrieben‹ ... er selber nur 30 Jahre alt ... ›30 Jahre gute wertvolle Arbeit‹ ... ja, das wirkt ...

Und ... Sie spüren jetzt ... im Moment diesen Fundus in sich ... jetzt, wo Sie da sitzen, die Hände im Schoß, den Kopf nach vorne geneigt ... aufmerksam und ganz bei sich ...

Sie sehen diesen Fundus in sich ...

Sie spüren den Fundus ... diesen großen, inneren Reichtum, den Sie sich erarbeitet haben ... mit Ihrem disziplinierten Willen ... und ... Ihrem schöpferischen Geist.

Und dieser Reichtum ist immer da ... der Fundus ist immer da ...

die Spielbreite ist immer da und ebenso Ihr ganzes inneres Repertoire ...

Und in der Tiefe wissen Sie – sonst säßen Sie nicht hier – dass Sie gemocht und geliebt werden ... für all das ... aber auch für Ihr Wesen ... für Ihr Sein ... für Ihre Präsenz ... und Ihre Aufmerksamkeit ... Ihre Kollegialität ... und einfach dafür, dass Sie so sind, wie Sie sind!

So wichtig, dass ... *(Vorname)* das für sich selber sieht ... und schätzt ... und anerkennt ... und vielleicht ist es jetzt noch nicht so einfach ... aber wenn sie diese Hypnose wieder und wieder hört ... wird es bald selbstverständlich.

Dafür können Sie jetzt für ein paar Atemzüge etwas Besonderes tun ... und das ist ... dass Sie beim Ausatmen ... ganz liebevoll im Stillen Ihren Namen sagen ... den Namen, den Sie tragen ... oder den Sie mögen ... oder den Sie gerade empfinden für sich ...

Einatmen ... und ausatmen ... und in aufrichtiger innerer Zuwendung und Wertschätzung den eigenen Namen sagen ... bis es vom Kopf hinunterfließt ... durch den Hals ... in den Brustraum ... und da vor allem ins Herz ... dann in den Bauch ... und ins Becken ...

Die Liebe für sich selbst ... die bis in die Fingerspitzen strömt ... und bis in die Zehenspitzen ... Liebe für sich selbst ... bedingungslos ... und selbstverständlich ... mit allen Fehlern ... und allen kleinen Ungereimtheiten ... natürlich ... so, wie man ist ... und so treten Sie auf ... und so gehen Sie den

Menschen entgegen ... mit diesem warmen Gefühl für sich selbst ... und Sie wissen, Sie haben diesen Fundus in sich ... und wenn Sie mit anderen zusammen sind ... können Sie schweigen ... können Sie den anderen frei anschauen ... bei sich sein ... und ganz von alleine ... werden Ihnen Themen in den Sinn kommen ... oder Fragen ... oder Antworten ... oder Erlebnisse, die Sie berichten können ...

Das geschieht von selbst ... und das kommt aus diesem Fundus ... der so reich und unerschöpflich ist ...

Und so kann der Kopf ruhen ... kann sich ausruhen ...

er kann sich darauf verlassen, dass ihm immer ...

immer passende Themen in den Sinn kommen ...

kann sich darauf verlassen, dass Sie unbewusst über so viele Ressourcen verfügen ...

die Sie bewusst gar nicht so darstellen könnten ...

Und das wird Sie sicher machen ... und selbstverständlich ...

Und natürlich sind Sie anders als die anderen Menschen ... jeder ist anders ... wir sind alle unterschiedlich ... und haben unsere Vorzüge ... und können bestimmte Sachen gut ... und die anderen Sachen überlassen wir den anderen ...

So fällt der Druck ab ...

Sie müssen nicht mehr leisten ... Sie dürfen präsentieren ... Sie stellen Ihr Wissen dar ...

und Ihre Kunst ... und die Verantwortung lassen Sie andere tragen ...

lassen Sie andere hineinwachsen ... in diese große Aufgabe ...

und sind gleichzeitig zu sich selber gut ...

Und Sie können jetzt im Moment merken ... beim Einatmen ... wie Sie den Druck wegatmen ... wie Sie sich mehr Raum schaffen und in sich präsenter sind ... mit mehr Fülle und mehr Ruhe ... sehr schön!

Und Sie werden aus dem Vollen schöpfen ... aus Ihrem Repertoire ...

und Sie werden geben und verschwenden ... und dabei große Freude haben.

Und Sie werden verschwenderisch zurückbekommen ... und Sie werden es genießen ...

Sie werden Augen und Ohren aufmachen und die Komplimente hören ...

Sie werden es entgegennehmen ... und werden sich alles gut merken ...

Das wird Ihnen bleiben und das haben Sie auch verdient ...

3.5.2 *Wie ein mit Stolz gefülltes Gefäß*

Sehr schön ... so viel geredet in nur einer Stunde, so viel Austausch, so viel angesprochen und schon in Bewegung gesetzt, **denn wir können davon ausgehen ... dass der unbewusste Teil in uns auch immer dabei ist bei den Gesprächen und Anregung bekommt für die Arbeit, die jetzt geschieht** ... und da haben wir schon noch Aufgaben ...

Es ist wichtig, dass die gute Entwicklung anerkannt wird ... honoriert wird ...

auch das Unbewusste hört gerne mal ein Lob, wird gerne mal in den Arm genommen und bekommt gesagt:

›Das hast du aber wirklich gut gemacht!‹ ... und:

›Schön, dass du mich so weit gebracht hast.‹

So geht es darum, die gute Entwicklung zu konsolidieren und weiter zu fördern, so dass es immer weiter geht ... der sogenannte Dominoeffekt ... ein Schritt anders gesetzt und schon ist auf einmal die ganze Strecke neu ...

Sie haben viel berichtet ... wie Sie etwas anders erleben ... leichter ... sich besser abgrenzen ... besser auswählen ... wie Sie Dinge neu empfinden ... und bei vielem gelassener sind ... selbstbestimmter und selbstbewusster ... auch wie Sie innerlich mit sich reden ...

Und das ist doch wirklich ganz hervorragend ...

und spricht für Selbstbewusstsein und Selbstachtung und Selbstrespekt ... sehr gut ...

Sie haben es ja auch wirklich verdient, nach Ihrem großen Einsatz über so viele Jahre ... dass Sie sich darauf jetzt darauf verlassen können ... dass es einfach läuft ... und Sie mit ihrer unglaublichen Erfahrung ... so viel bewirken können ... und die anderen Menschen sich freuen, wenn Sie Ihnen begegnen ... und von Ihnen lernen können ... oder von Ihnen Rat bekommen ... und so lehnen Sie sich zurück ... atmen durch ... atmen auf ... geben nach ...

Und es ist gerade eine Zeit, die sehr lebendig ist ... eine Zeit, in der Veränderung ansteht ... wo es manchmal lärmig ist, wie jetzt gerade draußen ... und dann wieder totale Ruhe herrscht, wie jetzt gerade drinnen ... und Ihr rechtes Auge weint ... vielleicht ist es die Veränderung, die die Tränen auslöst ... das Loslassen ... das Abgeben ... aber das ist immer auch ein Neubeginn ... das wissen Sie genau ... ein Aufhören ist immer auch ein Neubeginn ... ein Kapitel beenden ... ist immer auch das Aufschlagen eines neuen Kapitels.

Sie werden immer aktiv sein ... immer interessiert ... immer lebendig ...

Sie sind einfach so ... und das Auge kann aufhören zu tränen ... weil Sie das emotional bewältigen können ... weil Sie wissen ... Verabschieden heißt Neuem begegnen und das trocknet Tränen ... und beschert Freude ... und Sie wären die Letzte, die immer das Gleiche tun möchte ... und genau so ... ist es gut ... dieses immer wieder Neue und immer wieder neue Reibung ... und da Sie sich besser schützen können ... besser auswählen ... sich abgrenzen ... und leicht auch mal ›Nein‹ sagen, gehen Sie dem Neuen sicher entgegen ... und bedanken sich jetzt in der Tiefe für die großartige Arbeit, die Ihr Unbewusstes geleistet hat, Sie so weit zu bringen ... bis hierher ... gesund und munter ... lebendig und immer bereit für Veränderung und für neue Entwicklung ... für die Gestaltung eines interessanten, reichen Lebens ...

Und genau das machen Sie jetzt ... Sie sagen einfach ein Dankeschön, was hinunterrinnt in die unbewussten Gefilde für diese hervorragende Leistung ... für die Offenheit ... und die Flexibilität ... sich Neues zu erlauben ... und auf einmal auch etwas, was Sie gar nicht mochten, neu zu erfahren oder etwas, was Ihnen mühsam erschien, anders wahrzunehmen ... und interessant zu finden ...

Das heißt, der Hintergrund ändert sich ... und Sie beherrschen die hohe Kunst ...

das Heute zu gestalten ... und Ihr Leben anzupassen ... und sich zu sagen:

›Meine Geschichte, meine Lebensgeschichte war so, wie sie war ...

aber im Heute, im Jetzt und Hier mache ich was total Gutes daraus‹ ...

Kein guter Maler ohne Schwierigkeiten in seinem Leben und Wunden in seiner Seele ...

kein guter Komponist ohne Herausforderung in seinem Leben ...

auch kein guter Schriftsteller ohne eine beeindruckende Geschichte ...

und keine gute … *(Nennung des Berufes)* .., ohne eine Geschichte, die eine Besondere ist …

Sie wurden dadurch zu dem, was Sie sind … und Sie beherrschen die hohe Kunst, heute daraus das Positive zu nehmen … und Ihr Glück zu formen und Ihre Fähigkeiten fließen zu lassen …

Und nochmals ein Dankeschön an das Unbewusste, das Ihnen alle Unterstützung dafür gibt … einfach beim Ausatmen … ein Dankeschön … in die Tiefe schicken … sehr schön …

Und das Dankeschön wird empfangen … in der Tiefe mit offenen Armen … und Wohlbehagen … und so geht Entwicklung weiter … und die Stellen in der Seele, wo irgendetwas andockte, ausgelöst durch Trigger … die heilen ab … mhm … die heilen ab und werden glatt … und die Trigger fallen ab wie alter Schorf … und lösen sich auf …

Sie haben sie nicht mehr nötig … es ist ausgeheilt … komplett … und in sich klar … und so agieren Sie auch … vernünftig … und mit gut dosierten Gefühlen … egal was da draußen los ist … ein Flugzeug … da werden die Mülleimer geleert … dann spricht jemand … das ganz normale Leben … und Sie, vollkommen unberührt, ruhen …

ruhen in Ihrem eigenen Wohlwollen … mit dem Dank an sich …

dass so viel sich wie von selber ereignen durfte und Sie immer freier wurden …

um so frei zu sein, wie Sie sind.…

Und das spüren Sie jetzt ganz deutlich … dieses …

›Ich bin frei, so wie ich bin … nicht verstellen … nicht anders sein …

aber zu mir stehen … so sein, wie ich bin … in aller Eindeutigkeit … in aller Überzeugtheit.‹

Sie haben ja die Anerkennung … Sie haben die Wertschätzung …

Sie haben die Preise errungen … und Sie lassen diese Anerkennung … und Wertschätzung …

und die Preise jetzt in sich hereinleuchten … und in sich hereinkommen …

so dass Sie das deutlich spüren … mit einem klaren ›Ja‹ und einem klaren Annehmen …

›Ich bin es wert … das habe ich geleistet … Ja, und darauf bin ich stolz!‹

Und dieser Stolz erfüllt Sie … und füllt Sie an …

wie ein Gefäß, was schon lange auf seinen Inhalt gewartet hat ...

das macht die Kontur deutlich ... die Farbe lebendig ... und den Klang voll ...

Sie sehen sich mit Stolz gefüllt ... mhm ... und so schreiten Sie nach vorne ...

so gehen Sie in das Gespräch morgen ... als Gewinnerin ...

und in viele andere Gespräche ... und Zusammenkünfte ...

in Treffen und Meetings und Dialoge mit ihrem gesunden, schönen, wohlverdienten Stolz ...

aufrecht und guter Dinge und mit der ganzen Portion Humor, die Sie haben ...

So sind Sie attraktiv ... das wissen Sie ... die Leute mögen Sie, weil Sie so sind ...

und auch das verinnerlichen Sie:

›Ich werde gemocht ... ich werde wertgeschätzt. Ich bin es wert!‹

So sind Sie die Ruhe in sich selbst ... ein mit Stolz gefülltes Gefäß ... gelassen ...

nach innen wertschätzend und nach außen ebenso wertschätzend ... unbeschwert und frei ...

Und so sehen Sie sich durchs Leben schreiten ... und Sie fühlen sich durchs Leben schreiten ... mit immer wieder schönen Erlebnissen und Herausforderungen ... und neuen Aspekten ... und interessanten Menschen, die Ihnen begegnen ... die Sie immer jung und vital halten ...

Tränen trocknen ... Entwicklung festigt sich ... und Sie fühlen sich wohl und zufrieden und selbstbewusst ... Sie haben Ihre Geschichte und Sie können damit umgehen ... nüchtern und vernünftig ... und Sie wissen, ohne diese Geschichte wären Sie nicht diejenige, die Sie sind.

Gelassen schreiten Sie nach vorne ...

Sie fühlen Ihre Kompetenz und genießen sie ...

souverän und gelassen ... zurückgelehnt und genießend ...

stabil und stolz ...

3.6 *Das beste Therapeutikum* – Selbstoptimierung soft heilt Reizdarm, schmeichelt der Seele

Kontext: attraktiver, sensibler Mann Ende 30, in künstlerischem Beruf erfolgreich. Alleinstehend und sich allein fühlend. Mit großem Harmoniebedürfnis, hohen Ansprüchen an sich selbst und dem Hang, zu nachgiebig zu sein, Wünsche anderer zu schnell zu erfüllen und sich – im persönlichen Bereich – nicht genügend zu behaupten und zu vertreten. Auch leidet er unter den aktuellen Themen politischer, ökonomischer und ökologischer Art. Unter Druck der »Selbstoptimierung« bezüglich Aussehen und Verhalten kommt er in die Therapie aufgrund seines langjährigen Reizdarmsyndroms, das ihn beschämt, quält und sein Leben sehr beeinträchtigt. Wiedergegeben sind hier die erste und die sechste Hypnose, stattgefunden im Zeitraum von 10 Monaten.

Das Ziel der 1. Hypnose ist Symptomlinderung. Diese Sitzung brachte eine spontane Verbesserung der Symptome. So ist die Eingangsdiagnose schnell kein Thema mehr. Er nahm weitere Sitzungen wahr, aber mit anderen Inhalten, die sich vor allem der Selbsteinschätzung und Selbstakzeptanz widmen.

Das Ziel der 6. Hypnose ist Selbstliebe und Selbstwert in dem Sinne, sich selbstverständlicher zu behaupten, mehr zu den eigenen Bedürfnissen zu stehen, sich weniger mit anderen zu vergleichen und dabei automatisch immer ein Minus zu finden. Dafür möchte er die eigenen Werte mehr erkennen und schätzen und in Treue zu sich selbst auftreten und dabei fühlen und wissen, was er will.

Ich nenne ihn hier Romeo.

3.6.1 *Das beste Therapeutikum*

Technik: Sammeln und Loslassen der Stressoren, liebevolle Selbstzuwendung.

> Sie haben schon die Augen geschlossen … atmen Sie erst einmal durch …
> Hypnose bedeutet sich wohlfühlen … und Hypnose heißt auch:
> Sie brauchen nichts zu verstehen … Sie brauchen nichts zu tun …
> eigentlich ein himmlischer Zustand …
>
> Natürlich … Sie, Romeo, verstehen gerne … beobachten gerne … gleichen ab …
> und ziehen Schlüsse … gehen in die Aktion und sind kreativ … das ist großartig …
>
> Aber jetzt werden Sie gleich all diese Vorzüge, die Sie haben …

und das, was bei Ihnen auch so automatisch abläuft, an eine tiefere Ebene abgeben ...

an Ihr Unbewusstes ...

und auf der bewussten Ebene werden Sie zur Ruhe kommen und nachgeben ...

und auf der unbewussten Ebene lassen Sie sich all das ereignen, was sich ereignen soll ...

damit Sie gesund werden und auf eine gute Art und Weise belastbar ...

und Ihr Leben so richtig genießen ... denn das haben Sie verdient ...

bei allem, was Sie leisten ...

Sie lehnen sich zurück ... und Sie haben eben schon erfahren ...

in der ersten kleinen Intervention ...

diesen Unterschied zwischen dem bewussten Senken des Armes, des Unterarmes ...

und dem unbewussten Anheben und leichter werden des anderen Unterarms ...

und der anderen Hand ... und es war die rechte Hand bei Ihnen ...

Genau so ist es, sich auf der bewussten Ebene Urlaub geben ...

und auf einer tieferen, unbewussten Ebene etwas bewirken zu lassen, was die Wogen glättet ...

was vielleicht drunter Liegendes ausheilt und ausgleicht ...

so dass Sie nachreifen und sich entwickeln ... und sich stärker fühlen ...

und das Symptom sich bald in ein wunderbares Nichts auflöst ...

und Ruhe einkehrt in Ihren inneren Organen ...

vielleicht sogar noch mehr Ruhe, als Sie es jemals gewohnt waren ...

Ruhe und Ausgleich ...

Und jetzt bitte ich Sie um eins, dass Sie mal die Unterarme umdrehen ...

so dass die Handflächen nach oben schauen, wie wenn die Hände zwei Schalen sind ...

genau. Gut.

Und während Sie da so liegen ... und wiederum einfach atmen ...

und beobachten, wie Sie beginnen, sich wohler zu fühlen ...

kann sich in Ihren Händen all das sammeln, was so an Stress in Ihnen vorhanden ist …

oder an Bildern, die Sie unruhig machen und die das Symptom bewirken …

Und Sie haben auch erzählt von bestimmten Ereignissen …

auch die können wie eine Episode in Ihre Hände wandern …

auch die Unruhe … die Peinlichkeiten … und auch diese innere Fixierung darauf …

die fixe Idee: ›Beobachtet mich jemand?‹

All das wandert in Ihre Hände … und dann irgendwelche Worte, die Sie sich innerlich sagen … ich weiß nicht, wie sie lauten … vielleicht:

›Schaffe ich das noch?‹, ›Jetzt geht's wieder los.‹ … oder was auch immer es ist …

lassen Sie all das in Ihre Hände wandern, bis die Hände voll und schwer sind …

und Sie vielleicht mit dem inneren Auge noch mal einen Blick darauf werfen …

Sie können sich ja sehr gut etwas vorstellen …

schauen noch mal mit dem inneren Auge auf das …

was sich in Ihren Händen ansammelt … und schon angesammelt hat …

Es kann sein, dass Ihnen Ihre Arme länger vorkommen … und die Hände etwas weiter weg …

Und Sie lassen noch das Letzte hineinfließen, was ungut ist … Sie strapaziert …

was das Symptom mit allem, was es für Sie bedeutet, bewirkt …

Und dann, während ich von 1 bis 7 zähle, … gehen Sie wieder woanders hin …

während Sie hier liegen und wissen, wo Sie sind …

können Sie nämlich gleichzeitig woanders sein …

an einem schönen Ort … in einer schönen Zeit …

1 … mit sich …

2 … ganz frei …

3 … innerlich ganz dabei …

4 … ganz im inneren Hier …

5 … wohler und wohler … **und die Hände … ganz von selbst …**

selbsttätig und wie ferngesteuert aus dem Unbewussten …

können beginnen, sich zu drehen … sie haben es sogar schon …

beginnen, sich zu drehen und es auszuleeren, wie wenn Sie am Strand wären …

Sand in den Händen halten … und der rieselt hinaus … die Hände drehen und drehen sich …

in kleinen ruckartigen Bewegungen … und drehen und drehen sich …

und entleeren den Inhalt … 5 … während Sie sich freier fühlen …

ruhiger, weiter und entspannter … 6 … diese ganze Ruhe aufnehmen …

und alles abatmen, was Sie nicht mehr brauchen … sehr schön!

Und Sie haben gerade viel Gefühl dabei gehabt … das ist wie eine innere Reinigung …

eine Klärung … und Sie finden sich … Romeo … der, der Sie sind:

… gesund … kräftig … neugierig … einsatzbereit … innovativ und kreativ … 7 …

Und Sie finden auch … Ihre Portion Selbstliebe und Selbstanerkennung …

und Selbstwertschätzung … das ist Ihr Therapeutikum …

und das nehmen Sie jetzt täglich in guter Dosis ein …

Ich weiß nicht, ob die Hand, die vorhin die leichtere war …

jetzt auf einmal wieder leichter wird und sich anhebt …

oder ob es vielleicht die andere Hand ist …

Sie lassen einfach los … eine Hand kann wieder leichter werden … sich abheben …

wenn sie denn mag … und sich ganz liebevoll und warm auf Ihren Bauch legen …

und damit auch kundtun: ›Ich bin für dich da.‹ Sehr schön!

Gut, genau … und eine Hand hebt sich in diesen kleinen ruckartigen Bewegungen, die typisch sind für Trance … und das ganz wundervoll … und Sie … Romeo …

Sie genießen nur noch … **und Sie werden gesund …**

Es wird alles gut … Sehr schön!

Die Hand kommt höher und höher ... und in dieser tiefen Ruhe ...

mit dieser regelmäßigen Atmung ... geschehen tiefe innere Prozesse ...

und der Körper erinnert sich an gesundes Arbeiten ... an gesunde Reaktionen ...

das Nervenkostüm erholt sich ...

und Sie lassen nach ... und finden sich neu ... Sehr gut ...

Und die Hand hat sich auch wieder entspannt hinuntergelegt ...

und das ist vollkommen in Ordnung ...

Wenn Sie diese Hypnose wieder machen werden, wird die Hand noch höher steigen ...

und sich vielleicht auf Ihren Bauch ablegen ...

Hypnose ist auch ein Lernprozess ... und alles, was geschieht, ist in Ordnung ...

jedes Gefühl, was fließt, ist willkommen ...

und Sie schweben einfach dahin und Sie erlauben sich das ... sehr gut ... sehr schön ...

Bleiben Sie einfach in dieser wundervollen Ruhe ... *(lange Pause)*

Der Körper heilt ... der Körper gesundet ...

aber auch seine Reaktionen gesunden ... normalisieren sich ...

und Ihr Kopf hat neue Gedanken, vergisst diejenigen, die ihm nicht guttun ...

und wechselt sie aus ... in Gedanken und Dialoge, die Sie stärken, die Sie aufmuntern ...

die sie bestärken ... beruhigen ... und im Guten beeinflussen ...

Die Ruhe, die in Ihnen ist, kann bleiben, kann sich vielleicht noch vertiefen ...

über die nächsten zehn ruhigen Atemzüge ... tiefer als tief ...

Besinnung ... Gelöstheit ... und Sie ganz bei sich ... sehr schön ... *(Pause)*

Und ganz allmählich werden Sie verspüren, dass es genug ist ...

Und weil sich schon ein Finger bewegt, werden Sie das Bedürfnis bekommen ...

die Hypnose rund und stimmig zu machen und abzuschließen ...

Sie kommen als Person Stück für Stück ... wacher und wacher ...

wieder hierher zurück und zählen einfach von 7 bis 1 zurück, kommen bei 1 ...

wach und frisch und klar und ausgeruht wieder ins Jetzt und Hier zurück.

Ihr Bauch aber verbleibt noch lange in diesem angenehm hypnotischen Befinden ...

und die Seele im Einklang ...

3.6.2 *In Treue zu mir selbst* – Selbstakzeptanz

Technik: Zeitreise in die Zukunft und Begegnung mit dem reifen, weisen Selbst, das ihm väterlich, aufmunternd und liebevoll zur Seite steht; Suggestionen, dass sich während dieser Begegnung in der Tiefe ganz selbsttätig wichtige Entwicklungen vollziehen.

Gut. Jetzt kommt der zweite Teil. Sie liegen gemütlich da ...

Atmen Sie erst mal durch ... sehr schön ...

und sinken gleich wieder auf angenehme Weise in Trance ...

mit jedem ruhigen Ausatmen ... tiefer und tiefer ...

und mit jedem ruhigen Ausatmen spüren Sie sich wohler und gelassener ...

und mehr bei sich ...

Sie wissen, Sie brauchen nichts zu tun ... Sie brauchen nichts zu verstehen ...

Sie hören den inneren Atemzügen zu ... und alles um Sie herum unwichtig ...

und Sie gelassen ... gleichgültig ...

Und was in der Hypnose besonders gut möglich ist, ist eine Zeitreise ...

und so lade ich Sie ein, auf eine schöne große Wiese zu gehen, wo auch immer diese sei ...

Und diese Wiese kann grün mit Gras sein oder weiß mit Schnee, wie heute, ...

und Sie wählen das Passende für sich aus. Gut ...

Auf dieser Wiese landet ein Gefährt, das Ihnen gefällt ... und auch da wählen Sie aus:

Ist es ein Heißluftballon ... eine Kutsche oder ein Schlitten?

Und Sie besteigen dieses Gefährt, das Sie in Ihre Zukunft bringt, in einen Zeitpunkt viel, viel später als jetzt ... nicht nur 10 Jahre ... ja, mehr als 10 Jahre, vielleicht 20 oder mehr ...

Und während ich von 1 bis 7 zähle, reisen Sie mit Ihrem Gefährt …

rollen … schweben … fliegen oder gleiten über den Schnee …

in eine Situation in der Zukunft … weit, weit da vorne, wo Sie sich wiedertreffen …

1 … 2 … 3 … 4 … 5 … 6 … 7 …

Und Sie begegnen dem Romeo dort … noch reifer, noch erwachsener …

so viele Jahre mehr Erfahrung … und so viel mehr Überblick … aufmerksam im Rückblick …

Und Sie schlüpfen in diesen Romeo hinein … **haben Ihr Leben gemeistert …**

dazugelernt und wertvolle Erfahrungen gemacht … haben Entscheidungen getroffen …

vielleicht auch Entscheidungen revidiert … vieles gemacht, was sinnvoll ist …

Und Sie blicken zurück … mit liebevollem, gütigem und verständnisvollem Auge …

auf Romeo von heute, am Beginn des Jahres xxxx …

Schauen Sie sich den Romeo von heute von außen an und fühlen in ihn hinein …

Und bleiben Sie in aller Ruhe dabei!

Und während Sie das tun auf der einen Ebene, kann sich auf der anderen …

auf der tieferen Ebene etwas ganz von selber ereignen …

etwas, was für Sie und Ihre Ziele wichtig ist, um mehr bei sich zu sein …

sich mehr wertzuschätzen … und sich mehr zu respektieren, so, wie Sie nun mal sind …

und Ihr Unbewusstes ist damit vollkommen im Einklang …

Und Sie geben sich aus der Größe Ihres erfahrenen Seins all die Hilfestellung …

die Sie für das Heute brauchen … Sie müssen nicht wissen, wie das geht …

aber bekommen wohl jetzt schon eine Ahnung von diesem Gefühl von Zufriedenheit …

von Freude an sich … Ihrer Kraft und Ihrer Gesundheit … Ihrer Kreativität …

von Ihrer Frische … und geistigen Ungebundenheit … und all dem, was Sie ausmacht …

Und weil Sie sich bald zunehmend selbstverständlicher und wohler fühlen …

und mehr eins mit sich, werden Sie sich bald auch anders bewegen …

werden Sie anders reagieren … werden Sie mit Ruhe und Selbstsicherheit auftreten …

und eine andere Wirkung erzielen … und auch Menschen anziehen, die genau das schätzen …

und die merken, dass Sie sich selbst erst mal der beste Freund sind …

und aus dieser inneren Freundschaft heraus Freundschaft nach außen ausstrahlen …

Und als Symbol dieser inneren Freundschaft sehen Sie und spüren Sie …

wie Sie sich selbst die Hand geben … in sich selbst verbunden …

mit dem Romeo aus Ihrer Geschichte … verbunden mit dem Romeo Ihrer Zukunft …

der, der Sie sein werden, und Sie in der Mitte …

aufgeschlossen und zugleich in sich ruhend …

Und Sie spüren jetzt diesen Ruhepol, dieses Unerschütterliche, was Sie ausmacht …

und was Sie bis jetzt noch nicht so richtig wahrgenommen hatten …

In Treue zu sich selbst … geben Sie sich selbst immer wieder die Hand …

kraftvoll, warm … herzlich, sicher … schön … gut …

Nachts im Schlaf können Sie immer und immer wieder dem Romeo der Zukunft begegnen …

sich mit ihm austauschen, sich beraten lassen, sich absichern und auch Pläne schmieden …

und dadurch stabiler werden und robuster … im Wissen …

Sie können in dem kleinen Umkreis, den jeder von uns hat, Gutes bewirken …

auch für das Gesamt der Welt …

Und jetzt verbleiben Sie einfach noch eine Weile und genießen dieses angenehme Befinden … und irgendwann … zählen Sie innerlich im Stillen, von 7 bis 1 … und kommen dann ganz wunderbar ausgeglichen, in guter Stimmung und guter Verfassung, wieder ins Hier und Jetzt zurück …

3.7 *Heilung geschieht* – Morbus Crohn, Zustand nach Cholezystektomie, Todesängste

Kontext: sensibler junger Mann, im künstlerischen Bereich tätig. Diagnose Morbus Crohn. Gallenblase entfernt. Folgeprobleme und Todesängste, aktuell aufgrund der Symptomatik, aber auch schon zeitlebens durch einen nicht verarbeiteten, als Kind miterlebten tödlichen Unfall seines damaligen besten Freundes. In der Familie als »Außerirdischer« betrachtet. Von seinem Arzt an mich empfohlen für »Darmhypnose« (*Was für ein Begriff!*) für 2–4 Sitzungen. Ich nenne ihn hier Emilio.

Wünsche und Ziele: Linderung der Beschwerden/Schmerzen und Auflösen der Ängste.

Therapieablauf: Es finden 4 Sitzungen im Abstand von jeweils etwa 3 Wochen statt.

Therapieinhalte: Kennenlernen von Hypnose; Symptomlinderung und Vertrauensbildung; Selbstwert, Selbstbehauptung, Ich-Stärkung und Vertrauen in sich und das Leben.

3.7.1 *Ein kleines Experiment* – Handlevitation und schon Therapiebeginn

1. Hypnose der 1. Sitzung

Ziel: erste Trance zum Kennenlernen von Hypnose mit der Paradoxen Handlevitation; die zweite zur Symptomlinderung und Vertrauensbildung.

> Gut, lieber Emilio, Sie haben die Augen geschlossen und den rechten Unterarm auf dem Kissen aufgestellt. Und jetzt machen wir ein Experiment, und zwar, Sie senken so langsam diesen Unterarm bewusst und willkürlich und willentlich ... so langsam, wie Sie ihn noch nie gesenkt haben. Lassen Sie sich alle Zeit der Welt ... volle Konzentration auf den rechten Unterarm, den Sie ganz, ganz langsam senken, sodass es vielleicht 10 Minuten braucht, bis er ganz unten ist ...
>
> ... und der linke Unterarm ... in dieser Zeit ... hebt sich an ...
>
> aber unwillentlich, unwillkürlich und selbstständig ...
>
> Sie konzentrieren sich nur auf den rechten Arm, wie Sie den langsam senken.

Und der linke Unterarm, die linke Hand werden leichter und leichter und ganz von selbst ...

und Sie können es einfach beobachten ... es hebt sich der linke Arm an, genau ... sehr gut ...

und weiter und weiter ... senken Sie den rechten Arm ...

aber durch Ihr bewusstes Wollen, durch Ihre bewusste Führung ...

Die linke Hand wird weiterhin leichter ... und leichter ... steigt höher und höher ...

ganz automatisch ... weil Sie, lieber Emilio, mitspielen ...

denn Hypnose ist ein Spiel, bei der Hypnose braucht es ein Mitspielen ...

Sie lassen es einfach zu ... Sie erlauben sich das ... verspielt, sehr schön und sehr gut ...

Und draußen erklingt die Kirchturmuhr ... innerlich aber wird Zeit unwichtig ...

Sie entspannen sich dabei und beginnen schon, sich wohler zu fühlen und ruhiger ...

und kommen immer mehr zu sich hin, immer näher zu sich ...

zu sich als Mensch, zu sich in Ihrer Ganzheit ...

zu sich, mit Ihren verschiedenen Facetten und Talenten ...

Und Sie machen einen ruhigen, langen, tiefen Atemzug ... gut ...

und beobachten, wie Sie beginnen, sich auch im Bauch wohler zu fühlen ... sehr schön ...

und Sie machen noch mal einen tiefen, tiefen, befriedigenden, langen Atemzug ...

und beobachten, wie Sie sich noch wohler fühlen ... noch ruhiger ...

und machen noch einen tiefen, ausgiebigen, freien Atemzug ...

denn je mehr Luft Sie brauchen, umso mehr Luft ist für Sie da ...

Und Sie stellen fest, dass Sie sich noch wohler fühlen und noch sicherer und noch ruhiger ...

Der Kopf ruhig, die Gedanken wie befriedet ...

und vielleicht tauchen Sie auch irgendwo anders hin ...

während Sie wissen, dass Sie hier sitzen ... meine Stimme hören ...

Sie aber gleichzeitig an einem ganz wunderbaren Ort sind …

Und Sie können jedem meiner Worte ganz genau zuhören …

oder Sie können aber auch in die Pausen zwischen meinen Worten hineinlauschen …

oder Ihrem Gehör erlauben, seine eigenen Wege zu gehen …

und wer besser als Sie kann sich vorstellen, wie?

Farben sehen, Klänge hören …

während sich die rechte Hand gemütlich ablegt … zurück auf das Kissen …

die linke dagegen ganz leicht, unwillkürlich abgehoben … schwebt … Sehr gut!

Und wenn die linke Hand mag … und das tut sie auch ganz selbsttätig …

aus einem tieferen Impuls heraus … wird sie sich zu Ihrem Körper wenden …

und langsam, langsam zu Ihrem Körper hinfinden …

und vielleicht auf Ihrem Bauch ablegen …

es braucht einfach Zeit, während Sie beobachten, was von alleine geschieht … sich wohlfühlen … Ihre Gefühle ganz ruhig werden … und Ihr Körper genießt …

dass er alle Ruhe hat und jede Zelle aufatmen kann … so friedvoll …

Und Sie spüren auf einmal …

je mehr Ruhe Sie brauchen … umso mehr Ruhe ist für Sie da …

Je mehr Sicherheit Sie brauchen … umso mehr Sicherheit ist da für Sie …

Sie brauchen nichts zu tun, das merken Sie auch … es geschieht von selbst …

Die Hand bewegt sich, strahlt Wärme aus … strahlt Licht aus … strahlt Heilung aus …

und wird sich irgendwann auf wunderbare Art und Weise auf Ihrem Körper ablegen …

und Ruhe genau dahin bringen, wo Ruhe gebraucht … genauso … sehr gut …

sehr schön … genau dahin …

Ruhe genau in dem Bereich … Ruhe in der Seele … Ruhe in den Gedanken …

und diese Erfahrung, Sie können etwas verändern …

im tiefen Wissen … dass das Leben bald wieder mehr Freude bringt …

Selbstverständlichkeit und Normalität ...

und all das, was das Leben Ihnen, Emilio, bieten möchte ...

Bleiben Sie dabei, spüren Sie, wie sich das alles so wunderbar löst ...

frei wird ... sich besser und besser anfühlt ... *(Lärm im Haus)* ...

und da sind Geräusche im Haus ... **uninteressant ...**

interessant nur ... zu beobachten, wie es innerlich alles so schön rund läuft ...

wie von der Natur vorgeschrieben. Sehr gut, sehr schön, gut ...

Und bleiben Sie noch eine ganze Minute äußere Zeit ... ganz andere innere Zeit in dieser heilsamen Verfassung ... und kommen dann ... ganz froh und munter ...

erholt und mit angenehmen Gedanken im Kopf wieder hierher zurück ...

lassen aber Ihren Körper in dieser heilsamen Trance ... *(lange Pause)*

3.7.2 *Loslassen von Schmerz* – heilsame Wanderung durch den Körper

2. Hypnose der 1. Sitzung

Technik: Sammeln und Loslassen, Körperreise, Zukunftsbild.

Lieber Emilio, **Hypnose ist wie Urlaub ... Urlaub vom Alltag ...**

Urlaub für Ihre Nerven ... für Ihren Kopf ... für Herz und Bauch ...

Erholungsurlaub ... Sie dürfen faulenzen ...

Und Sie liegen da, und Sie haben schon die Augen geschlossen ...

und Sie können einfach wieder durchatmen ...

Hypnose ist ja ein wunderbarer Zustand ...

denn Sie brauchen nichts zu tun, nichts zu verstehen ...

Sie können einfach daliegen und sich wohlfühlen ... **alles ist richtig in Hypnose** ...

Und ich zähle jetzt mal ganz einfach von 1 bis 7 ...

und dann kommen Sie gleich wieder in diesen schönen, entspannten Zustand ...

den Sie eben schon hatten:

Ruhe im Kopf, Ruhe im Herzen, Ruhe im Nervenkostüm, Ruhe im Bauchraum ...

1 … ganz mit sich … nur Sie, Emilio …

2 … ganz dabei …

3 … vollkommen frei …

4 … sind Sie hier … und auch schon woanders … wo es besonders gut tut …

5 … schön und lassen nach und vertrauen.

6 … und wandern hinüber in Ihren Hypnotischen Raum …

7 … um zu heilen und zu lernen …

um Ihre Schritte mit großer Zuversicht in Ihre Zukunft zu lenken …

Und damit Sie frei dafür sind, machen Sie vorher noch etwas Besonderes:

Drehen Sie einfach mal Ihre Arme so um, dass Sie Handflächen nach oben schauen …

wie ich es Ihnen eben schon gezeigt habe. Sehr gut. Wunderbar!

Und jetzt lassen Sie alle Dinge, an die es gar nicht schön ist zu denken …

und die Sie nur unruhig machen, in Ihre Hände sammeln!

Es sind Gedanken, Worte, Bilder, die nicht mehr guttun und auch nie gutgetan haben …

Gefühle, so auch die Angst … lassen Sie sich das in Ihren Händen sammeln …

und ein Stück von der Panik kann auch schon mal rein in die Hände …

die ist ja zu nichts nutze … so viel, wie für heute in Ordnung ist …

während Sie einfach daliegen, ruhig sind … und vielleicht ein wenig mehr absinken …

Und Ihre Hände füllen sich an mit dem, was heute loszulassen ist …

und was der Vergangenheit angehört …

Und es kann sein, dass die Hände sich bald voller und schwerer anfühlen …

kann sein, dass Sie sehen, was sich da anfüllt … kann sein, dass Sie es nicht sehen …

es ist vollkommen egal … es geschieht vollkommen selbsttätig … *(längere Pause)*

Und irgendwann werden Sie erstaunt feststellen, dass die Hände anfangen …

sich ein wenig von selbst zu bewegen, und zwar fangen sie an, sich ganz wenig …

langsam und in kleinen ruckartigen Bewegungen nach innen zu drehen ...
so, wie wenn Sie Sand in den Händen halten und der Sand fließt hinaus ...
und verweht mit dem Wind ... sehr gut! Sehr schön.

Und Sie haben vielleicht den Eindruck, dass Ihre Arme länger sind, die Hände weiter weg ... und alles schon weiter weg ist von Ihnen ... und Sie besser und besser durchatmen können ...

richtig schön Luft holen und Ihren Lungen mehr Raum geben ...

auch den inneren Organen mehr Raum geben ...

und selbst diese können aufatmen, sich entspannen ... wohlfühlen ... und Ruhe finden ...

Und Ihr Körper ... bei jedem Ausatmen ... fängt an, mehr und mehr zu schweben ...

Ihr Körper schwebt auf Ihrem Atomstrom dahin ... und Sie mit ihm ... wie schön!

Der Magen entspannt sich ... und es scheint, als ob er lächelte ...

Der Darm entspannt sich ... und es scheint, als ob er lächelte ...

Die Nerven beruhigen sich und senden ausgeglichene Impulse ...

die Seele beruhigt sich ... in friedlichem Sein ...

auch Sie beruhigen sich ... in friedlichem Sein ...

Und während Sie ruhevoll dahinschweben ... Emilio ...

können Sie gleichzeitig ganz fantasievoll durch Ihr Innenleben wandern ...

und dieses Wunderwerk von Körper ... von innen betrachten ...

vielleicht einfach erst mal das unermüdlich tätige Herz ...

das so unermüdlich und ausdauernd das Blut durch die Adern pumpt ...

damit es den frischen Sauerstoff und all die guten Nährstoffe überall hinbringt ...

bis in die kleinste Zelle ... und gleichzeitig Verbrauchtes aus diesen abtransportiert ...

so verlässlich im Wachen und im Schlafen ... und jetzt auch während der Hypnose ...

Und dann schauen Sie sich den lächelnden Magen an …

der auch so friedlich vor sich hinarbeitet …

Sie streicheln über seine Innenwände und prüfen, wie weit es sich gesund und wohl anfühlt …

Dann gehen Sie weiter zum Darm, der auch so friedlich vor sich hinarbeitet …

streicheln über den Darm, und prüfen, wie weit es sich gesund und wohl anfühlt …

Und überall da, wo es noch Heilung braucht oder guten Zuspruch …

machen Sie genau das Richtige … und Sie machen genau das Richtige …

weil Sie Führung aus Ihrem stillen Wissen bekommen …

damit Sie gesunden … lieber Emilio, sich gut und stabil fühlen …

Denn … das wollen Sie … das wünschen Sie … das ist Ihr Ziel …

das fühlt sich gut an und in diese Richtung gehen Sie …

(In diesem Moment scheint die Sonne voll ins Praxiszimmer)

Und deshalb ist es so, als ob es auf einmal ganz hell wird …

die Tür sich öffnet und Sie ins Leben hineingehen … jetzt … sehr schön!

Wir können unsere Vergangenheit, unsere Geschichte nicht verändern … die Erlebnisse, die nehmen Sie an … Sie sind dadurch weiser geworden …

reifer, sensibler und kreativer … das nehmen Sie mit …

und gehen gekräftigt aus den Erlebnissen hervor …

Sie haben das überlebt … Sie haben das überstanden …

Sie haben dadurch mehr Kraft … und werden sich jetzt dessen bewusst …

Und wie Sie sich dessen bewusst werden, entspannen Sie sich vollkommen …

und löst das Symptom sich immer mehr auf …

Der Bauch frei und weich und wohlig … die Seele beruhigt …

der Kopf mit neuen Gedanken und Plänen …

sodass Sie sich auf einmal wiedersehen … Emilio, in 10 Jahren … 2033 …

Schauen Sie mal hin, wie Sie aussehen, und wer um Sie herum ist …

und wie Sie leben und lachen und fröhlich sind …

stabil in Ihrer Mitte … im Zenit des Lebens …

Sie gehen vertrauensvoll nach vorne ...

verwirklichen Ihre Träume ...

Sie treiben wieder Ihren Sport ...

entdecken Neues ...

und sind so richtig glücklich ... *(längere Pause)*

Bleiben Sie dabei, genießen Sie das!

Bleiben Sie so lange dabei, wie Sie sich wohlfühlen, wie es Ihnen gut tut ...

und wie Sie es als richtig empfinden ...

Dann erst zählen Sie in Ihrem Tempo von 7 bis 1 zurück ... und schließen diese Hypnose ab ... kommen dann als Person wieder wach und frisch hierher ...

belassen aber Ihren Körper in der angenehmen Trance ...

Und jedes Mal, wenn Sie diese Hypnose wieder praktizieren ...

werden Sie neue Erfahrungen machen ... diese werden immer noch tiefer wirken ...

und Sie immer noch mehr heilen und immer mehr unterstützen ...

gesund und froh im Leben zu stehen.

3.7.3 *Altes verabschieden*

1. Hypnose der 2. Sitzung

Lieber Emilio, Sie sitzen aufrecht und schauen auf einen Punkt ...

Nun vergegenwärtigen Sie sich bitte das, von dem Sie gerade berichtet haben ...

was Sie loslassen möchten ... was auch gerade aktuell ist ...

was Sie gerade belastet, stört, ängstigt, verunsichert ...

Einfach noch mal so kurz dran denken, nicht reingehen, sondern das nur parat haben.

Und dann, wenn Sie das haben, nicken Sie bitte mit dem Kopf!

Gut, jetzt schauen Sie unverwandt und durchgehend bitte auf den Punkt, den sie gewählt haben.

Und nun fangen Sie an, im Rhythmus der Atmung den Kopf zu drehen, aber bitte schauen Sie immer weiter auf den Punkt ... und drehen den Kopf vielleicht beim Einatmen nach rechts, beim Ausatmen nach links oder wie es Ihnen gerade passt und gefällt.

Und Sie behalten immer die Augen auf diesen Punkt gerichtet.

Und, Emilio, Sie erlauben sich ...

dass sich diese Gefühle dabei langsam mehr und mehr verwischen ... Ja, gut.

Und Sie machen das immer so weiter ...

drehen weiter den Kopf, schauen aber immer auf den Punkt im Kopf.

Zu der einen Seite, zu der anderen Seite ... behalten immer den Punkt im Blick ...

Und das macht im Gehirn etwas ganz Besonderes:

Es löst die alte Vernetzung ... gibt alte Verbindungen frei ...

entkoppelt die eingefahrenen Muster ... verpixelt die Angst und löst den Schmerz ...

ermöglicht neue Verschaltung ... macht den Kopf klar und die Gefühle frei ...

Sehr gut. Sehr schön.

Machen Sie es noch ein paar Mal so ...

Konzentrieren Sie sich nur auf den Punkt, auf den Sie schauen ...

sehr gut ... und lassen Sie all das andere los ...

erlauben Sie, dass schwindet, was schwinden soll ...

wie wenn Sie es ausblenden, als unwichtig ... unnötig ...

Machen Sie vielleicht noch zwei, drei Mal ganz in Ruhe ... genau ... gut ... sehr gut ...

Und dann hat der Kopf irgendwann genug ...

Auch Sie haben vielleicht irgendwann genug ...

Der Kopf kann einfach von selbst in der Mitte stehen bleiben ...

Denn vieles hat sich schon jetzt aufgelöst ...

ist verpixelt ... verweht ... verstummt ... verblasst ... entlassen ...

Und dann schließen Sie genüsslich die Augen ... Sehr schön ...

Und ... gehen in eine sehr angenehm ruhige Verfassung ...

Klar im Kopf, frei in den Gefühlen, vollkommen unbeschwert ...

und der Kopf kann von selbst ein bisschen nach vorne sinken ...

leert noch die letzten Reste aus ...

während Sie sich in einen sehr angenehmen Trancezustand befinden ...

Und das, woran Sie eben noch gedacht haben, wird so unwichtig ...

Sie werden dem gegenüber gleichgültig und gelassen ...

und Sie sitzen da, sind ganz bei sich, Emilio ...

und Sie sind es sich wert, dass Sie sich wohlfühlen ...

Sie atmen ruhig ... atmen tief ... sehr schön ... fühlen sich freier und freier ...

gelöst von diesen alten Gedanken und Gefühlen ...

Und Sie setzen sich frei ... lebendig ... um genussvoll zu leben. Schön, gut ...

Die Atmung kann besser fließen in die Weite, in die Breite, in die Tiefe ...

Es gibt viel Raum ... und je mehr Luft Sie brauchen, umso mehr Luft ist für Sie da ... gut!

Sehr schön!

Und jedes Mal, wenn Sie diese Übungen wieder machen werden, um sich zu entlasten ...

um sich ins Lot zu bringen, um irgendwas abzuwenden, was Ihnen nicht guttut ...

wird es leichter gehen und einfacher und schneller ... und es wird Ihnen guttun.

Und weil Sie das wissen, können Sie sich langsam wieder sammeln, hierher orientieren und sich ein bisschen recken und strecken ... und ganz munter hier wieder ankommen ...

3.7.4 *Weite schaffen*

2. Hypnose der 2. Sitzung

Emilio, Sie sitzen bequem ...

halten die Hände in Augenhöhe ... mit den Handflächen zueinander gerichtet ...

mit etwas Raum dazwischen ... der Raum, der Ihren momentanen Spielraum anzeigt ...

und jetzt gucken Sie mal da durch ... zwischen den Handflächen hindurch ...

ja, und die Hände bleiben von selber da stehen ...

Jetzt schließen Sie die Augen, Emilio. Sie waren eben schon in einer leichten Trance.

Lassen Sie die Hände da stehen ... und Ihr Unbewusstes wird jetzt etwas Besonderes machen und zwar mehr Weite reinbringen ... mehr Weite, während Sie einfach ruhig atmen ...

Die Hände werden sich wie ferngesteuert aus dieser Haltung lösen ...

und auseinander schweben ... genau in dem Maße ...

wie Ihr Unbewusstes Ihnen in der Tiefe mehr Raum verschafft ...

Und die Hände werden mehr und mehr auseinanderdriften ...

während Sie mehr und mehr Luft erhalten, die Atmung freier fließt ...

freier und freier ... weiter und weiter ...

Emilio ... Sie können irgendwo an der Küste sein ... es kann das Mittelmeer sein ...

es kann der Ozean sein ... der Atlantik ... wo auch immer ...

der Indische Ozean ... viel, viel mehr, viel, viel Weite ...

und diese Weite wirkt sich auf Ihren Körper aus.

Es wird oben in den Lungen weit ... es wird im Bauchraum weit.

Es wird auch im Unterbauch weit ... im Becken weit ...

und die Arme driften weiter und weiter auseinander ...

Während sich diese Weite auf Ihren gesamten Körper projiziert ...

Können sich alle Muskeln tief entspannen ...

die quergestreifte Muskulatur, die unsren Körper hält und bewegt und Kraft ausübt ...

die glatte Muskulatur der inneren Organe ...

Und irgendwann können die Arme sich langsam absenken ...

und Sie spüren nur noch die Ruhe der Atmung ...

das elastische Zwerchfell, was ganz naturgemäß seine Arbeit tut ...

die Bauchmuskeln, die elastisch nachgeben ...

und die kleinen Muskeln zwischen den Rippen ...

die Intercostalmuskeln, die den Brustkorb heben beim Einatmen ...

und sich wieder entspannen beim Ausatmen ...

in ewig gleichem naturgemäßen Rhythmus ...

Und Sie genießen nur noch und speichern dieses Gefühl tief in sich ein ...

Tiefe Ruhe und tiefes Wohlbefinden, tiefe Gelöstheit ... wundervolle Gelassenheit ...

3.7.5 *Heilung geschieht*

3. Sitzung

Technik: Zugegebenermaßen trage ich hier mit meinen suggestiven »Heilsversprechungen« etwas dick auf. Tatsache ist aber, dass diese Hypnose Wunder bewirkte. Kurz danach und auch über die weitere Zeit ging es dem jungen Mann zu seiner großen Freude erstaunlich viel besser, gemütsmäßig wie auch körperlich.

Lieber *Emilio*, jetzt wird es himmlisch ...

denn jetzt brauchen Sie überhaupt nichts mehr zu tun ... und das kennen Sie schon ...

das ist ja die Devise bei der Hypnose:

›Ich brauche nichts zu tun, ich brauche nichts zu verstehen.‹

Und es bedeutet, dass man auf der bewussten Ebene nichts zu tun ...

und nichts zu verstehen braucht ...

aber auf der unbewussten Ebene tut sich was und wird verstanden ...

und zwar im Sinne der Heilung ...

und Ihr Unbewusstes in der Tiefe weiß längst, worum es geht:

Sie möchten keine Schmerzen haben ... gesunden, sich sicher fühlen ...

ganz normal im Leben stehen wollen ... sich mit Ihrem Körper eins fühlen ...

und so ganz normal dasjenige tun, was man eben macht, wenn man gesund ist ...

›gut schlafen und am Tag munter sein, sich wohlfühlen und leben.‹

Ihr Unbewusstes weiß, dass es in diese Richtung hinarbeiten soll ... jetzt ...

während Sie langsam mehr und mehr in Hypnose gleiten und einfach ruhig atmen …

und vielleicht wieder dieses Bild vom Meer oder vom Ozean auftaucht …

und Sie sogleich so weit macht … und Zeit unwichtig wird …

auch wenn draußen die Kirchturmuhr erklingt …

Sie atmen und merken, wie die Atmung bei jedem Einatmen …

ein bisschen weiter wird … ozeanisch weiter … und Wohlbehagen hereinströmt …

viele, viele Moleküle von Wohlbehagen …

die beim Einatmen hereinströmen und durch Ihren Körper perlen …

während beim Ausatmen alles Unbehagen abfließt … und abgeatmet wird …

Alles um Sie herum wird unwichtig … meine Stimme begleitet Sie …

aber Sie brauchen nicht zuzuhören … oder nur mit einem Ohr …

Sie hören das Rauschen des Ozeans oder das Plätschern der kleinen Wellen am Mittelmeer … Vor allem aber hören Sie das feine Geräusch Ihres Atems …

wenn die Luft durch die Nase hereinstreicht und wieder hinausfließt … hmm …

Wichtig nur noch Sie … und Ihr zunehmendes Wohlbefinden …

Die Zeit des Leidens ist vorbei … das Gewebe heilt sich aus …

Und wenn das Unbewusste Sie dabei jetzt aktiv unterstützt …

kann ein Finger sich ganz von alleine heben … und anzeigen, dass die Arbeit beginnt …

(Ein Finger hebt sich erst zögerlich, dann kraftvoll)

Das war ein Finger der rechten Hand, der sich ganz von selbst hebt … genau …

Und Sie nehmen vermutlich mit Erstaunen wahr …

was Sie für wunderbare, unbewusste Kräfte haben …

die jetzt mitspielen und genau das Richtige tun …

Ein tiefer Atemzug, der gerade durch Ihren Körper geht … weit und frei …

Ja, ganz wunderbar … heilsam … sehr schön … endlich … sehr gut …

alles beruhigt sich ... die inneren Vorgänge beruhigen sich ... gleichen sich aus ...

während wunderbar tiefe Atemzüge den Körper in die gesunde Schwingung bringen ...

Und beide Hände können ein bisschen leichter werden, da Sie ins Schweben kommen ...

weil Sie so viel Luft bekommen und alles abatmen ... langsam und ruhig ...

und sich nur noch wohlfühlen ... sehr gut, sehr schön, sehr schön, sehr gut ...

Weite ... Wohlbefinden ... endlich Heilung ... lang ersehnt ...

So willkommen ... wunderschön ... ja, gut ... *(längere Pause)*

Und Sie gehen tiefer und tiefer in Trance ... mit dem Gefühl, höher und höher zu schweben ...

in aller Sicherheit in sich ... und aller Liebe für sich ...genau so ... gut ...

(Beide Hände heben sich ideomotorisch, die Handflächen drehen sich zueinander, entfernen sich dann aber voneinander, als ob sie einen großen Raum zwischen sich schaffen wollen)

Und alles geschieht ganz wunderbar, Emilio ...

und es wird tiefe Wirkung haben ... sehr gut ...

und die Hände wissen von selbst, was sie tun ... sie machen den Weg frei für Sie ...

für Ihr Leben ... für Ihre Gesundung ...

und im Körper gibt es erstaunliche Vorgänge ...

die Schleimhäute werden glatt und schimmern perlmuttartig und gesunden ...

alles regelt sich auf das Beste ein ...

Die Nerven senden gesunde Impulse, alles, wie die Natur es vorschreibt ...

nach den Urgesetzen der Natur ... gesund und im Einklang ...

tiefes Wohlbehagen ... endlich die Weite, die Sie wollen und brauchen ...

und endlich die Freiheit ... für Wohlbefinden und Lust und Genuss ... sehr schön ...

Ja, sehr schön ... und bleiben Sie dabei ... und ich bin einfach still ...

damit Sie sich in tiefer Ruhe diesen Vorgängen hingeben können. Schön, sehr schön ...

(längere Pause)

Heilung geschieht ... *Emilio,* ... Heilung geschieht ... jetzt ...

Sie spüren das tief in Ihrem Inneren ... und nehmen es mit großem Behagen wahr ...

großer Genugtuung ... und großer innerer Freude ...

Sehr schön und sehr gut, sehr gut ... *(längere Pause)*

Und jedes Mal, wenn Sie diese Hypnose wieder erleben ...

wird es noch tiefere Wirkung haben ... und noch mehr Heilung auslösen ...

bis Sie gesund und stabil sind ... und alle Immunzellen genau das Richtige bewirken ...

und die kleine Minderzahl, die sich mal getäuscht oder verirrt hat, hält inne ...

besinnt sich ... orientiert sich auf gesunde Weise wieder neu ...

Das ganze Immunsystem richtet sich gesund und stabil aus ...

ordnet sich gesund ein ... tauscht sich gesund aus ...

und tut ganz normal seine Arbeit ...

damit Sie, Emilio, unbeschwert leben können ... gesund ...

mit Freude und Lust am Leben ...

Der Körper heilt aus ... und das spüren Sie jetzt genau ... so eine Wohltat ... so eine Weite ...

die Ausläufer des Symptoms werden immer schwächer ... die Wellen glätten sich ...

und Sie werden dem gegenüber immer gleichgültiger ...

Sie wissen, Ihnen gehört die Zukunft ...

Nach all den inneren Vorgängen sinken Sie jetzt noch mal ganz tief in Trance ...

tiefer als tief, um sich grundlegend zu erholen ... um das tief einzuspeichern ...

und auch um zu lernen, wieder ganz unabhängig von allem tief einzuschlafen ...

schnell und tief, denn Schlaf ist so wichtig für Ihre Kräftigung ...

> 1 … 2 … 3 … 4 … 5 … tiefe Erholung …
>
> **Heilung geschieht … Heilung geschieht … Emilio …**
>
> **Heilung geschieht … jetzt …**
>
> Und entweder Sie schlafen ein, weil es Nacht ist …
>
> oder Sie kommen wach und munter zurück, weil es Tag ist …
>
> Die Ruhe, die Weite, das wohlige Wohlbefinden aber verbleiben immer in Ihnen …
>
> sehr angenehm … und Sie genießen diese Hypnose …
>
> und lassen Sie irgendwann von 5 bis 1 ausklingen …

3.7.6 *Glücklich zuversichtlich*

4. Sitzung

Aktuell: insgesamt viel besser, vor allem stimmungsmäßig. Leider weiterhin Druck im Oberbauch, was mit der Gallenblasenentfernung in Zusammenhang stehen soll. Nur noch selten Angstzustände bezüglich Gesundheit, seiner Position im Leben und der Zukunft.

Ressourcenort/schöne Erfahrung in den letzten Wochen: an der Algarve.

Ziel: Beruhigung, Anerkennung der Verbesserung, Bestätigung, Ermutigung, Zuversicht, Anleitung für Selbstberuhigung.

> Und schön, lieber Emilio, heute geht es an den Strand mit dem seidenweichen Sand …
>
> So, atmen Sie erst mal durch.
>
> Atmen Sie erstmal auf … atmen Sie aus … und atmen Sie ab … sehr schön!
>
> Was es für Geräusche gibt, wenn man die Augen geschlossen hat …
>
> da bellt ein Hund, und die Kirchturmuhr erklingt … Leute sprechen irgendwo …
>
> Sie aber gehen mit der Aufmerksamkeit immer näher zu sich hin …
>
> immer noch hören Sie den Hund … die Kirchenglocken …
>
> und weiterhin hören Sie auch meine Stimme …
>
> aber Sie hören vor allen Dingen Ihre eigenen ruhigen Atemzüge …

Sie hören, wie so regelmäßig und beruhigend die Luft durch die Nase hereinströmt …

ein ganz feines Geräusch …

und wie sie dann wieder hinausfließt …

regelmäßig und zuverlässig … vielleicht immer ein bisschen langsamer …

Und Sie beobachten vielleicht auch, wie die Luft beim Einatmen kühler ist und trockener …

beim Ausatmen aber wärmer und leicht angefeuchtet …

Und so kommen Sie, Emilio, immer näher zu sich hin … stehen für sich im Mittelpunkt … atmen ruhig und sinken bei jedem Ausatmen etwas tiefer ab …

lassen los … geben nach und entspannen sich … Sehr schön …

Nichts tun … nichts verstehen … einfach sein …

Und Sie brauchen mir nicht mal zuzuhören …

Ihr Unbewusstes nimmt all das auf, was für Sie wichtig ist …

lässt es zur Wirkung kommen oder speichert es ab …

und macht es jederzeit abrufbar.

So segeln Sie einfach davon, während Sie einatmen … und ausatmen …

und ins Schweben kommen … Sie atmen auf … Sie atmen ab …

und Ihr Körper schwebt auf Ihrem Atemstrom dahin … und Sie mit ihm …

Sie lassen alles hinter sich und schweben dahin, wo es Ihnen vor kurzem so gut ging …

wo Ihre Haut sich in der Sonne tönt … und die Wärme Ihnen so wohl tut …

Der Blick so frei … die Temperatur so schön … 26 Grad … einfach angenehm …

und der Wind so frisch … und er weht nicht nur durchs Haar …

er scheint auch Sorgen zu verwehen …

Und Sie finden sich dort wieder an dem schönsten Platz, den Sie erlebt haben …

riechen … wie es da riecht … nach Meer … nach Sonne …

schmecken das Salz auf den Lippen … und Ihr Auge schaut weit …

Ihre Füße erinnern sich an den feinen, weichen Sand ...

während Sie dabei tiefer und tiefer in Hypnose sinken ...

und sich nach jedem Atemzug ... nach jedem Ausatmen ... noch wohler, noch ruhiger ...

noch sicherer und noch gelassener fühlen als nach dem vorherigen Ausatmen ...

jedes Mal noch ruhiger und so mit der Natur verbunden ... mit ihrer Kraft ...

Und das ist die Zeit für ein ganz großes Dankeschön ...

was Sie durch Ihren inneren Raum hindurchsenden ...

›Dankeschön‹ ... dass es schon so viel besser geworden ist ...

der Körper sich so viel wohler fühlt ... der Darm so viel ruhiger ...

und so rieselt bei jedem Ausatmen durch den Körper ...

Danke ... Danke ... Danke ...

Und Sie wissen ja, was besser geworden ist, kann auch gut werden ...

Und es macht sich so eine Ruhe breit ...

und der Körper weiß das zu schätzen und streckt sich innerlich so richtig aus ...

genießt den feinen, weichen Sand, die Sonnenstrahlen und den Wind ...

und dieses Getragenwerden ... und einfach sein zu dürfen ... sehr schön ... sehr gut ...

und Sie sinken tiefer und tiefer in dieses wohlige Sein ...

Und es ist genau dieses Befinden, was die Voraussetzung ist dafür,

dass sich unbewusste Vorgänge ereignen ... in Richtung Heilung ... hmm ...

Und das Unbewusste hat auch Visionen, hat eine Meinung, hat Ideen ...

und ist am Auskundschaften, jetzt:

- **›Wie ist es möglich, dass Sie gelassener sein können ...**
- **und wie wird es sich anfühlen, wenn Sie gelassener sind?**
- **Wie wird es sein, wenn Sie sich besser annehmen und sich der Druck, den Sie sich machen, in ein wunderbares Nichts auflöst?**
- **Wie kann das von Ihnen abfallen und Sie, Emilio, sich annehmen, so wie Sie sind, mit dem, was Sie erfüllen und bewirken ... wofür Sie gradestehen,**

wofür Sie leuchten ... wofür Sie sich engagieren ... mit all Ihrer Kreativität und Ihrer Einzigartigkeit?‹

Keiner ist wie Sie, Emilio, und Ihr Unbewusstes wird Ihnen begreiflich machen ...

dass es gut ist, wenn Sie aus der Ruhe heraus ... und der inneren Überzeugung heraus ...

und mit großem Selbstverständnis ruhiger und ruhiger das verfolgen, was Sie für richtig halten.

Und ich weiß nicht, wie, aber es wird Ihnen klarer, dass Sie nichts beweisen müssen ... *(längere Pause)*

(Sein Handy klingelt, er hatte vergessen, es auszuschalten)

Sie werden diese Ruhe behalten. Das ist genau der richtige Test.

Sie bleiben bei sich, atmen durch und die Ruhe stellt sich sofort wieder ein ...

Ja, Sie gehen sogar noch tiefer, während ich von 1 bis 5 zähle ...

1 ... tiefe Ruhe ... 2 ... entspannte Beine ... 3 ... entspannte Arme ...

4 ... entspannter Kopf ... 5 ... entspannter Leib ... tiefe Ruhe ...

einfaches Sinken ... und die zunehmende Sicherheit ...

Sie sind auf dem richtigen Weg ... genau, sehr gut ...

Und jetzt im Moment spüren Sie, wie Sie das ganze Gebiet im Bauch ...

Unterbauch und Oberbauch entspannen können ... und nehmen einfach ...

die angenehme, milde Wärme der Nachmittagssonne an der Algarve in sich auf ...

und entspannen jede einzelne Zelle ... beruhigen die inneren Vorgänge ...

tiefe Ruhe in Ihrer Körpermitte ...

Und jetzt haben Sie genau die Bilder ... die Gefühle und die Eindrücke dafür ...

wie Sie Ihren Körper beruhigen und besänftigen ...

harmonisieren und ausgleichen ... Sehr schön!

Sie spüren immer deutlicher, wie Sie stabil im Leben stehen ...

weil Sie das Leben so lieben und weil Sie vernünftig sind ...

so fallen die unangenehmen Gefühle immer mehr von Ihnen ab ...

und die Sicherheit wächst ... und der Glaube an Ihre Gesundheit wächst ...

So legen Sie sich in den Sand ... und kommen ins Träumen ...

und sehen sich selbst in 20 Jahren wieder ... irgendwo in der Zukunft ... 2043 ...

In ganz anderer Zeit ... Emilio in Zufriedenheit ...

glücklich, zufrieden, gesund und erfüllt ...

glücklich, zufrieden, gesund und erfüllt ...

glücklich, zufrieden, gesund und erfüllt ... glücklich, zuversichtlich ...

Ihre Heilung schreitet voran ... die Körpervorgänge regulieren sich ein ...

Ihre Stimmung balanciert sich aus ...

Sie glauben an das Leben ... an Ihre Kraft und an Ihre Gesundheit ...

Sie stehen zu sich und behaupten sich wie selbstverständlich ...

und Sie wissen, Sie sind einzigartig ... daran kann niemand rütteln ...

das kann Ihnen niemand nehmen ... das ist Ihr großes Plus ...

Und jetzt sinken Sie noch mal fünf Stufen tiefer in Hypnose, tiefer als tief ...

damit das Unbewusste noch all das tun kann, was getan werden muss ...

damit Sie aus dieser Hypnose sehr gestärkt, beruhigt und geerdet hervorkommen ...

und ich bin einfach still ... *(längere Pause)*

Und jedes Mal, wenn Sie diese Hypnose wieder praktizieren ...

wird Sie noch tiefere Wirkung haben ... und Sie werden immer stabiler werden ...

der Körper wird sich einregeln ... und lernt auf gesunde Art und Weise ...

so wie er ist, zu leben ... und Sie werden ihm Ruhe schenken ...

und Umsicht und Liebe, dort ... wo er es braucht, genau in Ihrer Mitte ...

Gut ... bleiben Sie noch dabei, so lange Sie möchten ...

und kommen Sie dann wieder hierher, wenn Sie eindeutig wissen, es ist genug geschehen ...

Sie fühlen sich wohl, und alles ist wieder ein Stückchen weiter geheilt und normalisiert.

Feedback 3 Monate später:

Er schreibt mir einen kleinen Gruß mit der Info, es gehe ihm gut. Ich antworte:

AKR: »Lieber Emilio, ich freu mich ehrlich, wenn es Ihnen gut geht! Für mich ist es nun immer wichtig: Was hat gewirkt und wie hat es gewirkt? Sie wissen ja, ich bin auch lehrend tätig und versuche zu vermitteln, was Menschen mit Ihrer Diagnose und Symptomatik guttut, wie man Hypnose einsetzen und formulieren und auch optimieren kann. Würden Sie das für mich machen?

Könnten Sie mir bitte ganz kurz schreiben, zum Beispiel:

1) was ursprünglich Ihre Wünsche waren an die Hypnose
2) was Ihnen in der Behandlung mit Hypnose besonders wichtig erschien
3) was Hypnose für Auswirkungen hatte
4) wie oft Sie die Hypnosen praktizieren
5) vielleicht fällt Ihnen noch ein wichtiger Punkt ein?«

Emilio: »... gar kein Problem. Mir geht es deutlich besser, danke. Gut noch nicht, aber der Darm hat sich beruhigt und ist auf jeden Fall entspannter.

1) Mein ursprünglicher Wunsch war, etwas zu haben, das ich verwenden kann, sobald ich merke, dass es dem Darm nicht gut geht oder Ängste hochkommen. Dafür habe ich jetzt endlich durch die 3 Sitzungen [kleine Anmerkung von AKR: Es waren 4 Sitzungen, es kam ihm wie 3 Sitzungen vor] bestimmte Wege gefunden.
2) Besonders wichtig erschien es mir, etwas zu finden, bei dem ich wirklich auch abschalten kann, es funktioniert teilweise mit Meditation, aber durch Ihre Anleitungen ist es deutlich besser, sich in den Unterbewusstseinszustand hineinzuversetzen.
3) Hypnose hat es geschafft, mich wirklich für 25 min komplett zu beruhigen und zu entspannen, wenn ich es höre. Meine Ängste sind aber dennoch noch nicht komplett weg.
4) Jeden Tag, 1x morgens.

Ich denke, was wichtig ist, in meinem Fall, dass man sich auch wirklich darauf einlässt und dann auch immer wieder im Hinterkopf hat, dass es etwas gibt, sollte Panik etc. ausbrechen. Dann mache ich auch manchmal die 8-min-Hypnose, wo ich mit den Augen dem Gegenstand folge [AKR: Er meint die Technik der 2. Sitzung *Altes verabschieden*]. Liebe Grüße, ich hoffe, das hat geholfen. XX«

Feedback 7 Monate später:

AKR: »Lieber Emilio, ich wollte Ihnen einfach mal ein paar sonnige Grüße senden und fragen, wie es Ihnen geht. Nutzen Sie noch die Hypnosen, kommen Sie klar damit, oder haben Sie etwas Neues gefunden? Über einen kleinen Satz von Ihnen würde ich mich sehr freuen.

Herzlichst, Ihre Agnes Kaiser Rekkas

Emilio: »… vielen Dank für die sonnigen Grüße und ich schicke Ihnen welche zurück aus München. Ich nutze Hypnose noch, momentan geht es mir aber besser und mache nur die 8-min-Hypnose, falls mal Angst hochkommt, die Hypnose mit dem Konzentrieren auf einen Fixpunkt. Ich komme momentan gut klar damit und bin Ihnen sehr dankbar für Ihre Hilfe!! Wie geht es Ihnen?«

4 Therapieverläufe mit Hypnose

4.1 *Ich bin richtig, so wie ich bin* – Selbstfindung

Kontext: jüngerer hochbegabter Mann mit hohem Anspruch an sich. Unter großem Druck vonseiten seiner Firma, seiner Familie wie von sich selbst. Bevorstehende Verteidigung für die Promotion, berufstätige Frau, kleine Kinder. Hypnosereihe von 7 Sitzungen über 18 Monate, 4 davon hier wiedergegeben.

Ziel: Entlastung, Stabilisierung, Selbstfindung, Selbstakzeptanz, Prüfungsvorbereitung.

Technik: viel Bestätigung, Anerkennung seiner Leistung, Aufmunterung und Anregung, mit sich pfleglicher umzugehen, d. h. weniger streng. Da er schnell denkt, kann vieles indirekt angesprochen werden, wie das Beispiel mit den inneren Dialogen in der 1. Hypnose. Das genügt, um unbewusste »Korrekturschleifen« anzuregen. Die 4 Hypnosen wirken vollgepackt, die vielen Themen mäandern vor sich hin, sind komplex miteinander verbunden und gleichzeitig integriert. Auch von meiner Seite ist dies eine unbewusste Leistung. Dass es richtig war, zeigte sich in der Wirkung.

Ich nenne ihn hier Maximilian.

4.1.1 *Was will ich?*

Lieber Maximilian, machen Sie doch einfach die Augen zu.

Sie kennen ja schon meine Stimme von den Aufnahmen her, von den CDs.

Und wir haben uns jetzt unterhalten, eine gute Stunde, und ich bedanke mich für Ihr Vertrauen und für die ganzen Informationen, die Sie mir gegeben haben, und die ich ja auch brauche, um mit Ihnen arbeiten zu können, vielmehr, mit Ihrem Unbewussten und was wichtig ist zu wissen, wie die Hypnose ist: Sie brauchen nichts zu tun. Sie brauchen nichts zu verstehen.

Tatsächlich wird das hier abgegeben an die unbewusste Ebene: das Verstehen, das Tun.

Zu mir kam mal vor längerer Zeit ein Mann für eine Sitzung. Er war Sportler und er wollte auf einem großen Turnier auf einem anderen Kontinent den

Wettkampf gewinnen. Nun, ich habe mir da so meinen Teil gedacht, aber ihn dann einfach gefragt: ›Was sagen Sie sich denn selbst jetzt für das Turnier, damit Sie da wirklich gut sind? Wie ermuntern Sie sich, um sich aufzumuntern und sich Kraft zu geben und sich zu bestärken?‹

Und dann sagte er: ›Ich muss gewinnen.‹ Und ich meinte: ›Mhm.‹

Dann sagte er als Nächstes: ›Ich darf es mir nicht versauen.‹ Und ich meinte: ›Mhm.‹

Und dann, als Drittes: ›Ich darf meinen Meister nicht enttäuschen.‹

Und ich meinte: ›Mhm.‹

Dann habe ich ihn aufgefordert: ›Gut, schließen Sie mal die Augen und sagen Sie mal den ersten, dann den zweiten und den dritten Satz noch mal im Stillen innerlich: *Ich muss gewinnen. Ich darf es mir nicht versauen. Ich darf meinen Meister nicht enttäuschen.*

Und wie fühlt sich das denn an?‹

Und er hat es gleich gemerkt, denn er antwortete mir: ›Das gibt mir nur noch Druck. Da gebe ich mir ja richtig eins aufs Dach, da bremse ich mich ja richtig aus dabei.‹

Und er hat neue innere Dialoge für sich gefunden, und zwar ziemlich schnell. In der Hypnose.

Und das Erste war: ›Ich vertraue mir.‹

Das Zweite lautete: ›Ich gebe mein Bestes.‹

Und der dritte Satz lautete: ›Ich kämpfe, um meinen Meister zu ehren.‹

Tatsächlich hat er das Turnier gewonnen. Ich war erstaunt. Er vielleicht auch?

Ja, und so ist es wichtig, wie wir mit uns selber reden.

Und Sie wissen viel besser, was Sie zu sich sagen, als ich es mir ausmalen kann. Aber vielleicht können Sie ab und zu sich mal selbst auf die Spur kommen, und ich brauche das auch gar nicht zu wissen. Aber Sie, Sie merken das auf einmal, was Sie zu sich sagen.

Und in dem Moment – ganz von selbst – bekommen Sie eine neue Idee dazu, wie Sie das umformulieren, so, dass es Ihnen Kraft gibt, Halt und sie ermutigt.

Und Sie, lieber Maximilian, haben alle Gene dazu, Sie haben den Kopf, Sie haben den Willen, Sie haben die Disziplin. Sie haben das ganze Material, um vorwärts zu gehen.

Es funken dazwischen Ihre Zweifel und vermutlich irgendwelche kleinen Geschichten, die sich immer mal wieder ereignet haben. Und da Sie sehr wach und aufmerksam und sehr sensibel sind, hatte das eine große Auswirkung auf sie.

Aber jetzt in der Hypnose, wenn Sie gleich übertreten in den Hypnotischen Raum, werden Sie merken, was für ein stabiles Fundament Sie haben, auf dem Sie sicher ausschreiten können, was für Qualitäten Sie haben, damit Ihr Selbstbewusstsein gestärkt wird, und Sie verfolgen, was Sie eigentlich machen wollen, unabhängig von Ritualen oder Traditionen in der Familie, unabhängig und losgelöst, um *den* Weg zu beschreiten, der für Sie ganz persönlich der richtige ist.

Und während ich von 1 bis 7 zähle und Sie einfach ruhig atmen, vielleicht noch den einen oder anderen Gedanken haben oder das eine oder das andere Bild sehen, schreiten Sie hinüber in die Gefilde der Hypnose ...

1 ... ganz mit sich ... 2 ... vollkommen dabei ... 3 innerlich frei ... 4 ... kommen Sie an die Tür ... 5 ... zu Ihrem Hypnotischen Raum und Sie treten über die Schwelle bei ... 6 ... schreiten weiter aus und es wird ganz licht und hell und geräumig ... bei 7.

Und da wandern Sie herum, während Sie hier liegen, mit geschlossenen Augen, wandern Sie in diesem Raum, um zu entdecken und um zu lernen und sich dabei zu finden und zu festigen.

Und Sie kommen zu einer wirklich guten Situation in Ihrem Leben, in der Sie so voller Kraft und innerer Überzeugung waren und selbstbestimmt und mutig ... und egal ob Sie diese Situation sehen oder nicht sehen, Sie fühlen oder auch nur ahnen oder ob Sie einfach entspannt zurückgelehnt daliegen, Sie merken, wie diese Festigkeit auf angenehme Art und Weise zu spüren ist und der Mut, sich breit macht und dieses Gefühl **›Ich bin richtig, so wie ich bin‹.**

Und das lassen Sie einfach auf sich wirken und tauchen ein in so angenehmes Sein, in einen Zustand von ... Einklang mit sich, in einem Befinden von ... tiefer innerer Ruhe.

Und aus diesem Gefühl und diesem Befinden heraus, gehen Sie weiter und entdecken die eine oder die andere gute Situation. Situationen, in denen Sie an sich glaubten, wo Sie richtige Entscheidungen getroffen haben und den richtigen Weg gefunden haben, den ganz *eigenen*.

Egal, was andere wollten oder was sie für richtig fanden. Jeder Mensch ist ein Individuum und so sind es auch Sie.

Und umso mehr Sie vorwärtsschreiten, umso mehr finden Sie sich und lernen sich kennen und lernen sich anzunehmen und lernen, an sich zu glauben.

Und im Hypnotischen Raum, und das ist wirklich ganz wunderbar, kann man in die Vergangenheit gehen, man kann in die Zukunft gehen und man kann in den Monat Juli gehen oder September oder noch später.

Und Sie finden sich selbst, begegnen sich in der Zukunft.

Und Sie haben diese Frage ›Was will ich?‹ geklärt. Sie haben Prioritäten gesetzt. Sie haben ihre Aufgaben abgearbeitet, Sie haben die Situation gemeistert, es liegt hinter Ihnen.

Sie haben eine Zeit, vielleicht, der Leere gehabt, dieser neue Status, in dem man offen ist und neue Aufgaben sucht und findet. Und Sie haben gefunden, Sie probieren sich aus und Sie haben diese Zeit überbrückt und sinnvoll genutzt und sind in der Zukunft und schauen sich da um.

Und bleiben Sie einfach ein bisschen dabei, jetzt, sehr gut ...

Und beenden Sie langsam Ihren Rundgang und kommen langsam zu dieser Tür zurück.

Und Sie können immer wieder Ihren Hypnotischen Raum aufsuchen und finden Ihre Stärken und begegnen sich in der Zukunft und erleben sich, wie Sie das gemeistert haben, wie Sie an Sicherheit gewonnen haben, an Stabilität und an Selbstausdruck.

Und wer weiß, wie Sie zu dem geworden sind, der Sie wirklich sind.

Zu Ihrer einzigartigen Persönlichkeit ... Maximilian

Und diesen Weg gehen Sie!

Und wann immer es für Sie richtig ist, zählen Sie einfach von 7 bis 1 zurück und kommen wieder hierher ... ausgeruht und klar ...

4.1.2 *Freude an der Herausforderung*

Sie liegen in der Frühlingssonne. Das ist doch ganz wunderbar. Ausgestreckt hingegossen.

Und eigentlich haben wir überhaupt nichts mehr zu arbeiten, weil, es ist alles gesagt.

Nein, wir machen jetzt eine schöne Hypnose, in der sich alles, was wir eigentlich schon gesagt haben, vertiefen kann.

Atmen Sie erst einmal durch. Atmen Sie auf! Gut! Spüren Sie die Sonne, die so schön hereinscheint durch diese riesigen, großen Fenster, im Gesicht, auf den Armen, auf dem Brustkorb, auf dem Unterleib, warm und wohltuend.

Und der Frühling hat gerade angefangen. Eine Zeit, in der es lebendig wird. Der Mandelbaum blüht mit seinen schönen rosa Blüten, die Tage länger werden und das Leben geht vorwärts.

Und der wichtigste Spruch für Hypnose, den kennen Sie:

›Ich brauche nichts zu tun, ich brauche nichts zu verstehen.‹

Das ist für Sie besonders wichtig, da Sie ein aktiver Mensch sind, ein Mensch, der viel denkt, und Gedanken auch gut in Worte fassen kann und sie veräußert.

Und jetzt geht es darum nachzulassen, und das Unbewusste denken zu lassen, und arbeiten zu lassen, und zu Wort kommen zu lassen. Genauso wie die schönen Sätze des Kampfkunstsportlers oder Kunstkampfsportlers: ›Ich gebe mein Bestes! Ich vertraue mir! Und ich kämpfe – aus Freude – um meinen Meister zu ehren!‹

Und wer weiß, wen Sie ehren, und wenn Sie sich selbst ehren, ist es auch schon gut.

Und Sie haben drei Monate vor sich bis zu Ihrer Prüfung, drei kostbare Monate, und es wird dann inzwischen Sommer sein.

Und diese kostbaren Monate, kostbare Zeit Ihres Lebens wollen Sie sinnvoll nutzen und werden Sie sinnvoll nutzen, denn es gibt eine Motivation in Ihnen, auf der bewussten und sehr wohl auf der unbewussten Ebene. Und das entspricht sich harmonisch und gut.

Sie wollen sich beweisen. Nicht, dass Sie das müssen. Sie wollen das.

Und Sie wollen vorwärtskommen. Nicht, dass Sie das müssen. Sie wollen vorwärtskommen.

Sie wollen anerkannt sein. Nicht, dass Sie das brauchen. Sie wünschen das und Sie wollen das für sich tun und sind sich das selber wert.

Und vielleicht mögen Sie sich das mal im Stillen sprechen:

›Ich bin es mir wert, ich bin es mir wert, so wahr ich Maximilian heiße, ich bin es mir wert.‹

Und mit diesem Satz gehen Sie tiefer und tiefer in innere Ruhe. Sie atmen ein und sagen sich beim Ausatmen: ›Ich bin es mir wert ... ich bin es mir wert ... ich bin es mehr wert.‹

Sehr gut, und sinken dabei tief und tiefer in angenehm ruhiges Sein.

Wir haben viel gesprochen zusammen, und es scheint mir so, als ob Sie ja alles schon gewonnen haben. Es ist nur noch etwas Inhaltliches zuzufügen, und das machen Sie ganz selbstverständlich. Warum? Selbstverständlich? Sie können das doch. Sie haben das doch schon längst gemacht.

Sie erinnern sich an die Erfahrung mit Ihrer Präsentation, die Sie – fast aus dem Stegreif – wunderbar hinbekommen haben. Gut vorbereitet und trotzdem dann irgendwie anders gelaufen, aber hervorragend bewältigt.

Sie können das, mit Schwung und Elan. Und so kann das Unbewusste Ihnen genau jetzt dieses Gefühl geben, obwohl Sie platt auf dem Boden liegen:

Schwung und Elan und Klarheit, Präsenz und Prägnanz sind auf einmal ganz deutlich spürbar.

Genauso wie in vielen anderen Situationen: Schwung, Elan, Klarheit, Präsenz, Prägnanz, klar wie Glas, glasklar. Und innerlich die Erlaubnis, dass genau das von selber immer wieder eintritt, um diese Herausforderung zu meistern, und Sie meistern es, weil Sie dem allen mit Freude begegnen.

Sie haben das Zeug dazu, Sie haben sich das ja alles erarbeitet. Es ist ihr Fach.

Es ist Ihre Professionalität und das wird jetzt ganz klar.

Die alten Begebenheiten rücken mit jedem Tag, der neu beginnt, weiter nach hinten zurück, verblassen und werden unwichtig und haben mit Ihnen jetzt tatsächlich nichts mehr zu tun.

Sie haben sich so viel Neues erarbeitet und dazugewonnen. Sie haben sich verändert, mit jedem Tag. Und so werden Sie genau das richtige Konzept finden, jetzt, um alles gut vorzubereiten:

Das richtige Timing, das richtige Zeitmanagement.

Und Sie werden den Wechsel von einem Thema in das andere mit Leichtigkeit vollziehen können.

Und so, wie Sie daliegen, ganz offen und frei, sehen Sie Maximilian: Er steht in dem einen Thema, mit beiden Füßen auf dem Boden, ja, da steht er mittendrin. Und er geht jetzt mit ein paar Schritten rüber in das Thema seiner Dissertation.

Er ist der gleiche, aber anders fokussiert, anders konzentriert. Das ist ein anderer Bereich im Gehirn, der auf einmal – ›pling‹ – anspringt. Und alles ist präsent und alles darauf konzentriert und vollkommen absorbiert. Und dann, wenn da die Zeit verstrichen ist, und die Arbeit für den Tag getan, geht Maximilian in das nächste Feld, und das ist der Familienkontext, Ihre liebe Frau und die lieben Kinder und Sie sind wieder ein anderer. Der liebevolle Papa, verspielt und gewährend und auch streng, und dann ein nächstes Feld, wo Sie mit Ihren Freunden diesen Segeltörn planen.

Immer ist man ein anderer, und dieser Wechsel kann geschmeidig und schnell, zuverlässig und sinnvoll erfolgen.

Sie gehen von Rolle zu Rolle, wie wenn Sie den Standort wechseln, oder die Kleider wechseln, und wie wenn Sie im Gehirn von einem Areal zum anderen wandern: Das berufliche Areal, das andere Areal, die Prüfung, Ihre Arbeit und Aussicht auf den neuen Status, das Familien-Areal, voller Emotionen und Gefühle, auch Planung und gute Führung, das ganz private Areal, was nur Ihnen gehört, wo Sie noch andere Dinge machen.

Und der Wechsel gelingt ihnen einwandfrei.

Und so werden Sie, wenn Sie in dem einen Areal sind, um sich vorzubereiten für diese Herausforderung, wo Sie sich darstellen und sich präsentieren und wo Sie den Fokus eindeutig setzen, sehr konzentriert arbeiten, sehr sinnvoll, sehr gescheit, logisch herausfiltern, was das Wesentliche ist, und was die Stichpunkte für Sie sind, die ein ganzes Repertoire ergeben an Inhalten, die Sie aus dem Effeff darstellen können.

Und Sie werden immer sicher sein, dass es Ihnen gelingt.

Und Sie werden gleichzeitig engagiert bleiben und diese Zeit jetzt noch gut durchhalten.

Das ist einfach ein Teil Ihres Lebens jetzt.

Und dann werden Sie sich freuen auf Ihre Freunde. Eine Woche auf dem Segelboot mit viel Spaß und Sonne, Übermut und Freude und körperlicher Ertüchtigung, so dass Sie richtig sich austoben können und gesund und gestärkt dann in den Endspurt gehen, mit dem Gefühl: ›Ich habe getan, was zu tun war. Ich bin damit zufrieden. Ich kann das jetzt loslassen. Und ich werde mit gesammelter Kraft und voller Konzentration in die Prüfung, in die Verteidigung, gehen.

Und ich freue mich, dass ich dann einen Titel habe, der mir einfach gut tut.‹

Und während ich von 1 bis 7 zähle, sinken Sie einfach noch mal tiefer, tiefer und tiefer in diese innere Ruhe und Gewissheit und lassen Ihr Unbewusstes Verknüpfungen finden und alles gut bahnen, dass das, was wir ausgearbeitet haben, für Sie zu einem guten Ganzen wird, abgestimmt mit sich selbst in der Tiefe.

Und vielleicht fügt das Unbewusste noch das ein oder andere Bild hinzu, die eine oder andere Stärke, und das ein oder andere Element, damit Sie sich anschließend wirklich sehr, sehr gut und stimmig mit sich selbst fühlen, voller Kraft und voller Zuversicht.

1, 2, 3, 4, 5, 6, 7.

Und Sie können sich gewiss sein, dass Sie ein unglaublich starkes, kompetentes und kooperatives Unbewusstes haben, an das Sie sich immer wieder anlehnen können, wenn Sie Anlehnung »brauchen«, und dass Sie neben allem »Fokus« auch immer wieder ein wunderbares »Relax« empfinden. Ein Nachlassen und Aufatmen.

Und immer wieder, wenn Sie diese Hypnose hören werden, werden Sie etwas anderes daraus hören, und wird sich etwas anderes ergeben, weil das eine unbewusste Leistung ist. Und Sie werden erstaunt sein, wie Sie diese Zeit eigentlich auch genießen, jetzt, in den nächsten Wochen und Monaten, weil Sie eine Aufgabe haben, ein Programm, ein Ziel.

Sie haben eine Motivation, und das macht das Leben aus.

Und wenn Sie Freizeiten haben, wie das Skifahren mit der Familie, oder ein schönes Wochenende, werden Sie das in vollen Zügen genießen, weil Sie auf der anderen Seite voll fokussiert Ihre Arbeit machen.

Und jetzt können Sie, wann immer es für Sie richtig ist, von 7 bis 1 zurückzählen und wach und munter und klar wieder hierherkommen.

4.1.3 *Im Besitz meiner Stärken*

Sie haben viel geleistet ... viel gearbeitet ... und viel erledigt ... und sind Sie ganz gut angekommen ... jetzt ... mit Ihren Aufgaben ... und die Hypnose dient dazu, dass Sie sich wirklich rundum wohlfühlen ... sicher ... und vertrauensvoll.

So lehnen Sie sich jetzt einfach zurück ... atmen durch ... atmen auf ... rücken sich noch einmal zurecht ... lassen nach ... und ziehen Ihre Antennen ein.

Und je mehr man die Aufmerksamkeit nach innen wendet ... umso mehr kann man spüren ... wie man aufliegt ... und eben noch etwas verändern, wenn es nicht ganz gemütlich ist ...

Sie können sich atmen fühlen ... Sie können hören, wie ich zu Ihnen spreche ... und Sie können sogar Ihr eigenes Atmen hören ... wie die Luft hereinfließt ... und wieder hinausströmt ... und mit jedem Hinausströmen ... kann Druck und Enge ... und alles das, was Sie vielleicht gerade noch strapaziert, mit hinausströmen ... und das spüren Sie jetzt ... ein ... und aus ... so entlastend ...

ein ... Sie werden weit und leicht ... der Brustkorb hebt sich ... sehr gut ...

und aus ... sehr schön ... so entlastend ... sehr gut. Hm. Hm.

Und Ihre Aufmerksamkeit ... hundertprozentig bei Ihnen ... und in Ihrem Innenraum ...

so angenehm ... und so ausgeglichen ... und zunehmend beruhigt ...

Und Hypnose ist genau der Zustand, der hervorragend dafür geeignet ist ...

Neues zu erleben ...

Sinnvolles zu nutzen ...

sich treu zu bleiben ...

und etwas zu bewirken, was wichtig ist ...

genau in dem Sinne ... dass Sie das tun werden, was Sie am meisten tun möchten ...

und das mit einem Ziel ... Sehr gut ...

Damit diese Hypnose noch wirkungsvoller wird und das, was sich in Ihnen dadurch auftut ... vorbereitet und erarbeitet ... sinken Sie noch tiefer.

Mit jedem Einatmen schweben Sie mehr ... mit jedem Ausatmen sinken Sie mehr ... und Schweben und Sinken zugleich ... ganz woanders hin ... wo die Uhren anders gehen ... die Temperatur sehr mild und angenehm ist ... und Sie so vollkommen bei sich ... und für sich ... und so klar ... und so bewusst Ihrer selbst ...

Sehr schön ... sehr gut!

Und vieles ... was Sie bewirken möchten ... und wie Sie handeln möchten ...

sind Sie fähig zu tun ... und haben es schon bewiesen ...

Sie können feiern und lustig sein ... und dabei etwas trinken, was Sie genießen ...

und so wird es sein ... mit Ihren Freunden auf dem Segelschiff ... rund um die Insel herum ... unter blauem Himmel ... im blauen Meer ... hm ... mit der Küstenlinie in der Ferne ... der Freude ... dem frischen Wind um die Nase ... und der belebten Stimmung ...

Sie werden ausgelassen sein ... und das spüren Sie schon jetzt ...

Sie werden übermütig sein ... sich jünger fühlen, als Sie sind ... Spaß haben ...

und gleichzeitig wird ein Teil in Ihnen der Erwachsene sein ... der Überlegte ...

der im richtigen Moment dem Übermütigen die Gelbe Karte zeigt und sagt:

›Nein, nein! Genug! Genieß die Sterne am Himmel ... die Sternschnuppen, die da vorbei jagen ... genieß das Plätschern des Wassers ... den Duft des Meeres!‹

Und das erleben Sie jetzt ganz intensiv:

das Plätschern ... der Duft ... der laue Nachtwind ... die Sterne am Himmel ...

und dieses schöne Gefühl im Kreis der Freunde ...

Menschen, die Ihnen so vertraut sind ... und Sie genießen das jetzt in vollen Zügen ...

und brauchen nichts anderes dazu ... sehr schön ... und ich bin einen Moment still.

Und immer, wenn die Laune kippen sollte ... passt dieser Teil ... eng gekoppelt mit Ihrer unbewussten Kraft super auf Sie auf ... und hält Sie zurück ... und lässt Sie alles das genießen ... was rund um Sie herum so schön ist ...

und so werden Sie wundervolle Tage haben ... leicht und frei ... und voller Freude ...

und auch das spüren Sie jetzt ... denn das ist ein Aspekt der Hypnose:

Die Selbstkontrolle.

So spüren Sie jetzt ganz deutlich ...

wo Sie sind ... wie Sie sind ... was Sie ausmacht ... wer Sie sind ...

Und Sie können innerlich um sich selbst herumlaufen ...

und kennen jeden Winkel ... und sind mit ihm vertraut ...

und erkennen ... Sie können sich auf sich selbst verlassen ... Hm. Hm.

Und so ... können Sie sich besser handhaben ... und ... sich etwas erlauben ...

sich auch animieren für etwas ... und sich etwas gewähren ...

und genau so gewähren Sie sich ... die Aufregung ...

ja, Sie gewähren sich sogar ... die Prüfungsangst ...

Sie können sie jetzt einmal ein bisschen hochschrauben ... die Prüfungsangst, wie es sich anfühlt ... die Enge, die Unruhe. So wie wenn es in Ihnen aufkocht. Der Topf mit dem Wasser, den Sie auf dem Herd haben, fängt an zu sprudeln. Sie können genau so den Schalter runterdrehen ... von 9 auf 1 ... und dann simmert es einfach nur vor sich hin. Hm. Hm. Und genau dieses Simmern ... das ist gut für die Prüfung ... die Energie simmert vor sich hin... und gibt das Energielevel ... für diese klare, wunderbare Aufmerksamkeit in der Sie wissen:

›Ich bin im Besitz von allem, was ich gerade brauche.‹

Und so erlauben Sie sich diese ganz natürliche, gewollte Aufregung ... vorher ... vor der Verteidigung ... vor der Diskussion ... vor dem Treffen mit den Professoren, die vielleicht sogar noch etwas von Ihnen lernen.

Sie erlauben sich dieses Gefühl ... des Aufkochens ... des Hochkochens ... sind im Auto ... mit Ihrem Vater, der stolz ist auf Sie ... fahren die breite Allee entlang ... zu dem Gebäude ... und bleiben ... erstaunlicherweise ganz ruhig erst mal im Auto sitzen ... und lassen ein zweites Ich ... einen zweiten Maximilian ... aussteigen aus dem Auto ... sich vom Vater verabschieden, der ihm noch zuwinkert ...

Und das zweite Ich ... geht ins Gebäude ... fährt im Lift hoch, und Sie sehen es von ferne ... alles geht im Zeitraffertempo ... der ist ein bisschen noch unruhig in der Bewegung ... aber je höher der Aufzug fährt ... erster Stock ... zweiter ... dritter ... vierter ... fünfter ... sechster ... siebter ... und so weiter ... je höher der Aufzug fährt ... umso ruhiger wird der Junge ... umso entspannter ... seine Gesichtszüge gelöst ...

Die Ruhe in Person ... er wundert sich selber.

Der Aufzug hält an! Er tritt hinaus. Öffnet die Tür zu dem Saal oder wie auch immer das organisiert ist ... begegnet den Professoren ... begrüßt und wird begrüßt ... und ist schon in der Prüfung ... Sie sehen ihn von außen ... er ist in einem guten Energieniveau ... ruhig und klar.

Im Hinterkopf irgendwo schwingt immer mit:

›Ich vertraue mir. Ich gebe mein Bestes. Und ich kämpfe, um meinen Namen zu ehren.‹

Aber das ist nur Begleitmusik, ganz leise im Hintergrund ...

Die Energie ist immer auf gutem Niveau ... und ... klar ... logisch ... gut strukturiert ... und schön formuliert ... stellt er seine Arbeit dar. Die gestellten Fragen sind ihm klar ... und er antwortet präzise und gelassen ... intelligent und klug ... in aller Ruhe.

Und die Prüfer ... die merken, der Maximilian hat einen großen Fundus ... er hat sich das wirklich erarbeitet ... und präsentiert es einwandfrei.

Und wie Sie das so von außen bemerken ... verschmelzen Sie automatisch mit dem Maximilian in der Situation. Weshalb?

Weil Sie das so interessant finden ... so schön ... und weil Sie das eigentlich ein bisschen genießen wollen.

Sie verschmelzen mit ihm jetzt und bringen all die Ruhe, die Sie jetzt hier haben, in dieser Hypnose ... in dieser Position ... begleitet von meiner Stimme und Ihrem ruhigen Atmen ... bringen Sie da mit hin ... und verbinden das ... und Sie genießen das ... Sie werden es gar nicht glauben ... Sie genießen diese Herausforderung.

Sie haben darauf hingearbeitet ... nun macht es Ihnen Freude zu präsentieren, was Sie wissen ... und deshalb sind Sie da ganz eins mit sich ... Hm ... **und erleben diese Prüfungssituation ... tatsächlich als gute Situation. Es macht ihnen Freude.**

Und ich sage Ihnen eins, es kann sein, dass Sie enttäuscht sind, wenn es alles vorbei ist, dass es schon vorbei ist ... weil ... Sie hätten noch so viel mehr zu sagen ...

Aber es reicht für Ihren akademischen Grad.

Die Professoren sind zufrieden und haben genug erfahren ... und Sie bekommen die wirklich wohlverdiente Anerkennung mit dem gewünschten akademischen Grad.

Und Sie bleiben dabei ... und drehen vielleicht noch mal ein bisschen die Zeit zurück innerhalb dieser Prüfung, um das noch mal zu erleben, sodass sich das tief, tief einspeichert: **die Ruhe ... die Kompetenz ... der Glaube an sich ... die Zuversicht ... die Gelassenheit.**

Und vielleicht auch, wenn Ihnen einmal eine Frage nicht ganz klar ist, dass Sie einfach ganz freundlich nachfragen ... immer mit der Ausstrahlung, Sie haben Wissen von dem, von dem Sie reden.

Und jetzt sinken Sie einfach noch mal tiefer ... um fünf Stufen tiefer in Hypnose, um das tief, tief einzubauen und wirksam werden zu lassen, sodass es dann ganz automatisch alles abläuft.

Sie genießen diese wunderbare Zeit auf dem Meer mit den Freunden.

Sie haben sich in Kontrolle ... auf eine gute Art und Weise.

Sie wissen, wofür Sie was tun. Sie haben sich gut vorbereitet.

Sie erlauben sich Gefühle ... und wissen auch mit Gefühlen umzugehen.

Sie erlauben sich Aufregung ... und da Aufregung kein Dauerzustand sein kann ... ganz von selbst ... flaut diese wieder ab.

Die besonnene Ruhe kommt ... klar und sehr wach.

Sie machen das sehr gut ... sehr schön.

Bleiben Sie noch eine ganze Minute dabei ... und dann schließen Sie die Hypnose langsam ab, indem Sie von 5 bis 1 zurück zählen und kommen Schritt für Schritt ... wach und munter wieder hierher.

Und wenn Sie diese Hypnose vielleicht noch 1-, 2-, 3-mal – ich weiß nicht, wie oft – hören, wird sie jedes Mal tiefer wirken.

Und Sie werden sich wirklich ausgesprochen wohl fühlen.

4.1.4 *Das Ruder fest in der Hand*

Großes Thema ... große Vielfalt.

Und Sie wünschen Klarheit und Strategie ...

Zielsetzung und eine gute innere Organisation.

Und es fühlt sich für Sie so an, als ob das kompliziert sei ...

Aber jetzt atmen Sie erst mal durch ... überprüfen Sie, ob Sie wirklich bequem sitzen, ob das auch mit dem Licht in Ordnung ist, ob alles gut ist so.

Es ist schön, wenn es sich gut und bequem anfühlt und Sie einfach erst mal ... Sie kennen das ja schon ... in diese innere Ruhe ... in die innere Aufmerksamkeit und vielleicht auch tatsächlich in eine angenehme innere Leere tauchen ...

Denn angenehm leer ist es dann im Kopf, wenn sich auf der anderen Ebene, auf der unbewussten, etwas tut, auf eine neue Art und Weise.

Und Sie wissen, dass Sie damit schon vorwärts gekommen sind ...

und so vertrauen Sie doch einfach auch für dieses Mal ...

Und dafür ... wie schon so oft ... erspüren Sie mal Ihr Atmen ... die Frequenz der Atemzüge ... die Tiefe der Atemzüge ... das feine Geräusch beim Einatmen, was zu vernehmen ist ...

und ebenso beim Ausatmen ...

und erspüren, wie die Luft beim Einatmen kühler und trockener ist ...

und beim Ausatmen wärmer und leicht angefeuchtet durch den Weg, den die Luft durch Ihre Lungen gemacht hat ... Sehr schön ...

Und jetzt atmen Sie weiter durch die Nase ein ...

und atmen aber ganz leicht durch den Mund aus ... atmen so leicht durch den Mund aus ...

wie wenn Sie gegen eine zarte Vogelfeder blasen ...

die schwebt vor Ihnen in der Luft, ganz fein ...

Sie atmen ein durch die Nase ...

und atmen aus, durch den Mund, ganz fein ...

und blasen leicht gegen diese Vogelfeder, die vor Ihnen da in der Luft schwebt ...

und der Luftstrom beim Ausatmen fließt durch ihre Wangen, durch die Kaumuskulatur ... entspannt die Wangen ...

das wiederum entspannt die Stirne ...

und das wiederum entspannt die Schläfen ...

das Gesicht wird ganz glatt ...

und der Atemstrom fließt durch die Wangenmuskulatur hindurch ...

während Sie leicht ausatmen ... gegen die Vogelfeder blasen ...

und dieses Strömen immer tiefer kommt ... und das Ausatmen bemerkbar wird bis zum Hals ...

durch den Nacken ... über die Schulter und in die Schultern ... entspannend lösend ...

Durch die Oberarme strömt die Luft hinunter in die Unterarme ... und weiter in die Hände ... die da liegen, so ganz frei ... leicht ... entspannt und gelöst ...

und Sie einfach in dieser friedlichen Ruhe auf dem Stuhl, der ein wenig schwingt …

und schon diese Elastizität deutlich macht, die Sie ja eigentlich haben.

Und jetzt bitte ich das Unbewusste … und Ihre Hände können mitmachen,

dass Sie einfach das alles – wie ich vorhin gezeigt habe –

was Sie eben ausgebreitet haben hier im Gespräch und was in Ihnen innerlich lastet …

und drängt und drückt und fordert und schiebt und Sie belastet …

dass Sie das in die Hände nehmen …

Sehr gut.

Sie haben das nun in den Händen … in Ihren zwei kräftigen, männlichen Händen …

Da ist alles drin, und Sie spüren das jetzt …

da ist dieser Druck, diese Kraft, diese Zweifel auch …

und vielleicht auch der Vorwurf, den Sie sich selber machen …

vielleicht auch Neid, auf jemanden,

der es Ihrer Meinung nach positiver für sich gemacht hat …

Alles ist zwischen den Händen festgehalten …

und Sie spüren es wahrscheinlich auch gefühlsmäßig: … kalt … heiß … spitz… laut …

Und Sie lehnen sich zurück und übergeben dem Unbewussten diesen ganzen Packen …

an Gedanken, an Sorgen, an Zweifeln, an Abwägungen …

an Suche nach Möglichkeiten … Suche nach Strategie …

Suche nach einem Konzept … Suche nach klarem Ziel …

und nicht Sie machen das … die Hände sind in freiem Raum …

Sie, lieber Maximilian, Sie aber gehen segeln …

Sie segeln auf dem schönsten Schiff …

auf dem blausten Meer …

im besten Wind dahin …

der Wind in den Haaren … frische Brise im Gesicht …

Sie lassen sich treiben ... und rein vom Wind vorwärtsbewegen ...

Und in der Tiefe ... Ihre Kompetenz ... Ihre Klugheit ...

Ihre einmalige Fähigkeit, intelligent etwas zu lösen ...

aber zuerst zu betrachten ... den roten Faden zu ziehen ...

Vergleiche zu setzen ... und klug abzuwägen ...

genau diese tiefe Instanz übernimmt ...

und die Hände können sich in dem Maße ganz von selber lösen ... schrittweise ...

in kleinen ruckartigen Bewegungen, die typisch sind für Trance ...

die Finger können sich voneinander lösen, wie wenn da der Wind hineinbläst ...

nicht nur in die Segel, nicht nur durch Ihre Haare ...

der Wind bläst hinein zwischen Ihre Hände.

Und das Unbewusste in der Tiefe ... lässt auf einmal so etwas wie Seifenblasen aufsteigen ... vor Ihnen im Wind ...

über dem Schiff ... über dem Meer ... unter dem blauen Himmel ...

Und in jeder Seifenblase ist, wenn Sie richtig hinschauen, eine wichtige Begebenheit projiziert, die Ihnen genau hilft, jetzt, nach und nach ...

Ihre Fragen zu beantworten ... Lösungen zu finden ...

und zu entdecken, wo der erste Schritt zu setzen ist ...

in die erwünschte Zufriedenheit ... Erfüllung ...

in die erwünschte Zukunft ...

Und so werden die Hände ... nach und nach ... ganz selbsttätig ...

wie ferngesteuert auseinandergleiten ...

Sobald eine dieser Seifenblasen vor Ihnen in der Luft ... aufsteigt und ...

genau die passende Episode, die passende Fähigkeit ... abbildet ...

das passende Talent von Ihnen, Maximilian ...

bevor sich wieder eine andere Seifenblase davorschiebt und noch etwas anderes aufzeigt ...

was Sie vielleicht gar nicht gleich erkennen können, weil erst vage abgebildet ...

Sehr gut, schön, gut und ganz in der Ferne ... sehen Sie eine größere Kugel ...

Sie tanzt auf dem Meer, und wenn Sie sie jetzt noch nicht sehen, können Sie sie aber erahnen.

Und das ist die mit dem Zukunftsbild ... da ist Maximilian drin ... in der Zukunft so, wie es für ihn stimmt ...

gefordert, aber auch erfüllt ...

leistend, aber auch leistungsfähig ...

organisierend ... mit Organisationstalent ...

haltend, weil selber stabil ...

und immer mit dem Geist ein wenig voraus, immer mit der Vorausschau ...

immer etwas über den Dingen ...

und die Emotionen im beruflichen Bereich, werden dann, wenn es wichtig ist,

um klar im Kopf zu werden ... durch ein Wort ersetzt mit vier Silben: ›Interessant.‹

Es ist im Moment alles offen ... und die Fragen groß und viel ...

und Sie tasten sich jetzt schon vorwärts, um das Beste zu wählen ...

und Sie wissen noch nicht, was.

Das, was Sie aber wissen, ist, dass es Ihnen gelingen wird, das Richtige zu tun ...

und dafür sehen Sie sich, Maximilian, in der Zukunft ...

wie es für Sie stimmt ... passt ... Sie erfüllt ...

glücklich macht ... woran Sie lernen ...

und womit Sie richtig Geld verdienen, weil das auch wichtig ist ...

Etwas, was Ihnen ebenbürtig ist, und wo Sie Ihre Kompetenzen zeigen können ...

Sie sehen das ... Sie malen es sich aus ...

und dieses Bild projiziert sich intensiv auf Sie ... und füllt Sie vollkommen aus ...

Ja, Sie sind jetzt schon ... für einen Moment der Maximilian der Zukunft ...

atmen durch ... gelöst ... mit der gewünschten Balance zwischen Leben und Arbeit ...

sinnvolle, erfolgreiche Arbeit ... und glücklichem und auch ausgelassenem Leben ...

in materieller Sicherheit …

Und wenn das Unbewusste bereit ist, auch nachts immer wieder darüber zu träumen und Ihnen weiter zu helfen, da dranzubleiben an diesem Zukunftsmodell, kann ein Finger sich ganz von selber, von alleine, heben.

Nicht Sie machen das, ein Finger kann sich von selber heben …

wenn Ihr Unbewusstes Sie so richtig unterstützt.

Gut, er hebt sich unsichtbar, aber fühlbar … und kann sich noch mehr heben.

Und eine Hand kann leichter werden … die andere Hand kann leichter werden …

und Sie können sich insgesamt so wunderbar leicht und vertrauensvoll anfühlen …

dass Sie in engem Zusammenspiel mit Ihren tiefen Kräften den richtigen Weg gehen werden, auch wenn Sie es jetzt noch nicht so genau definieren können.

Und ein Finger hebt sich ganz wunderbar und macht die unbewusste Kooperation deutlich.

Sehr schön, sehr gut, sehr gut.

Darauf können Sie sich jetzt verlassen … sehr gut …

das prägt sich tief in Ihnen ein …

macht Sie so heiter, Maximilian, so gelassen, so vertrauend in sich …

und diese Beruhigung, die dadurch entsteht, und diese innere Befriedung macht es so viel leichter, klarer zu sehen und sich präziser zu formulieren …

Und dem spüren Sie einfach noch eine Weile nach …

ganz aufmerksam, sehr friedlich, ganz in Ruhe … und ich bin einfach still.

Gut. Und der Finger hat sich wieder gesenkt, und dann können Sie die Hypnose rund und stimmig machen und langsam abschließen und Schritt für Schritt wieder hierherkommen.

Mit einem neuen Gefühl und einer neuen Sicherheit in sich und für sich …

und im Wissen: ***Es wird alles gut.***

4.2 *Der innere Halt* – vom Zwang zur Selbstfindung

Kontext: Der in einem anspruchsvollen Beruf tätige Mann im mittleren Lebensalter kommt ursprünglich wegen einer von ihm so benannten »Essproblematik«, mit dem Wunsch, diese mit Hypnose aufzulösen. Seit seiner Kindheit isst er ausschließlich Mehlspeisen. Seine Eltern hatten das damals wohlmeinend toleriert und ihm mit dem Essen nie Stress gemacht. Inzwischen stört es ihn aber, vor allem bei Essen mit Kollegen und Freunden. Auch hält er seine Ernährung für ungesund.

Nach 2 Sitzungen, in denen wir in Hypnose vorwiegend ideomotorisch (Kaiser Rekkas [Hrsg.] 2022, Modul II.1) arbeiten, ist es ihm nach relativ kurzer Zeit möglich, auch andere Lebensmittel zu sich zu nehmen, wobei einiges besser »mundet« oder »rutscht«. Dieser Therapieauftrag ist – vermutlich dank seiner Selbstsuggestion »Hypnose wird helfen« – somit leicht und schnell erfüllt.

Monate später bittet er erneut um einen Termin, diesmal wegen einer »Gehproblematik«. Diese äußert sich darin, dass er seit einiger Zeit beim Gehen nach dem Abrollen des Fußes den Zwang verspürt, mit den Zehenspitzen auf dem Boden aufzutippen, sodass die Zehen wund werden. Es sei wie eine »Bruchstelle« beim Gehen. Er berichtet auch, seine Kleidung immer sehr eng gegürtet und Schuhe in eher zu kleiner Größe zu tragen, weil ihm das ein Gefühl von Halt und Gespür für sich selbst geben würde und somit die Zwangssymptomatik verringere.

Ich enthalte mich jeglicher Interpretation und arbeite offiziell weiterhin – seinem Auftrag entsprechend – symptomorientiert:

> ... kann sich das Körpergedächtnis jetzt aktivieren ... und zurückfinden ... zu einem völlig normalen Gangbild ... und während Sie jetzt hier sitzen ... und mir zuhören ... fühlen Sie sich gehen ... ja, Sie beginnen zu laufen ... in völlig natürlich rundem Ablauf ... auf federndem Boden, der Sie beschwingt nach vorne trägt ...

Nun haben wir, wenn wir mit Hypnose arbeiten, glücklicherweise die einzigartige Möglichkeit, Entfaltung, Entwicklung und Heilvorgänge auf der unbewussten Ebene zu initialisieren, ohne dem Patienten vorher weder therapeutische Hypothesen darlegen noch mit ihm mögliche Hintergründe auf der bewussten Ebene besprechen zu müssen. Wir können im Trancezustand feine Hinweise geben, die, wenn sie mit der intrapsychischen Bereitschaft übereinstimmen, akzeptiert werden und bestenfalls Veränderungen im Sinne des Therapieziels bewirken. Eine Suggestion wie: »Und wenn in der Tiefe noch irgendwas für Ihre Heilung zu erledigen ist, kann das jetzt geschehen ...« kann ganz nebenbei einfließen, und schon erhält die unbewusste Arbeit »freien Lauf«. Im vorliegenden Fall lautet dies beispielsweise:

> Und in der Tiefe und in aller Stille ... kann sich noch all das ... was wichtig ist für Ihr wohlwollendes Selbstempfinden ... für Ihr respektvolles Selbstverständnis ... und Ihr tragfähiges Selbstwertgefühl ... jetzt ganz selbsttätig ereignen.

Nach dem ausführlichen Vorgespräch erfolgt die hier präsentierte Hypnose, die das Annehmen des Symptoms bei gleichzeitiger Hinwendung zum inneren Kind zum Inhalt hat.

4.2.1 *Den Zwang akzeptieren und damit lösen*

> Oh, das ist nach langer Zeit jetzt wieder **eine hochkarätige Hypnose für Sie**, lieber Herr *(Name)*.
>
> Jetzt schnaufen Sie erst mal durch ... Sehr gut.
>
> **Da hat sich jetzt schon in dem ersten Teil der Sitzung so viel abgespielt und ich glaube auch, schon so viel gelöst ... und, so viel verstanden auf der bewussten Ebene, und ich könnte mir vorstellen ... auch auf der unbewussten Ebene.**
>
> Hmhm. Und Sie lehnen sich zurück ... und atmen einfach ruhig.
> Und Sie sagen sich: ›Ich brauche nichts zu tun ... und ich brauche jetzt nichts zu verstehen.‹ Draußen der Klang der Kirchturmuhr. Zeit vergeht ... ganz von selber ... Ihr Atem fließt ... ganz von selber ... und Sie hören mich zu Ihnen sprechen ...
>
> Und ganz von selber ... sortieren die Ohren aus, was sie hören möchten ... was sinnvoll ist aufzunehmen.
>
> Und ... während ich langsam ... von 1 bis 9 zähle, können Sie mehr und mehr nachlassen ... und sich zurücklehnen ... 1 ... die Rückenlehne spüren ... 2 ... den Sitz unter Ihrem Gesäß spüren ... 3 ... die Kissen unter Ihren Händen ... das Kissen und die Rolle hinter Ihrem Kopf, der sich da anlehnt ... 4 ... den Boden unter Ihren Füßen ... 5 ... die Luft, die Sie einatmen ... 6 ... und die zunehmende Ruhe, die Sie erfüllt ... 7 ... und dieses Abstandnehmen von allem, was unwichtig ist ... 8 ... und dieses Hinwenden zu dem, was Sie erzielen möchten ... 9 ... um innerlich freier und selbstverständlicher und ruhiger ... und gelassener zu sein ... und sich einfach wohler zu fühlen ... Gut.

Und Sie wissen, Ihr Körper ist fähig zu ganz normalen ... sinnvollen Handlungsabläufen ... bei welcher Tätigkeit auch immer ... ganz selbstverständlich ... ganz logisch ...

Sie haben ... unbewusst ... etwas eingebaut in diese Handlungsabläufe ... etwas, was sinnvoll war ... Ihnen geholfen hat ... ganz ›psycho-logisch‹ ...

Sinnvoll ... das Symptom beim Gehen ... sinnvoll ... das mit den Fingern ... sinnvoll ... vieles andere ... und es ist wichtig ... das von außen so zu sehen ... und von innen so zu bewerten ... und dazu einfach mal ›Ja‹ zu sagen:

›Ja ... das *war* sinnvoll ... bis jetzt ... ja, das hat mir geholfen ... wie und weshalb auch immer.‹

Einfach akzeptieren ... das macht frei ... und es geht um die bewusste ... und um die *unbewusste* Akzeptanz ... und das wirkt so erlösend ... jetzt ...

Und Sie ... sind der große *(Vorname)* ... und Sie wissen so viel ... und haben so viel Lebenserfahrung und viel Gefühl ... und eine große Bandbreite ... und ... Sie haben ... wie jeder von uns ... auch immer noch das Kind in sich ... den kleinen Jungen ... der noch etwas braucht ... und das, was er braucht ... darum wissen Sie bewusst ... und unbewusst.

Und während Sie jetzt ... einfach ruhig atmen ... und nichts Besonderes zu tun brauchen ... und einfach offen sind ... für Entwicklungen ... kann sich der große *(Vorname)* kümmern ... um den Jungen ... um das Kind ... und ihm geben, was er braucht ... um selbstverständlicher zu werden ...

Und es sind Gefühle und Bilder ... die man in Worte übersetzen kann, die lauten wie:

›Du bist willkommen‹ ...

›Du bist richtig, so wie Du bist‹ ...

›Du bist liebenswert‹ ...

und manches kann man auch gar nicht in Worte fassen ... es sind einfach warme Liebesströme, die Halt vermitteln ... und Wärme ... und Ruhe ... und Wohlbefinden ...

Und so gehen Sie zu sich hin ... und sehen, wie Sie zu sich hingehen ... und Sie fühlen das ... und so sinken Sie in sich hinein ... Sie sehen das, wie Sie so in sich hineinsinken ... und Sie fühlen das ... und Sie kommen bei sich an ... Sie sehen das ... und Sie fühlen das ... und da, wo Sie angekommen sind ... merken Sie, wie der Raum heller wird ... weiter ... wohliger ... und heimeliger ...

Und wer besser als Sie weiß ... dass man an seiner Geschichte nichts verändern kann ... aber dass man ... im Heute, im Jetzt ... immer etwas hinzufügen kann ... und sich erobern kann ... und für sich selbst bewirken kann ... um zu heilen ... und sich auch immer wieder neu zu erfinden ... um vorwärts zu gehen ... und mit jedem Schritt stabiler zu werden ...

Und weil Sie das wissen ... kann sich das Körpergedächtnis aktivieren ... und zurückfinden ... zu einem völlig normalen Gangbild ... und während Sie jetzt hier sitzen ... und mir zuhören ... fühlen Sie sich gehen ... ja, Sie beginnen zu laufen ... in völlig natürlich rundem Ablauf ... auf federndem Boden, der Sie beschwingt nach vorne trägt ...

Frischer Wind im Gesicht ... die Gedanken frei ... die Energie im Flow ... und Ihre Aufmerksamkeit bei der klaren Luft ... der Weite um Sie herum ...

Und der Körper kommt von selber in seinen harmonischen Ablauf ... wie die Natur ihn vorgibt ... und nichts ist selbstverständlicher als das.

So verwehen die Gedanken mit dem Wind ... die Gedanken, dass irgendwas nicht in Ordnung sein könnte ... sie verwehen im Wind ... weil Sie nach vorne ausschreiten ... der Kopf immer etwas seiner Zeit voraus ... die Gedanken frei ... und Sie spüren sich auf eine neue intensive Art und Weise sehr Sie selbst.

Und in der Tiefe und in aller Stille ... kann sich noch all das ... was wichtig ist für Ihr wohlwollendes Selbstempfinden ... für Ihr respektvolles Selbstverständnis ... und Ihr tragfähiges Selbstwertgefühl ... jetzt ganz selbsttätig ereignen.

Und da scheint gerade die Sonne zum Zimmer herein ... leuchtet hell und tönt alles in ein warmes, liebevolles Licht ... und das merken Sie jetzt.

Und der Kopf ruhiger ... die Seele heiterer ... die Gedanken beschäftigen sich mit interessanten neuen Dingen ... und der Körper ... reagiert gesund und normal ... mit harmonischen Bewegungsabläufen ... so wie es seine Natur ist ... Sehr schön.

Und Sie werden nachts dazu träumen ... und sich überraschen am nächsten Morgen ...

Veränderungen gehen oft unmerklich vor sich ... aber auf einmal werden Sie verwundert feststellen ... dass es anders ist ... und Sie werden ... gleichzeitig wertschätzend auf all das zurückblicken ... und auch auf sich wertschätzend zurückblicken ... dass Sie das alles so gemacht haben, wie Sie es gemacht

haben ... denn es war in Ordnung so ... es waren die Zwischenschritte, die Sie gebraucht haben ... um weiter zu kommen ... und der zu werden, der Sie sind.

Sehr schön ... und ich bin einfach still ... und Sie lassen sich Zeit ... das so lange wirken zu lassen jetzt innerhalb der Hypnose ... wie's Ihnen richtig erscheint ...

Und auch außerhalb der Hypnose ... wird sich alles immer weiter vervollkommnen ... seine Wirkung entfalten ... und Sie werden Freude daran haben ...

Und bevor Sie zurückkommen aus der Hypnose ... zählen Sie einfach von 9 bis 1 zurück.

Feedback: Während der Hypnose, die nur eine minimale Induktion beinhaltet, wirkt er sehr versunken, fast unerreichbar. Danach macht er aber einen äußerst aufgeräumten Eindruck, es geht ihm offensichtlich gut. Laut seiner Beschreibung sei er in eine »tiefe Schwärze« abgetaucht, die er als positiv empfindet, und er fühlt sich auf gute Art und Weise »tief berührt«. Ich selbst muss gestehen, dass ich nicht sicher bin, ob meine Worte zu ihm durchdrangen, vielleicht erst, als er die Hypnose, wie empfohlen, noch mehrfach hörte. Tatsache ist, sie wirkte. Mag sein, er war in der Hypnose in seinem eigenen Film, meine Praxis sein Filmstudio und ich ein Statist. Aber alles war wichtig und rein der Glaube an sich selbst (aus seiner Perspektive) und mein Glaube an ihn und die zu erwartende Entwicklung, die gemeinsam verbrachte Zeit der Therapiesitzung, unser beider Energie und die atmosphärische Schwingung haben Veränderung ermöglicht.

4.2.2 Nichts muss, alles kann oder: die 3 Devisen

Kontext: Er freut sich über die transkribierte Hypnose der letzten Sitzung und gibt an, sehr viel entspannter, ja, regelrecht entlastet in Bezug auf das Problem zu sein. Der Zwang sei in den Hintergrund getreten, auch mit der Erklärung, dass er einen Sinn hat. Die Audioaufnahme hat er noch mehrfach gehört und sei dabei »gefühlsmäßig immer sehr stark eingestiegen«. Es störe ihn aber weiterhin, dass er immer so sehr unter Druck sei, so, als ob er zu hochtourig laufe, immer »wie im 2. Gang«. In ihm geistert noch der Spruch des Vaters und der Lehrer: »Du musst kreativ sein!«

Die folgende Hypnose beschäftigt sich nach den eher symptomorientierten Sitzungen konsequenterweise zunehmend mehr mit dem psychischen Hintergrund der Symptomatik.

Ziel des Klienten: Er wünscht sich, entspannter mit seinen Aufgaben im Beruf umzugehen, inneren Druck abzubauen und sich Kreativität zu erlauben. Außerdem möchte er mehr Selbstwert entwickeln und an den dahingehenden inneren Dialogen arbeiten.

Das ist die vierte Hypnose für Sie, lieber Herr *(Name).*

Mit den drei ersten Hypnosen sind Sie jeweils sehr gut vorwärtsgekommen ...

haben gelernt und profitiert ... und sich weiterentwickelt ...

ohne direkt bewusst mitbekommen zu haben, dass Sie gelernt und profitiert ...

und sich weiter entwickelt haben ... und auch dieses Mal wird es so sein ...

dass es sich einfach besser anfühlt, leichter ... und entlasteter.

Sie genießen die Hypnose heute im Liegen ...

Schön, so lehnen Sie sich auch innerlich zurück ...

der Bauch entspannt ... der gesamte Körper entspannt ... der Kopf entspannt ...

und so ... fließen Energien freier ...

und so ... sinken Sie leichter in Hypnose ... mit jedem Atemzug mehr ...

Sie liegen einfach da ...

- *›Nichts muss, alles kann ...‹* das ist *die erste Devise* ...

Nichts muss, alles kann ... und das ›kann‹ wird wie ein Echo nachklingen in Ihnen. Sie wissen ja, beim Echo hallt immer das Ende vom Lied, das Ende vom Satz, das Ende vom Slogan wider: **›Alles kann!‹ Und das macht frei ...**

Gut ... und es ist leichter geworden ... der Druck weniger ... die Entlastung mehr ...

und es fühlt sich gut an, das Symptom – welches es auch sei – anzunehmen ...

in seiner Ausformung und Eigenart ... und zu sagen:

›Es ist gut so ... es ist so ... und hat bislang seinen Sinn gemacht.‹

Und das so anzunehmen ... ermöglicht nicht nur ein tiefes Aufatmen, sondern auch ... ein Loslassen ... und ein tiefes Sich-Freisetzen ... und **wenn das Unbewusste meint, dass Sie eigentlich schon viel weiter sind in der Entwicklung ... als Sie bewusst bemerkt haben, könnte ein Finger sich von ganz von alleine heben ... aber wie gesagt ... nichts muss ... alles kann ...**

Fingersignal: Ja.

Ja, da ist er ja schon, es hebt sich spontan ein Finger, Glückwunsch! Sehr gut, oftmals ist es so, dass wir uns weiterentwickeln, nur unser sturer Kopf registriert das gar nicht so schnell ...

Aber, wenn Sie das jetzt wissen – und das Unbewusste signalisiert es deutlich durch sein Fingersignal – können Sie sich darauf verlassen und können Sie sich sagen:

›Ich lass mich überraschen, woran ich es merken werde, dass es anders ist, wie es anders sein wird, wie es sich anfühlt und wie es ausschaut ... ich lass mich überraschen, wann es mir bewusst werden wird.‹

- Und das ist die zweite Devise: ›Ich lass mich überraschen.‹

Es ist ja alles in Arbeit, es ist ja schon in Veränderung ... in Heilung und Entwicklung ... ›Ich lass mich überraschen‹ ... und es fühlt sich so schön an, sodass Sie jetzt einfach mit Hochgenuss tiefer in Hypnose sinken können ... das ist genau dieses Nachgeben ... das ist genau dieses Einsinken in den schöpferischen Bereich unseres Selbst ... sehr schön ... sehr schön!

Das ist wie über samtiges Moos zu laufen ... der Boden so weich unter den Füßen ... so federnd der Abdruck ... und die Luft voller Duft ... Waldaroma ... Harz ... und Sonnenschein, der auf die Bäume fällt ... und Sie in Bewegung hält ... gesund und natürlich ... und der Körper vergisst, was zu vergessen ist ... und findet ihn wieder ... den Flow ... und das ist Hypnose:

vergessen und erinnern ... Unnützes entlassen ... Nützliches wiederbeleben ... sehr gut ...

Und der Duft von Moos und der Duft von Harz ... und der Duft von Frühlingsbeginn ...

beschwingt Sie und fördert den inneren Heilprozess ... all die inneren Vorgänge ...

um stärker zu werden ... stabiler und mehr in sich zu ruhen ... *(Pause)*

Und in diesem Flow ... werden Gedanken frei ... und finden sich Antworten auf die Fragen:

›Wie wird es mir möglich sein, vom zweiten in den dritten ...

vom dritten Gang in den vierten hochzuschalten ...

vom vierten in den fünften ... und vom fünften in den sechsten ...

damit mein innerer Motor gleichmäßig läuft ... energiesparend ... und rund?‹

Ihr Unbewusstes wird Ihnen den Weg dahin zeigen ... wie Sie in aller Selbstachtsamkeit ... mit sich im inneren Dialog sind ... im Austausch ... in Ruhe und aller Akzeptanz ... jetzt ...

Und Sie kennen diesen Austausch ... mit Kollegen, mit denen Sie auf Augenhöhe zusammenarbeiten und Ideen finden ... sich angenommen und wertgeschätzt fühlen ...

Aber jetzt geht es um den inneren Austausch, *(Vorname)* mit *(Vorname)* ...

und auch da, die Frage an das Unbewusste:

›Wie finde ich den inneren Austausch mit mir ... in mir ... anerkennend und wertschätzend ... frei und spontan ... sollen wir das so oder so machen? Wie findest du meine Idee? Ach, du, dazu fällt mir noch was ein ...‹

So begeben Sie sich mit Ihrem besten Freund, Ihrem inneren Freund ... wertschätzend ...

und aufgeschlossen in einen inneren Dialog, wenn Sie für Ihre Arbeit etwas vorbereiten ...

Sie können nicht *nicht* kreativ sein dabei ... und das werden Sie jetzt, während ich still bin, ein bisschen ausprobieren: Sie sitzen gegenüber von *(Vorname)* im Arbeitszimmer, tüfteln – gemeinsam – an Ihrem Projekt ...

Sie verwerfen die alten Statements ... Sie entwerfen Neues ... Sie können das.

Öffnen Sie Ihre inneren Türen und entdecken Sie, dass Sie etwas können, wovon Sie nicht mal geträumt haben, dass Sie es können! *(längere Pause)*

Und Sie werden merken, wie ein warmes Gefühl sich ausbreitet ...

ein warmes Gefühl von innerer Zuwendung und Wertschätzung ...

Ruhe und freundschaftlichem Halt ...

und so wird der innere Austausch wohlwollend und lässt die Ideen kommen ...

leichter als Sie denken ... schneller als Sie für möglich halten ...

Sie brauchen sich bloß zurückzulehnen mit Ihrem inneren Arbeitspartner ...

mit *(Vorname)*, der ihnen zuhört und aufnimmt, was Sie von sich geben ...

und der etwas hinzufügt ...

Der Druck war wie eine Fessel ... die Fessel aber beginnt sich zu lösen ...

die Atmung fließt freier ... es wird weiter im inneren Raum ... Energie strömt ...

das Herz pumpt entspanntes Blut durch Ihre Adern ...

Die Sinne beruhigen sich ... und der Kopf klärt sich ...

Wie schön!

Sie kooperieren auf hohem Niveau ... und es ist fast, als ob alles ganz von selber geschieht ...

Und was verbleibt ... ist das Gefühl: ›Ich gebe mein Bestes, und es ist gut so.‹

Ich gebe mein Bestes und es wird das Beste sein, weil Druck nachlässt‹ ...

Ideenreichtum und Kreativität fließen frei ... Potenziale ungehindert treten zutage ...

- So lautet Ihre dritte Devise: ›Ich gebe mein Bestes, und es ist gut so.‹

Und tatsächlich ... es wird sich gut anfühlen ...

Sie werden mit Zuversicht Ihren Aufgaben nachgehen ... und wenn Sie Rapport erstatten ...

werden Sie das tun im Gefühl von: ›Ich habe mein Bestes getan, und es ist gut so.‹

Und Sie können jetzt schon in dieses Gefühl eintauchen ... wie es sich wohl anfühlen wird ...

so frei und entlastet ... so selbstbestimmt ... und selbstverständlich zu leben.

Verbleiben Sie dann darin so lange, wie es guttut ... und kehren später ... sehr stimmig mit sich ... Schritt für Schritt ... in gutem Flow ... über weiches Moos ... ins Hier und Jetzt zurück.

Feedback: Nach der Hypnose erwacht er offensichtlich erquickt und angereichert.

4.2.3 *»Ich werde jetzt das Beste aus meinem Leben machen, damit alles einen Sinn hat«*

In dieser 6 Wochen später anberaumten 5. Sitzung, die er selbst seine »Ich-wünsch-mir-was-Hypnose« benennt, findet das innere Kind Halt, Schutz und Selbstverständnis, in liebevollem Verständnis für die leibliche Mutter. Nach etwa 6 Wochen findet diese 5. Sitzung statt.

Seine *Rückmeldung* zur Therapie bislang bestätigt Fortschritte in 4 Bereichen:

1) Er berichtet in der ersten Hälfte der 2-stündigen Sitzung, dass er sich körperlich leichter und freier fühle. Die »Gehproblematik«,

das heftige Auftippen mit den Zehen nach jedem Schritt, bis die Zehen bluteten, sei so gut wie nicht mehr aufgetreten. Er hat sich sogar in einem Fachgeschäft Laufschuhe gekauft, um wieder mit dem Joggen anzufangen. Bei der Anprobe sei er unter Beobachtung des Verkäufers gelaufen. Er war gerade recht gut gelaunt und beobachtete sich selbst dabei mit einer gewissen Neugier wie von außen. Zu seiner Freude war das Symptom tatsächlich einfach weg. Als ich ihn frage, ob er vielleicht das Symptom einfach vergessen wolle, lacht er und meint: »Das wäre das Schönste!«

2) Beim Essen beobachtet er »große Fortschritte«. Er isst vielfältiger, mit Vorlieben für bestimmte Lebensmittel: »Salat ja, Wurzelgemüse nein.« Muss ja auch nicht sein ...
3) In der Kommunikation mit seinem Vorgesetzten verzeichnet er einen weiteren Fortschritt. Er hatte eine Aufgabe tatsächlich etwas lustlos und nicht optimal erledigt, was ihm auch rückgemeldet wurde. Er sei aber dann weder in die üblichen Verteidigungsargumente geraten, noch beleidigt gewesen, sondern hätte einfach mit einem »Okay« geantwortet und alles überarbeitet, womit alle dann zufrieden waren, ebenso wie er selbst.
4) Im Umgang mit Freunden hätte er sich selbstbewusster gefühlt und autonomer verhalten können.

Zielsetzung und Themenstellung für diese Therapiesitzung:

Was ihn jetzt quäle, sei aber eine große Müdigkeit, das Gefühl innerer Leere und Einsamkeit sowie eine Sinnlosigkeit in Bezug auf sein Leben. Oft empfinde er sich wie nicht existent. Er frage sich, was er beruflich weiter tun solle, und fühle sich bleiern und depressiv.

Ich bestätige ihm, dass dieses Empfinden jetzt ein gutes Zeichen ist und er in der Therapie an einem wichtigen Punkt sei. Da er die Symptome aufgelöst habe, könnten jetzt die grundlegenden Bedürfnisse zum Vorschein kommen, und es ginge darum, etwas Besonderes für sich zu tun. Das würde bedeuten, Gefühle zu sortieren und sich selbst neu zu kalibrieren.

Ich frage ihn, was er sich denn wünsche, und er antwortet mir mit einem ganzen Komplex klarer Vorstellungen: »Ich hätte am liebsten eine »Ich-wünsch-mir-was-Hypnose« in dem Sinne:

- Ich möchte, dass ich mir selbst genug bin, damit ich aus mir selbst heraus leben kann.

- Ich möchte mir sagen können, dass es gut ist, dass ich da bin.
- Ich möchte weniger abhängig sein von anderen Menschen und von dem ›Gespiegelt sein von anderen Menschen‹.
- Ich möchte für mich existent sein.«

Seine großen Fortschritte und seine jetzigen tiefen Gefühle veranlassen mich, mit ihm in Anbetracht seiner Lebensgeschichte eine tiefgreifendere Hypnosearbeit zu machen. Inzwischen ist mir bekannt, dass er als Säugling adoptiert wurde. Er empfand seine Adoptiveltern als streng, aber liebevoll, und sie hätten ihm alles gegeben, was sie geben konnten. Als Therapeuten wissen wir andererseits, dass das Thema Adoption ein weites Feld ist. Archaische Gefühle bis zum (unausgesprochenen) Vorwurf von »Kindsraub« können massive Störungen im Seelenleben der adoptierten Person hervorrufen. In feinfühliger Therapie, am besten in tiefer Trance, können diese jedoch bearbeitet und aufgelöst werden. Die Liebe wie auch die Trauer in Bezug auf die leiblichen Eltern darf durchlebt und das Schicksal des »Weggebens« auch auf tiefer Ebene integriert werden.

Prof. Anna Schoch erläuterte mir einst – völlig unabhängig vom vorliegenden Fall – in einem privaten Austausch ihr dahingehendes therapeutisches Vorgehen:

> »Adoptiveltern können so liebevoll sein wie nur möglich. Das alles wird vom Unterbewusstsein nicht akzeptiert, so lange der Konflikt mit den biologischen Eltern nicht gelöst ist. Ich ermuntere deshalb die Patienten dazu, sich zuerst mit ihrer leiblichen Mutter auseinanderzusetzen, indem sie sich – vielleicht virtuell innerhalb der Trance – der (imaginierten) Mutter gegenüberstellen. Sie sollen Verständnis für die Verzweiflung der Mutter entwickeln, dass sie ihr Kind weggeben musste. Vor allem aber sollten sie die Liebe und Sehnsucht nach ihr spüren dürfen, ein Gefühl, das sie bisher nicht zulassen konnten und das sich oft in Wut verwandelt. Auch zum (wahrscheinlich) unbekannten Vater sollten sie in einen Dialog treten, um eine gefühlsmäßige Verbindung zu schaffen. Gerade diese inneren Dialoge, die Trauer und der Schmerz, keinen Platz bei den richtigen Eltern bekommen zu haben, die Wut und all die ambivalenten Gefühle müssen durchlebt werden. Die Patienten sollten dann (im inneren Erleben) die leiblichen Eltern ohne jede Wertung ins Herz schließen können und ihren Entschluss, das Kind wegzugeben, akzeptieren, denn diese wollten ja nur, dass ihr Kind ein besseres Leben hat. Dabei sollte ein innerer Dialog mit den leiblichen Eltern etwa in dem Sinne erfolgen: ›Ihr konntet mich nicht behalten. Ich spüre, dass Ihr darunter sehr gelitten habt. Euch verdanke ich mein

> Leben. Ihr habt einen unverrückbaren Platz in meinem Herzen. Ich gebe Euch frei und gehe jetzt zu meinen Adoptiveltern, die sich darüber freuen, dass es mich gibt. Dafür bin ich ihnen dankbar.‹
>
> In Folge können sie sich respektvoll und liebevoll von den biologischen Eltern verabschieden, um sich erst danach – und seien sie auch inzwischen erwachsen – wieder ohne tiefsitzendes schlechtes Gewissen den Adoptiveltern zuwenden und ihnen voller Überzeugung sagen: ›Jetzt gehöre ich zu Euch. Ich bin Euer Kind!‹ Sie können den Adoptiveltern danken, sie in die Arme schließen und spüren und genießen, dass jetzt der richtige Platz gefunden wurde. Das alles wird begleitet von tiefen Gefühlen in dem Sinne: ›Bei Euch bin ich richtig angekommen!‹, ›Ihr seid meine Familie!‹, ›Hier gehöre ich jetzt hin!‹, ›Danke für alles, was Ihr für mich getan habt!‹, ›Ich werde jetzt das Beste aus meinem Leben machen, damit alles einen Sinn hat.‹
>
> Wenn diese Gefühle gut durchlebt und verankert wurden, ändert sich die gesamte Haltung dem Leben gegenüber. Es findet eine innere Festigung statt. Das Selbstbewusstsein stabilisiert sich. Zudem werden sich gute Schwingungen auf alle an diesem Prozess Beteiligten auswirken; auch wenn sie nichts davon wussten! Diese Erfahrung habe ich immer wieder gemacht.«

Da es sich hier um eine umgrenzte Intervention von insgesamt 6 Therapiesitzungen mit klar definierten einzelnen Zielsetzungen und nicht um eine längere Therapie handelt, ziehe ich von diesem Hintergrundwissen bezüglich Adoption nur in Betracht, was offensichtlich direkt zu dem aktuellen Leidensthema passt. Ich erfrage, wie alt seine leibliche Mutter und in welchen Lebensumständen sie war, als sie mit ihm schwanger wurde. Er berichtet mir, dass sie Mitte 20 war, der Vater eine flüchtige Begegnung. Als winzigen Säugling habe sie ihn in ein Heim gegeben, von wo er wenige Monate später von seinen Adoptiveltern übernommen worden war.

Obwohl er selbst keine Kinder hat, bin ich überzeugt, dass er ein guter Vater sein könnte, und sage ihm das. Er bejaht meine Einschätzung, und ich erkläre ihm, dass es in der Hypnose heute darum gehe, für sich selbst sowohl guter innerer Vater als auch gute innere Mutter zu werden, und dass wir diese liebevolle Zuwendung und Aufrichtung initialisieren würden ab dem Moment, in dem eine junge Frau mit großem Schreck feststellt: »Herrgott, ich bin schwanger!«

Obwohl ich auch hier nur eine leichte Trance induziere, ist er sofort vollkommen absorbiert. Zur Sicherheit orientiere ich ihn sowohl körperlich als auch geistig ganz stabil in seinem erwachsenen Dasein im Hier und Jetzt mit Datum und Ort. Dann gehe ich mit ihm – von Beginn dieses »Schreckensmomentes« an – durch die ersten Tage und Wochen seiner Lebensgeschichte, wohlverstanden noch im Mutterbauch.

Ich bezeichne das kleine Wesen als Perle, das es sorgfältig zu hüten und zu bewahren gelte. Wir gehen durch die gesamte Schwangerschaft, immer mit der Aufforderung, das kleine Kind sorgfältig in der einen Hand zu tragen und die andere Hand schützend über das kleine Wesen zu halten. Wir kommen bis zu der Geburt, bei der kein glücklicher Vater da ist und die arme junge Mutter in der Seelenqual, ihr kleines Kind ganz bald weggeben zu müssen, in Überzeugung, es sei woanders besser aufgehoben als bei ihr. Wir durchlaufen noch die ersten Lebenswochen und schließen dann diese Hypnose ab.

Als Hausaufgabe bekommt er den Auftrag, sich so oft wie möglich zurückzuziehen und in chronologischer Abfolge immer wieder mit dem kleinen Kind, anfangs also Säugling und später Baby, in Kontakt zu gehen, es an sich zu drücken und es mit aller Liebe wissen zu lassen: »Ich bin bei dir und freue mich, dass du da bist.«

Die »Ich-wünsch-mir-was-Hypnose«

Jetzt kommt die ›Wünsch-mir-was-Hypnose‹ … dieser wunderbare Titel ist von Ihnen und passt 100 % zur heutigen Hypnose.

Lieber Herr *(Name)* … ›Wünsch dir was!‹ … ja … und zwar soll es anders sein, soll sich anders anfühlen … und natürlicher werden … selbstverständlicher … sinnhafter … die Leere soll sich füllen … und dieses Gefühl von ›*Mein Leben ist lebenswert und ich erfreue mich daran*‹ neu entdeckt werden …

Und Sie sind einfach aufmerksam … Sie atmen ruhig … und Sie sind so offen und aufgeschlossen … und es hat sich so viel Veränderung ergeben … weil Sie vorwärtsgehen wollen … bewusst … und unbewusst … **Ihre Schritte haben sich schon automatisch stimmig in die richtige Richtung gelenkt … Sie konnten aufhören, bestimmte Sachen zu machen … Sachen … oder Verhaltensweisen, die Ihnen Halt gegeben haben, die etwas überbrückt haben …**

Dafür haben Sie mehr Gefühle bekommen … diese Gefühle haben Sie erschöpft … und Sie haben die Müdigkeit verspürt … und jetzt kommt es in die dritte Phase … die Phase, die eigentlich das Wichtigste ist … diese

Hinwendung ... zu sich selbst ... und das ist doch etwas Wunderschönes ... und das kann jetzt geschehen ...

Lassen Sie sich noch ein wenig Zeit ... um innerlich zur Ruhe zu kommen ... und ... diesem Projekt mit Freude zu begegnen ... und mit dem Gefühl der inneren Kraft ... und Anteilnahme an sich ... und behalten Sie dabei immer im Kopf, aber vor allen Dingen im Herzen ... dass Sie ein wunderbarer Vater wären ... und viel Liebe haben ... viel Wärme ... Aufmerksamkeit und Anerkennung ... für einen kleinen Sohn ... aber jetzt geht es erst mal darum ... das innerlich für sich zu finden ... das, was da ist ...

Und während Sie ruhig atmen ... und den Halt unter sich spüren, die Couch, auf der Sie liegen ... meine Stimme hören ... die Ihnen inzwischen vertraut ist ... dürfen Sie mehr und mehr ablassen ... mehr und mehr nachlassen ... und tiefer und tiefer ... einfach absinken ... in diese innere Ruhe ... und in den inneren Gleichmut ... und in die innere Stärke ...

Manchmal meint man, wenn man so nachlässt und absinkt und loslässt ... dass es dann ›haltlos‹ wäre ... **aber Sie merken bei jedem Einatmen ... und bei jedem Ausatmen ... dass sich der innere Boden ... der innere Halt sehr stabil anfühlt ... und das verspüren Sie jetzt ...**

Sie sinken ... aber Sie sinken in Ihren Halt ... denn die Schulterblätter, diese zwei großen, flächigen, dreieckigen, knochigen Gebilde ... die halten Sie von hinten ... im Rücken ...

und da spüren Sie ... die Beckenschaufeln ... die halten Ihren Bauchraum und Ihren Unterkörper ... fest und zuverlässig ... hmhm ... und die Wirbelsäule ... die ist ummantelt von Bändern und Muskeln ... sie ist tragfähig ... stabil und auch beweglich ...

die Arme und die Beine ... haben starke innere Knochen ... die auch wiederum von starken Muskeln bewegt und gehalten werden ...

ja und da ist das Gehirn ... das ruht in diesem großen Schädel ...

ganz sicher geschützt ... und gehalten ...

das Herz aber ist im Brustkorb ... so schön in Ihrer Mitte geschützt am besten Platz ...

und die Seele ... die ist luftiger ... und die schwebt ... im inneren Gefilde ... und sucht sich mal hier ein gemütliches Plätzchen ... und auch mal dort ...

und der große erwachsene *(Vorname)* ist noch auf der Suche ... und ist bereit ... hm ... etwas Schönes zu tun ... und ausnahmsweise ... für sich ...

Und so lassen Sie sich die Zeit zurückdrehen ... von heute, dem *(aktuelles Datum)*, und dieses Datum bleibt immer präsent ... und Sie sind der erwachsene Mann ... und trotzdem lassen Sie die Zeit zurückdrehen ... weiter, weiter ... Jahre ... und Jahrzehnte ... da zu dem Jahr ... und dem Monat und dem Tag ... als eine junge Frau auf einmal merkte: ›Herrgott, ich bin schwanger! Was mach ich bloß!‹ ... und dieser Schreck trifft auch das ganz, ganz kleine Wesen ... das noch gar nicht fühlen kann ... und nicht hören ... geschweige denn sprechen ... sich auch gar nicht erinnern kann ... aber da gibt's einen Schreck ...

Und jetzt sind Sie dran: ... und nehmen dieses kleine Wesen wie eine wertvolle Perle an sich ... und mit Ihren Worten und lassen Sie diese kleine Perle wissen:

›Es ist alles gut – ich bin bei Dir!‹

Und es dauert gar nicht lang ... da wird aus dieser kleinen Perle ... eine kleine Gestalt ... und die kleine Gestalt bemerkt Signale ... das irgendwas unstimmig ist ... natürlich kann sie das nicht deuten ... und weiß auch gar nicht, was ›richtig‹ ist ... es ist so wie eine Vibration ... **und Sie, der große starke Mann ... nehmen dieses kleine Wesen an sich ... behutsam ... so klein, dass es in Ihre Handfläche passt ... und Sie legen die andere Hand da drüber ... und halten es wie in einer winzigen Wiege ... geschützt und geborgen ... und das ganz, ganz, ganz kleine Kind fühlt sich geschützt und geborgen ... und hat ein warmes Gefühl ...**

Und in diesem Geschützsein und Geborgensein und dem warmen Gefühl wächst das kleine Kind ... noch Embryo ... aber schon ›mit allem dran‹ ... und wird etwas größer ... und alles, was die Mutter nicht geben kann ... und der Vater ist auch nicht da ... geben Sie ihm jetzt ... Wärme und Schutz ... Geborgenheit ... und Liebe ...

Sehr gut ... und aus dem Embryo wird ein Fötus ... bekommt immer mehr die Natur eines Kindes ... das Aussehen bildet sich heraus ... und erhält alle möglichen Signale aus dem Mutterleib ... wir wissen nicht, welche ... aber was wir wissen, ist: Es ist gut, wenn der große und erwachsene, liebevolle *(Vorname)* ... ganz väterliche Gefühle hat ... und die jetzt einfach fließen lässt ... für dieses ganz, ganz kleine Kind ... noch im Mutterbauch ... Wärme ... und Liebe ... Halt ... und Verlässlichkeit ... hmhm ... sehr gut ... sehr gut ...

Und so kann sich das Kind weiterentwickeln, es spürt das ... und entfaltet sich und wächst heran ... und alles das, was die Mutter wohl geben möchte, aber einfach nicht kann ... das übernimmt auf ganz wundervolle Weise ... der väterliche und der mütterliche *(Vorname)* und umsorgt das Kind und streichelt es ... und spricht mit ihm ... und das Kleine erkennt schon seine

Stimme. ... und da gibt's die ersten ›warmen Bande‹ ... die erste intensive Beziehung: goldfarben ... strahlend ... und schön.

Und das Kind wächst weiter ... wird größer, entwickelt sich ganz normal mit einem gesunden Körper und einem gesunden Kopf ... und es kommt der Tag ... an dem die Mutter spürt ... weil sie kennt das ja schon ... es setzt die Geburt ein ... und die Mutter hat die schwere Aufgabe ... das Kind zur Welt zu bringen ... ein Kind ... was sie nicht behalten wird ... weil Sie denkt ... dieses Kind wird es woanders besser haben als bei mir ... sie denkt es nicht nur, sie ist überzeugt davon ... und so kommt der kleine *(Vorname)* zur Welt ... **die Mutter: unsicher und verwirrt ... aber wer ist da? Der große, starke *(Vorname)*. Und der nimmt das Baby, das Frischgeborene in den Arm ... und hält es voller Liebe ... und schaut es an ... ganz vorsichtig ... ganz umsichtig ... und mit großer Herzlichkeit und Wärme ... und einem großen, starken Gefühl ...**

Und das frisch geborene Baby fühlt sich wohl und angenommen ... auch wenn es das nicht in Worten ausdrücken kann ... es lächelt ...

Und die nächsten drei Wochen wird immer der *(Vorname)*, der große und starke am Kinderbettchen stehen ... und immer wieder den *(Vorname)* herausnehmen und drücken und wiegen und schaukeln und mit ihm schmusen und es halten ... und auf den Kopf küssen ... und es seine Liebe spüren lassen ... die kleinen Händchen bewundern ... die kleinen Füße ... und den Duft riechen ...

Und immer, wenn die Mutter einfach nicht kann ... weil sie ihre Grenzen hat ... aus welchen Gründen auch immer ... ist der große, starke *(Vorname)* da mit seinen großen, starken Gefühlen ... und übernimmt den Kleinen und drückt ihn und herzt ihn ... und lässt ihn wissen: ›Bei mir bist Du zuhause!‹ Und ohne jede Wertung behält er ebenso diese so junge Mutter im Herz ... die junge Frau mit ihrem Entschluss, ihr Kind bald wegzugeben, damit es ein gutes Leben hat. Und als nach drei Wochen ein großer ›Wechsel‹ geschieht im Leben ... von dem so kleinen Baby ... ist es immer umhegt und umsorgt ... vom großen, starken *(Vorname)* mit seinen liebevollen, starken Gefühlen ... und seiner väterlichen Kraft und seiner Standfestigkeit ... und das spüren Sie jetzt ganz deutlich und genau ...

Und in den kommenden Tagen ... und Wochen und Monaten ... werden Sie ... einfach weil Sie das möchten ... und weil es Ihnen guttut ... vielleicht auch weil es Ihnen Freude macht ... oder weil es sich schön anfühlt ... immer wieder mit dem kleinen Jungen zusammen sein ... und Sie werden ihn begleiten ... in der vierten Woche ... und in der fünften ... chronologisch mit ihm ... dem Baby ... dem kleinen Kind ... durch sein Leben gehen und ihn begleiten ...

und immer da sein ... und immer ihm das Richtige sagen und Richtige spüren lassen ... weil **Sie wissen ... was der kleine Schatz braucht ... und keiner kann's ihm geben ... außer Ihnen ... und Sie können ... gleichsam Vater und Mutter sein ... väterliche und mütterliche Gefühle ... strömen lassen ...**

Und je mehr der kleine *(Vorname)* braucht ... umso mehr ist für ihn da ... damit er auftankt und ausheilt ... und sich entwickeln kann ... Leere sich füllt ... und ein Zugehörigkeitsgefühl entsteht ... und dieses Selbstverständnis sich entwickelt ... einfach zu sein ... zu sein ... nur durch sich ... zu sein ... mit sich ... und für sich ... und durch sich selbst ... und so werden Sie Schritt für Schritt vorwärtsgehen und zusammen reifen: der Kleine und der Große ... und irgendwann wird er ein großer Junge sein ... und Sie werden träumen und mit ihm Abenteuer erleben ... irgendwann mal werden Sie Drachen steigen lassen ... oder Segeln gehen ... oder irgendwie etwas Schönes machen ... was für Euch beide interessant ist und Spaß macht ... aber jetzt ... sind Sie noch bei dem ganz Kleinen ...

Und immer mal wieder, wenn Sie einen schönen Platz entdecken ... vielleicht an der Isar ... auf einem Baumstrunk ... oder großen Stein ... werden sich niederlassen ... mit so innigen, warmen Gefühlen ... und sind mit dem kleinen *(Vorname)* zusammen ... und lassen Ihre Liebe zu ihm strömen ... sodass sich der Kleine so richtig auftankt ...

Und es wird sich gut anfühlen ... *(lange Pause / Integrationsphase)*

Bleiben Sie noch eine Weile dabei ... so lange, wie es Ihnen richtig erscheint ...

und kehren dann ... Schritt für Schritt ... sehr angenehm und klar wieder hierher zurück ...

energievoll ... wach ... und im Einklang mit sich.

Feedback: Er erlebt diese Hypnose wiederum als sehr tief, intensiv und berührend. Er habe den kleinen Jungen richtig sehen können.

In der 4 Wochen später stattfindenden 6. und letzten Sitzung berichtet er von seiner Offenheit für neue Perspektiven im privaten und beruflichen Kontext, was auf eine zunehmende innere Klarheit, Wertschätzung seiner selbst und Selbstfindung schließen lässt. Die Hausaufgabe mit dem inneren Kind funktioniere gut. Dabei überlässt er dem Unbewussten die Regie dieser »Treffen« und ist »einfach da«.

Die im 2. Teil dieser Therapiesitzung stattgefundene Hypnose, die hier nicht präsentiert ist, hat die Anerkennung der positiven Entwicklung zum Inhalt.

Der gesamte Therapieverlauf fand in einem Zeitraum von etwa 14 Monaten statt, wobei das gute und zügige Therapieergebnis meines Erachtens auch mit der positiven Einstellung des Klienten zur Methode sowie der hohen Motivation erklärt werden kann.

4.3 *In neuem Licht* – Lebensfreude und Selbstvertrauen auch mit MS

Hypnose kann, wie ich als Therapeutin vielfach erfahren durfte, als ergänzender therapeutischer Baustein die Lebensqualität eines an Multipler Sklerose erkrankten Menschen in vielerlei Hinsicht positiv beeinflussen. Zur Stimmungsaufhellung und psychischen Stabilisierung wird aus unbewussten Ressourcen geschöpft. Die bedachte und durchweg positive Wortwahl der Trancesprache mit zielgerichteten Suggestionen lässt zudem angenehme Bilder und Vorstellungen mit wohltuenden Gefühlen aufkommen. Das stärkt, ermutigt und wirkt heilsam. Die Vorstellungskräfte werden genutzt, was Beschwerden lindert und Körpererinnerungen wachruft, die der Aufrechterhaltung und Bahnung von Bewegung dienen.

Kontext: Vor 30 Jahren, da war sie gerade mal 20, erhielt sie die Diagnose MS. Wir können uns vage vorstellen, was das für einen so jungen Menschen bedeutet. Seitdem ist sie vernünftig dem Rat der Ärzte gefolgt, hat aber in Eigeninitiative auch immer daran gearbeitet, sich seelisch und körperlich so weit wie möglich in Balance zu halten. An einem sonnigen Frühlingstag im Jahr 2021 marschierte sie frohgemut mit ihren zwei Stöcken, einem erwartungsvollen Lächeln und voller Glauben in meine Praxis. Glauben an was? An die Wirkkraft der Hypnose.

Wir planten eine Therapie mit den folgenden *Zielsetzungen:*

1. Kennenlernen von Hypnose
2. Entspannung
3. Ruhehypnose und tiefe Hypnose für Erholung von der allgemeinen Erschöpfung
4. hypnotische Schmerztherapie für die Linderung von Schmerzen und Spastizität
5. Erinnerung und Reaktivierung gesunder Bewegungsmuster
6. Schlafhypnose für tief erholsamen Schlaf, auch damit das in der Therapie neu Gelernte gut integriert wird

7. liebevolle Hinwendung zum Körper
8. seelischer Schutz und inneres Gleichgewicht
9. Unterstützung einer verbesserten Harnblasenfunktion
10. Abkühlung der Nerven für bessere Leitfähigkeit
11. Stärkung von Zuversicht und Mut
12. Auflösung von Ängsten und depressiver Verstimmung
13. Beruhigung des Immunsystems
14. Heilarbeit auf unbewusster Ebene für traumatische Erfahrungen und/oder Extrembelastungen (nur indirekt und sehr sachte)
15. achtsame innere Selbstzuwendung für eine größtmögliche seelische Entlastung
16. gesündere Selbstsicht und Begegnung mit der inneren Kraft.

Aus diesem Therapieverlauf (18 Monate) sind hier 6 Hypnosen anonymisiert wiedergegeben. Alle persönlichen Details wurden entfernt. Ich nenne sie hier Beatrice.

4.3.1 *Körper-Seele-Heilung im Hypnotischen Raum*

Ziel: Kennenlernen und Erfahren von Hypnose, in tiefer Hypnose Orientierung auf die vorhandenen Kräfte.

Technik: Induktion einer langen und sehr tiefen Hypnose – denn tiefe Hypnose ist per se heilsam – und Aktivierung möglicher gesunder Funktionen.

So, jetzt machen wir eine schöne Hypnose, nur für Sie. Bislang kennen Sie von mir Hypnosen auf CD, die für viele Menschen gedacht sind, aber diese ist nur für Sie.

Und wir haben uns viel unterhalten und ausgetauscht, und das war wichtig, denn das ist auch schon Therapie. Es geschieht schon etwas auf der unbewussten Ebene. Das Unbewusste wird nämlich vorbereitet auf das Thema oder auf die Themen und auf die Lösungen dazu, denn Therapie heißt ja Veränderung und Weiterentwicklung und Bestätigung von den Stärken, den Talenten und den Ressourcen und vielleicht auch darin, etwas Altes, Beschwerliches loszulassen und sich einem neuen Leichteren hinzuwenden.

Liegen Sie einfach gemütlich da, atmen ruhig und regelmäßig.

Nichts einfacher als das, nicht wahr?

Sie wissen ja darum, wie der Atem den Körper beruhigen kann ...

wie ein Aufatmen den Brustkorb füllt und luftig macht ...

und das Ausatmen ihn entspannt und befriedet.

Und in diesem Sinne machen Sie einige ruhige Atemzüge ...

Einatmen, aufatmen, Luft hereinlassen ... luftig werden ...

ausatmen, abatmen ... und den Körper entspannen ... sehr schön ... sehr gut ...

Und das Einzige, worum ich Sie jetzt noch bitte, ist ...

dass Sie unter den geschlossenen Augenlidern ...

beim Einatmen nach oben schauen ... wie wenn Sie innerlich zur Stirne hinschauten ...

und beim Ausatmen nach unten, wie wenn Sie zu den Füßen hinblickten ...

probieren Sie mal aus!

Einatmen ... nach oben ...

und ausatmen ... nach unten ... sehr gut ...

sehr gut ... in aller Ruhe ...

ein ... nach oben ...

in Ihrem Rhythmus natürlich!

... aus ... nach unten ...

Und so wird alles Äußere unwichtig ... wichtig nur noch Sie! ... Nur noch Sie!

Und nun lassen Sie beim Ausatmen Ihren Körper schweben ...

Wie das gelingt? Ich sag's Ihnen:

Wenn Sie ausatmen und nach unten blicken, lassen Sie Ihren Körper schweben ...

Und Sie brauchen nicht zu wissen, wie es geht.

Sie können es sich denken ... oder es sich vorstellen ... oder es einfach fühlen ...

Oder so tun ... als ob Sie es fühlten ... mmmh ... so einfach ist das ...

Ein ... und aus ... den Körper schweben lassen ...

Ein ... und aus ... den Körper schweben lassen ...

Von selbst schwebt so Ihr Körper beim Ausatmen auf Ihrem Atemstrom dahin ...

und Sie mit ihm ... spüren Sie?

Und ich spreche zu Ihnen, aber Sie brauchen mir nicht einmal zuzuhören ...

die Ohren sind immer offen, die hören von selbst ...

ja, vielleicht geht sogar das eine Ohr schlafen ... macht mal Pause ...

und nur das andere hört mir zu ... alles ist möglich in Hypnose ...

Was Sie aber immer vernehmen werden, ist das feine Rauschen Ihres Atems ...

der Sie zuverlässig begleitet ...

so beruhigend ... so regelmäßig ... wie im Einklang mit sich ...

Hören Sie mal hin: Sie atmen ein ... und hören dieses feine Rauschen ...

Sie atmen aus ... und hören dieses feine Rauschen ... mhm ...

Und Sie verspüren vielleicht, wie die Luft beim Einatmen kühler und trockener ist ...

beim Ausatmen dagegen wärmer und feuchter ... mmhh ...

Aber immer, wenn die Luft durch die Nase strömt, gibt es das gleiche feine Rauschen ...

Die Augen können ihre Mitte finden und sich ausruhen ...

Sie brauchen nichts mehr zu tun, nichts mehr zu verstehen ...

während Sie mit jedem Ausatmen dahinschweben ... und ich von 1 bis 7 zähle ...

So schweben Sie ... schweben in Ihren Heilsamen Raum ... und der trägt Ihren Namen ...

1 ... und 2 ... so kommen Sie sich immer näher ...

2 ... und 3 ... gelassen und gelöst ...

3 ... und 4 ... behaglich und beschützt ...

4 ... und 5 ... im Gefühl: ›Hier darf ich sein, wie ich bin.‹

5 ... und 6 ... ›Hier bin ich am richtigen Ort.‹

6 ... und 7... ›Hier bin ich willkommen ... und im Reinen mit mir.‹

7 ... und Sie finden sich ein ... in Ihrem Heilsamen Raum ...

Und spüren Sie doch erst einmal, wie sich's dort anfühlt ...

ja, und auch, wenn draußen die Kirchturmuhr erklingt ...

vergeht die Zeit hier doch so ganz anders ...
die Atmosphäre ist mild ... weit und frei ...
die Luft klar und rein ... der Boden aber tragfähig und stabil ...

Ihr Heilsamer Raum birgt Landschaften ... Springbrunnen ... und Statuen ...
ja, auch wundertätige Quellen ... geheime, verwunschene Plätze ... und wertvolle Schätze ...
und ... das ist das Besondere: Er verfügt über Ihr *Stilles Wissen*.

Ihr Stilles Wissen lässt Ihre Arme schwingen ...
und Ihre Beine leicht und frei nach vorne ausschreiten ...
und genau da hinfinden zu dem besten Platz ... mit dem besten Sessel ...
der bequemsten Liege ... was auch immer richtig ist für Sie ...
um sich behaglich auszustrecken ...
Erholung pur ... willkommen hier ... in gesunder Natur ...

Und während Sie tiefe Ruhe genießen ... wohltuende Wärme ... und friedliches Sein ...
das verlässliche Arbeiten der inneren Organe ... das rhythmische Pumpen Ihres Herzens ...
und damit das unermüdliche Strömen Ihres lebensvollen Blutes ...
begreift der Kopf ... versteht die Seele ... empfindet der Körper tief:
Die Vergangenheit lässt sich nicht ändern ... sie ist, wie sie war ...
aber man kann im Heute, im Hier ... und im Moment Kapitel schließen ...
und somit ankommen in der Gegenwart ... im Jetzt ...
und dann ganz anders in die Zukunft schreiten.

Sie haben viele Qualitäten ... und dazu gehört, aktiv zu sein ...
bewusst und klar ... verstandesmäßig gesteuert ...
Sie haben dadurch viel gewonnen ... Sie sind vorwärtsgekommen ...
und jetzt – ich verrate es Ihnen – **jetzt gilt es, eine neue Variante zu lernen:**
das ist ... nachlassen ... wohltuend nachlassen ...
erlauben ... fließen lassen ... loslassen ... sich hingeben ...

Gelassen Vergangenes vergangen sein lassen ...
gelassen Vergangenes vergangen sein lassen ...

gelassen Vergangenes vergangen sein lassen ...

und ankommen im Hier und Jetzt ...

und ankommen im Hier und Jetzt ...

um auf neue Art in liebevoller Weise seinem Körper zu begegnen ...

Hier belebt Duft des stärkenden Rosmarins energievoll Ihre Durchblutung ...

reinigt Duft der kleinen Kamillenblüte fein Ihre Zellen ...

besänftigt Duft vom blauen Lavendel liebevoll Ihr Gemüt ...

und liebkost der Duft der samtigen Rosenblüte rosig Ihr Herz ...

Und Sie lernen dazu, ohne zu wissen, dass Sie lernen ...

Während Sie sich von außen betrachten ... an diesem wundervollen Platz ...

in Ihrem Heilsamen Raum ... betrachten wie eine gute Fee ...

und diese gute Fee hat besondere *Feeigkeiten* ...

Sie löst bösen Zauber ... und sprengt Ketten ...

streicht Schwere aus den Gliedern ... lässt angespannte Muskeln glätten ...

Wundervolle Vorgänge, die Sie entlasten ...

und das wohlwollende Hinwenden zum Körper ermöglichen ...

So können sich haarfein Botenstoffe ausschütten und durch den Körper aussenden ...

zur Harmonisierung beitragen ... heilsam ... lindernd ... wohltuend ...

Mag sein, Sie vernehmen es als feines Sirren ...

als angenehmes Fließen ... oder einfach befreiendes Gefühl ... so schön ...

Und so kann der Körper sich mehr und mehr erinnern an gesunde Vorgänge ...

an Bewegungsabläufe ... organisch ... natürlich ...

und das, was zugenommen hat, kann auch wieder abnehmen ...

und das, was abgenommen hat, kann wieder zunehmen ...

seine goldene Mitte finden ... seinen goldenen Schnitt ...

Der Körper hat unglaubliche Kräfte und großes Heilvermögen ...

und in dieses Heilvermögen lassen Sie sich einsinken ... jetzt ...

Das Immunsystem regelt sich weitmöglichst ein ...

ein Rückkehren und Rückbesinnen auf Gesundes ...

denn wir alle haben die Erfahrung gemacht, dass man sich mal täuschen kann ... oder?

Und sich dann auch wieder besinnen ... und korrigieren ...

So beruhigen sich auch die Nerven ... bis in ihre kleinste Zelleinheit ...

Und Sie sinken tiefer und tiefer in dieser inneren Ruhe ...

mit dem Gefühl, hier zu Hause zu sein ...

und auch immer wieder dorthin zurückkehren zu können ...

auch wenn Sie nach draußen gehen, um Erfahrungen zu sammeln ...

Neues zu lernen ... Neues erfahren und entdecken ...

so können Sie doch immer wieder in Ihr inneres wohlwollendes Zuhause einkehren ...

und das wird Ihnen gerade deutlich bewusst ...

Und das macht Sie so gelöst ... leicht und frei ...

die Stirne glatt, kühl und entspannt ...

die Augenlider kühl und entspannt auf Ihren Augen ...

und die Augen selbst ... selig in ihren Augenhöhlen ... tief entspannt ...

ruhig und gelöst ...

Die Wangen glatt ... die Kiefer ruhig gelöst ...

Der Nacken ruhig, warm, wohlig ... entspannt ...

Der Schultergürtel gelöst ... entspannt zurückgesunken ... warm durchblutet ...

die Oberarme entspannt abgelegt ... warm durchblutet ... vollkommen gelöst ...

die Unterarme warm durchblutet ... gelöst ...

und auch die Hände warm ... angenehm ... wohlig ... entspannt ...

Die Schwere fließt hinaus ... die Wärme verbleibt ... die Ruhe und Gelöstheit ...

Der Brustraum elastisch weit und warm entspannt ...

Die Rückenmuskulatur weich und warm entspannt ... gelöst und gut durchblutet ...

der Bauchraum friedlich, gelöst, warm durchblutet ...

die Gesäßmuskulatur, die Hüftmuskulatur, entspannt, gelöst ... warm durchblutet ...

Die Oberschenkel, entspannt, gelöst ... die Unterschenkel warm durchblutet ...

weit, frei und gelöst ... und lebendig ... die Füße warm durchblutet, entspannt ...

und dabei gefühlvoll lebendig ... bis in alle zehn Zehen ...

Und so sinken Sie tiefer und tiefer wohlig ein ...

In wunderschöne Farben gehüllt ... von wundervollen Klängen getragen ...

ist Ihr Stilles Wissen tätig in tiefem hypnotischen Sein ...

löst alte Muster ... verbrauchte Muster ... entwirft heilsame Ornamente ...

löst alte Strukturen ... ersetzt in sinnvolle Talente ...

findet das beste Ritual, sich innerlich gutzutun und zu befreien ...

und gibt dem Körper die Möglichkeit, sein Körpergedächtnis zu nutzen ...

und den gesunden Urzustand in Erinnerung zu bringen ...

heilsam und ausgleichend ... in natürlichen Schritten ...

Und Sie sinken tiefer als tief ein ... in heilsames Sein ...

und verbleiben so lange, wie es sich gut anfühlt, ja?

Erst viel später zählen Sie von 7 zurück bis 1 ... ganz in Ruhe ... ganz gelassen ...

vermutlich anders, als Sie es je gemacht haben ...

so, wie sich Manches jetzt überraschend anders ereignet ...

Ihr Heilsamer Raum ist nun stets für Sie da ...

So können Sie jederzeit dahin zurückkehren ...

Sie bauen sich ihn jedes Mal weiter aus ... pflanzen Blumen ...

stellen vielleicht ein Musikinstrument auf ... ach, da ist so viel möglich ...

Sie werden es ganz wundervoll für sich ausstatten ... schön und heilsam ...

4.3.2 *Mein Schlafwaggon* … trägt mich sanft durch die Nacht … und Hypnos löst meine Schmerzen ganz sacht

Ziel: Schmerzlösung, insbesondere nachts, wo die Schmerzen den Schlaf empfindlich stören.

Technik: Fantasiereise im Schlafwaggon, der einen durch die Nacht trägt.

Sie sind so lebendig … Sie lieben das Leben …

und gerade deshalb ist es wichtig, gesund und gut und schmerzfrei durchzuschlafen …

damit Sie morgens erfrischt und erholt aufwachen …

mit befreitem Gefühl in Nerven, Muskeln und Gelenken …

und dem neuen Tag kraftvoll begegnen …

Lassen Sie sich deshalb jetzt in den Schlaf wiegen …

mit der Geschichte, die ich Ihnen erzähle.

Und je mehr Sie sich davon verzaubern lassen, umso tiefere Wirkung wird sie haben …

Sie dürfen einfach da liegen … unter Ihrer warmen Decke … und genießen …

Sie kennen meine Stimme schon … Sie kennen die gute Wirkung der Hypnose schon …

Und jetzt geht es um *gesundendes* Durchschlafen …

Und was Sie machen können, wenn Sie denn möchten, ist, dass Sie sich beim Ausatmen im Stillen bei Ihrem Namen nennen.

Mag sein, den Namen, den Sie tragen …

aber vielleicht ist es ja ein anderer Name, der Ihnen besser gefällt …

und Ihrer Meinung nach auch besser zu Ihnen passt …

und Sie sprechen ihn so aus, wie es sich schön für Sie anfühlt.

Einfach in Ruhe … nennen Sie sich mit *dem* Namen … den Sie für sich lieben …

und der sich gut anfühlt … in atemgleicher Ruhe …

Einatmen … ausatmen, Ihr Name …

Einatmen … ausatmen, Ihr Name …

Einatmen ... ausatmen, Ihr Name ...

So sinken Sie mit jedem Ausatmen tiefer ... sinken tiefer ... und das ist die Geschichte:

Sie spielt in einem märchenhaften Zug, ähnlich dem romantischen *Orient-Express*, der vor Urzeiten die weite Strecke zwischen Paris und Konstantinopel hin- und herfuhr ... und das auch über Nacht ...

Alles vom Feinsten ... luxuriös bis ins Detail ... exzellente Bedienung ...

vorzügliche Speisen ... opulente Ausstattung ... illustre Gäste ... beschwingte Feste ...

Und während Sie hier so liegen ...

und vermutlich vor Ihrem inneren Auge Bilder und Fantasien dazu auftauchen ...

und Sie meiner Stimme lauschen ... hören Sie ein Geräusch:

Sie vernehmen in der Ferne wie feines Rauschen ... das näher und näher kommt ...

Auf silbern schimmernden, sicheren Schienen ...

gleitet ein Schlafwagen geschmeidig übers nächtliche Land ...

still vom Mond beschienen ...

Er nähert sich ruhig ... entschleunigt die Fahrt ...

hält genau vor Ihnen an ... und öffnet ... für Sie seine Türen ...

so steigen Sie ein ... in Ihren Waggon ... und lassen sich ...

wie selbstverständlich ... in Ihr Abteil führen ...

Holzgetäfelte Wände ... ein behagliches Bett ... flauschige Tücher ...

seidige Laken ... gedämpftes Licht ...

und ein Betthupferl auf dem Tisch ... warum nicht?

Am Kopfende des Bettes ein Kisschen für verwöhnenden Schlaf ...

duftend ... nach Blüten von Lavendel ...

Sie werfen noch kurz einen Blick aus dem Fenster ... ins friedlich dunkle Blau ...

Und sehen schemenhaft nur ... die Silhouette der Berge in der Ferne ...

Da lächelt der zuverlässige Wächter des Schlafes – der Schaffner – Sie freundlich an ...

und zeigt, wie man die samtenen Vorhänge herunterlassen kann ...

So machen Sie dies und setzen sich einen Moment lang noch hin ...

verschwenden einen Gedanken, oder zwei, an den vergangenen Tag ...

Doch bald erheben Sie sich und gehen gemächlich ins Bett ... mit seinen seidigen Laken ...

der angenehmen Decke ... die so richtig schön wärmt und einen hält ...

im Wissen, die Dinge des Tages sind gut versorgt ... gut verstaut ...

nichts mehr zu tun ... alles ist für eine ruhige Fahrt ... durch die Nacht bereit ...

Der Schaffner pfeift ... die Kelle sinkt ...

und während sich leise die Türen schließen, tun dies Ihre Augen ebenso ...

und der Zug kommt langsam ins Rollen ...

Auf silbern schimmernden Schienen fühlen Sie den Zug geschmeidig dahingleiten ...

und mit jedem Meter Entfernung ... vom Einstiegsort ...

gewinnen Sie Abstand ... Abstand von dort ...

Ihr Körper aber nimmt seine kuschelige Schlafposition ein ...

er genießt das regelmäßige Ruckeln des Zuges ...

das verlässliche Arbeiten der Maschinen ...

und das Gefühl, aller Last entledigt zu sein ...

Ja, Sie entfernen sich immer weiter davon ...

während Sie durch die Nacht reisen ... sicher getragen ... leicht gewiegt ...

egal, wo der Zug entlangfährt ...

in Ihrem Waggon ... in Ihrem Abteil ... und das trägt Ihren Namen ...

So lassen Sie ab ... so lassen Sie los ...

und bemerken nur ... wie Sie mit Gleichmut die Wellenbewegung Ihrer Atmung begleiten ...

... ein ... aus ... ein ... aus ... ein ... aus ...

immer langsamer ... immer tiefer ... immer regelmäßiger ...

Und Sie werden dabei immer ruhiger ... immer entspannter ... ein ... aus ... ein ... aus ...

Tiefer und tiefer sinken Sie in die Matratze der Nacht ...

Schlaf hüllt Sie ein ... sicher bewacht ...

Da berührt *Hypnos* Sie mit zarter Hand ...

Genau da, wo Ihr Körper des göttlichen Zaubers bedarf ... ganz sacht ...

Kein Wunder, dass sich dadurch ... Ihre Schmerzen lösen ...

Auch die Gedanken über Ihre Schmerzen lösen ...

Und die Bilder zu den Gedanken über Ihre Schmerzen lösen ...

Und sogar die Gefühle durch die Bilder zu den Gedanken über die Schmerzen lösen ...

All das löst sich ... all das bleibt auf weiter Strecke ...

immer weiter zurück ... und erlischt in der Ferne ...

und Ihr Körper atmet erleichtert auf ... wie befreit ...

Schlafhormone schütten sich großzügig aus ...

Wohlige Schlafenergie strömt warm durch die Glieder ...

... samtene Ruhe ... wohlige Schwere ... herrlicher Schlaf ...

Heilung auf Rädern ...

Schweigend trägt Ihr Schlafwagen Sie zuverlässig durch die Nacht ...

Vollkommen unbemerkt ... immer auf stabilen Schienen ...

Sicher entlang am Ufer tiefer Seen ...

balancierend über hohe Brücken ...

geschickt durch enge Schluchten ...

Immer gleitet Ihr Zug gleichmäßig dahin ... frei nach vorne über weites Feld ...

Und Sie spüren dieses Gleiten ... und an Stellen, wo Sie früher aufgewacht sind ...

spüren Sie nur noch die kleine Unebenheit in der Schwelle ...

Aber der Zug ... in ebenmäßigen Zügen ... rollt weiter ... weiter durch die Stille der Nacht ...

> Und das spüren Sie jetzt ... und Sie erlernen, wieder ruhig durchzuschlafen ...
>
> **und der Körper erinnert sich daran, wie er jung war, und so ganz selbstverständlich ...**
>
> **Stunden über Stunden ... stundenlang tief geschlafen hat ...**
>
> **den nahtlos durchgängigen, tief erholsamen Schlaf ... der so gesund ist ... gesund macht ...**
>
> Ab und an nimmt der Zug noch einen Fahrgast auf ... gleichgültig für Sie ...
>
> Ihr Schlaf vertieft sich dadurch immer noch mehr ...
>
> Wie schön, einfach nachzugeben ... diese tiefe Ruhe verspüren ... im durchgängigen Schlaf ...
>
> **Sie setzen tiefes Vertrauen in Ihren Körper ... und *er* setzt es in Sie ...**
>
> **Ihr Körper erholt sich ... Ihr Geist entspannt sich ... Ihre Seele fühlt Freude ...**
>
> **Und dieses Erlebnis wird Sie heute schon ... durch die Nacht tragen bis morgen ...**
>
> Im Besitz all Ihrer Kräfte werden Sie ... und das erst, wenn es Tag ist ...
>
> in gutem Befinden ... herrlich ausgeschlafen erwachen ...
>
> in schöner Gewissheit ... dass jeden Abend ein Platz für Sie reserviert ist ...
>
> in Ihrem Schlafwaggon ... im Abteil mit Ihrem Namen ...
>
> und dem zarten Duft von Lavendel ...

4.3.3 *Der innere Stern*

Ziel: mit der inneren Kraft in Kontakt treten und den Körper für sich sorgen lassen.

Technik: Fantasie; auf ihren Wunsch, ebenso wie die daran anschließende »Hermeshypnose«, ausnahmsweise in Du-Form; Fernhypnose, entworfen, gesprochen und die Audio zugeschickt.

> Liebe Beatrice, jetzt machen wir eine schöne Hypnose ... eine Hypnose für dich ...
>
> und für deinen Körper ... der Zuwendung braucht ... Liebe und Wertschätzung ...
>
> ebenso wie du ...

So lehn dich zurück ... atme durch ... atme auf ... lass bei jedem Ausatmen mehr nach ...

die Augen geschlossen, innerlich zurückgelehnt ...

So sinkst du ganz von selber wohlig tiefer ... tiefer und tiefer ... ohne Ansprüche an dich ... ohne Anstrengung für dich ... ja, mit voller Erlaubnis gibst du dich der Ruhe hin ...

und kehrst bei dir ein. Gut!

Einfach zurücklehnen ... denn: nach so viel Leistung ... Engagement und Disziplin ...

gehst du nun woanders hin ...

mit neuem Elan ... der dich trägt und beschwingt ... um nach vorne zu schreiten ...

mit dem tiefen Glauben in dir, alles zu schaffen.

Veränderung braucht Zeit ... aber vielleicht geht es schneller ... als du erwartest ...

weil: Du bist eigentlich gut vorbereitet ... schon eingespielt und auch unbewusst vorbereitet ...

denn: auch dein Unbewusstes wünscht Veränderung ... wünscht Erleichterung ...

Du willst so werden ... wie du eigentlich bist ... kraftvoll, lebensfroh, lebendig ...

Du möchtest so sein ... du hast es verdient ...

für dich selbst ... und die dir wichtigen Menschen ...

Und so beginnt die Hypnose wieder mit sieben Schritten ... das kennst du schon ...

damit jede Zelle deines Körpers sich entspannt ...

und alles, was in Aufruhr ist, zur Ruhe kommt ...

und dein kluges Immunsystem sich besänftigt ...

und du gesundest, rein durch dich selbst ...

Den ersten Schritt in die Hypnose machst du bei der 1 ...

ganz eins mit dir ...

bei 2 gehst du weiter ...

2 ... ganz dabei ...

bei 3 tiefer ... und tiefer ...

und mehr und mehr frei ...

4 ...

bei der 4 gehst du durch die Tür ... in deinen Heilsamen Raum ...

mit der heilsamen Bühne ... mit den heilsamen Bildern ...

und mit den heilsamen Möglichkeiten ...

um die Vergangenheit in ein anderes Licht zu setzen ...

und die Zukunft neu zu zimmern ...

5 ... mit viel Spielbreite ...

6 ... mit allem ... was dir persönlich wichtig ist ...

und erst bei 7 bist du da richtig angekommen ...

7 ... sehr gut.

Und du brauchst nichts zu tun ... Du brauchst nichts zu verstehen ...

Du brauchst mir nicht mal zuzuhören ... denn du bist schon auf dem heilsamen Weg ...

Schritt für Schritt ... auf dem Weg zu dir hin ... denn du bist frei ...

Und zu deiner Überraschung spazierst du jetzt am Strand ... am Saum des Wassers ...

ganz frei ... ganz leicht ... Schritt für Schritt nach vorne setzend ...

Muntere Wellen umspülen fröhlich deine Füße ...

Du genießt die herrliche Frische des Wassers ...

Du spürst, wie du den Fuß aufsetzt ... abrollst ... und elastisch abfederst ...

Dann übernimmt der andere Fuß das Gewicht ... setzt auf ... rollt ab ... federt ab ...

elastisch ... selbstverständlich ... natürlich ... organisch ...

So, wie dein Körper arbeitet ... elastisch ... selbstverständlich ... natürlich ... organisch ...

Das Herz schlägt in gleichmäßiger Ruhe ...

elastisch ... selbstverständlich ... natürlich ... organisch ...

die Atmung tief und regelmäßig ...

elastisch ... selbstverständlich ... natürlich ... organisch ...

Alles geschieht von selber ... die Arme schwingen im Takt ...
die Ohren hören deinen inneren Rhythmus ...
die Augen tasten die Weite ab ...
die Nase erlebt die Düfte der Natur ...

Das Gleichgewicht in Balance ... die Seele in Balance ...

Du kannst dich darauf verlassen ... denn je mehr du nach vorne gehst ...
umso mehr spürst du auch ... wie du dich entfernst ...
von Verhaltensweisen ... Gedanken ... Bildern ... Themen ...
die bleiben hinter dir zurück ... rutschen in die Ferne ... weit, weit zurück ...

Je mehr du nach vorne gehst ... umso mehr kommst du in deine Kraft ...
im Wissen, dass du diesen inneren Stern in dir hast ...
der immer in dir strahlt ... dir immer Kraft gibt ... den Weg weist ...
dein Stern, der immer in dir leuchtet.

Und wie du so nach vorne gehst ... lernt der Kopf ... auch er atmet auf ...
lässt sich umwehen vom Atem des Meeres ...
lässt sich durchpusten und erfrischen ... und versteht, dass er sich verlassen kann ...
auf deinen inneren Stern ...

Und während du so weiter und weiter nach vorne ausschreitest ...
und dabei tiefer und tiefer in Trance gleitest ... wird dir deutlicher und deutlicher ...
wer du bist, liebe Beatrice ... was dich ausmacht ...
wie wertvoll du bist ... und wie verlässlich dein inneres System arbeitet.

Und das Gefühl darüber bringt die innere Landschaft in Ausgleich ... in Ruhe ...
und in eine wunderbare harmonische Schwingung ...

Die Hormone regeln sich ein ... das Vegetativum beruhigt sich ...
Heilung verströmt durch deinen gesamten Körper ...

die Stimmungslage glättet sich ... und du wirst die Vergangenheit betrachten ...

wie eine lehrreiche Zeit, die dazu beigetragen hat, dich zu formen ... eine Zeit ...

die ermöglicht, dass du Tiefe hast ... und dass diese Tiefe deiner Kreativität dient ...

deinem künstlerischen Ausdruck ... deiner Besonnenheit ... und deiner inneren Klarheit ... und das ermöglicht wiederum die Höhen, auf denen du äußerst beschwingt sein wirst ...

weil du ein Mensch der starken Gefühle bist ...

und der auch die Tiefen kreativ zu nutzen weiß ...

Und so kommst du inniglich mit dir in Kontakt ...

und drückst es auf deine besondere Art und Weise aus ...

erlebst die Höhen voller Freude ... so wie du es kennst ...

und eroberst dir vieles zurück ...

auch das Gefühl zu deinem Körper, das Gefühl zu deiner Lust ...

Du kannst das ... und mit jedem Schritt nach vorne ... steigst du heraus ...

aus den Irrungen und Verwirrungen ...

befreist dich ... seelisch und körperlich ...

Du schreitest weiter und weiter nach vorne ...

der Beatrice entgegen ... die weit da vorne auf dich wartet ... eine starke Frau ...

voller Lebenskraft ... voller Freude ... im Einklang mit ihrer Geschichte.

Und sie hat schon die Arme ausgebreitet und wartet nur ...

dass du ihr entgegenkommst und sie dich in ihre Arme schließen kann ...

damit du in deine dir eigene Kraft kommst, in die Stabilität und die Ruhe ...

Und du bleibst einfach dabei, so lang wie's für dich richtig ist ...

sich gut anfühlt ... und du wirst von selber merken ... wenn's genug ist ...

dann wirst du den Impuls bekommen, die Hypnose abzuschließen ...

und im Stillen von 7 bis 1 zu zählen ...

bei 1 ganz angenehm wieder hierherkommen ...

sehr stabil, sehr ruhig, sehr ausgeglichen ... sehr eins mit dir ...

Und immer wieder, wenn du diese Hypnose praktizieren wirst ...

wirst du neue Erfahrungen machen ... und immer weiter kommen ...

und immer mehr dich selbst finden ... und dich wohlfühlen und gesunden.

4.3.4 *Die Hermeshypnose* – wie Hermes von der bleiernen Kugel befreit ... und dafür luftige Flügel verleiht

Ziel: Leichtigkeit, Beschwingtheit und gesunde Bewegungsabläufe, da ihre Beschwerden in dieser Sitzung ihre schweren, schmerzenden Beine und das mühsame Gehen waren.

Technik: Sammeln und Ausleeren; Metapher von Hermes, dem Götterboten.

Die Schmerzen rieseln aus dem Körper hinaus wie Sand aus den geöffneten Händen, während Hermes, der Götterbote, die bleiernen Gewichte von den Gliedern löst und dafür zarte Flügel anheftet. Beflügelt kann sie sich nach vorne Richtung Wohlbefinden bewegen, in gutem Austausch mit ihrem Körper. Sie wünscht ein »Du« für diese Hypnose.

Diese Hypnose hilft dir, dass es dir besser geht ... weil dein Unbewusstes etwas auf besondere Art und Weise tut ... was kein Medikament bewirken kann ... und auch kein Arzt ... sondern nur dein Körper im Zusammenspiel mit deinen tiefen inneren Kräften ...

Und wie immer weißt du, du brauchst nichts zu tun, du brauchst nichts zu verstehen ...

Hypnose ereignet sich ... du darfst einfach abgeben ...

Je öfter du diese Hypnose praktizierst ... umso tiefer wirkt sie ...

und umso mehr bahnt sich das Gute ... das Heilsame ... bis auf die neuronale Ebene ...

Und jetzt spür als Erstes einfach mal nach, ob alles wirklich bequem ist ... mmh, mmh ...

atme ruhig und gelassen, du kennst das schon ... in vollem Vertrauen in dich selbst ...

Bitte lege jetzt deine beiden Hände so, dass sie auf den Handrücken liegen ...

und die Handflächen nach oben schauen. Gut!

Und nun lässt du in deine Hände hineinspülen …

in deine Handflächen, die so daliegen wie zwei Schalen …

all das … was jetzt im Moment losgelassen werden soll …

und losgelassen werden kann … bewusst und unbewusst …

Es ist tatsächlich einfacher, als du vielleicht gerade denkst …

Du brauchst dir nur zu erlauben, dass dieses ganze Sammelsurium von Gedanken und Bildern … von Schmerzen und von Sorgen in deine beiden Hände fließt … raus aus deinem Kopf … raus aus deiner Seele … raus aus deinem Körper …

und hinein erst mal in die geöffneten Schalen deiner Hände …

um sich dort zu sammeln, wie in einem Sammelbecken …

und um dann später entlassen zu werden …

Und du … atmest ruhig … und mit jedem Ausatmen fließt es hinaus …

hinaus … und hinein in deine Hände … sehr gut.

lass dir alle Ruhe … alle Zeit … und beobachte nur mit großer Gelassenheit …

Es löst sich und bringt sich in Bewegung … und fließt in deine Hände …

auf ganz eigenen Wegen … und du begleitest das mit Wohlwollen …

mit Neugierde … mit Aufmerksamkeit … sehr schön … sehr gut …

Da spülen sich hinein: Gedanken, Bilder, Gefühle, Erinnerungen …

und vielleicht rutscht auch der eine oder andere Trigger mit …

Da fließen aber auch die Dinge in deine Hände hinein, die nachts deine Träume belasten …

… und die Hände beginnen, sich richtig voll anzufühlen …

Die werden groß, deine Hände … und die Arme wirken vielleicht sogar ein bisschen länger … alles schon weiter weg … aber lass dir alle Zeit der Welt für dieses wichtige Geschehen …

Irgendwann magst du vielleicht mit dem inneren Auge …

noch einen Blick auf diesen Haufen werfen … wie, um dich zu verabschieden …

um Abstand zu nehmen und mit einem ruhigen tiefen Atemzug die Erlaubnis zu geben,

dass die Hände sich langsam … langsam … in Bewegung setzen …

Ja, sie fangen tatsächlich ganz von selbst an ... langsamer als in Zeitlupe ...
sich nach innen zu drehen und den Inhalt zu entleeren ...
eine Bewegung ... so ein bisschen ruckartig ... typisch für Hypnose ...

Die Hände drehen und drehen sich ... entleeren den Inhalt ...
wie wenn du Sand in den Händen hältst, und du lässt ihn vorsichtig herausrieseln.

Ja, vielleicht siehst du dich am Strand mit dem feinen weichen Sand ...
du hast Sand aufgehoben ... und lässt ihn jetzt aus deinen Händen rieseln ...
Sandkorn um Sandkorn rieselt es aus deinen Händen ...
und du spürst bei jedem Sandkorn, wie die Hände leichter werden ...

Es fließt ab, was abfließen soll ... Gedanken, Bilder, Gefühle, Trigger ...
und während das geschieht ... löst sich der Schmerz ... löst sich die Enge ...
löst sich die Entzündung ... und flutscht mit hinaus ...

Das ergibt so viel Freiraum ... danach ... mmmh ... die Hände werden so leicht ...
so super luftig ... so frei und mögen sich vielleicht heben ...
und erst später wieder ablegen ... genau da auf deinen Leib ...
um dich diese tiefe innere Entlastung ... und Freiheit ... deutlich spüren zu lassen ...
Sehr schön ... sehr gut ...

Und du sinkst in tiefe Hypnose ... tiefer als tief ...
und während ich von 1 bis 5 zähle, verfünffacht sich die Hypnose ...
1 ... 2 ... 3 ... 4 ... 5 ...

Und so löst es sich auf ... das Bild und das Gefühl von den schweren Bleikugeln ...
die an dir gehangen sind und die du mitgeschleift hast Schritt für Schritt ...
Tritt um Tritt ... mühsam nach vorne gehend mit Schwere und Anstrengung ...

Ja, es löst sich auf ... bröckelt in sich zusammen, verpixelt sich fein wie Sand ...
löst sich auf ... in Myriaden von Körnchen ... und bleibt hinter dir zurück ...
während du vielleicht zu deiner großen Verwunderung ...

plötzlich ein völlig neues Gefühl entwickelst ...

Ein Gefühl, wie mit kleinen Flügeln ausgestattet zu sein ...

so wie Hermes, der Götterbote ... leichte, luftige Flügelchen ...

wie von zarter Hand an deine Fußgelenke gezaubert ...

... und leichte luftige Flügelchen ... auch an den Seiten deines Kopfes ...

hinter den Ohren ... rechts und links ...

überall luftige leichte Flügelchen, da, wo es dir gefällt ...

an den Schultern ... Handgelenken ... Hüften ...

So schwebst du leicht und luftig über dem Strand ... mit dem feinen weichen Sand ...

mit rhythmischen Bewegungen ... leicht und luftig ... schwebend und gleitend ...

Und du fühlst diese kleinen Flügelchen ... genau in der Farbe, wie es zu dir passt ...

fein, zart und luftig ... und so bewegst du dich immer mehr vorwärts ...

Und es strömt gesund durch die Adern ... durch das gesamte Gewebe ...

und so können alle Gliedmaßen gut durchblutet werden ...

Wohlbefinden nimmt zu ... der Körper produziert heilsame Botenstoffe ...

Ruhe im Gewebe ... Harmonie und gesunde Balance ...

die Nerven erholen sich ... regenerieren sich ... Nährstoffe fließen überall hin ...

und in einer gesunden Zirkulation schwemmt ab, was abschwemmen soll ...

und kommt hin, was hinkommen soll ...

Du aber schwebst mit deinen Flügelchen ... ein wenig über dem Strand ...

mit dem feinen weichen Sand ... mmh, mmh ... immer weiter nach vorne ...

Und weil sich das so gut anfühlt, ist es für dich mehr als selbstverständlich,

dass du ganz von selber darauf achten wirst, wie du dieses Wohlbefinden schützt ...

du weißt, das hat jetzt oberste Priorität ...

Kein Vogel fliegt rückwärts … und auch du bewegst dich mit deinen Flügelchen …

immer nach vorne … und wenn man sich nach vorne bewegt …

entfernt man sich von dem … was hinter einem liegt …

So können deine Nächte ruhiger werden und deine Träume friedlicher …

ja, sogar heller und fröhlicher …

Und immer wieder wird dein Körper dir eindeutige Signale geben, wenn er etwas braucht … und du wirst innehalten und fragen: ›Lieber Körper, was brauchst du?‹

… und du wirst intuitiv wissen, was er dir mitteilen möchte:

›Ich brauche mehr Ruhe … ich brauche Abstand … ich brauche ein Bad im See …

ich brauche meine Fantasiereisen … ich brauche Licht und Liebe …‹

Und das genau gibst du ihm: … Ruhe … Abstand … das Bad im See …

Licht … und Liebe … und auch mal eine Hypnose … mmh, mmh …

Und abends kuschelst du dich zusammen mit deinem Körper …

in deinen wunderbaren Schlafwaggon … und alles gut verstaut …

schaukelt er dich auf seinen Silberschienen sicher, gemütlich und heilsam … durch die Nacht … mit guten Träumen … die den Kopf aufräumen …

so dass du am nächsten Morgen in sehr gutem Befinden erwachst …

dich an gute Träume erinnerst … und erfrischt dem jungen Tag begegnest.

Gut … sehr gut … und jetzt verbleibst du einfach noch eine ganze Weile in dieser Ruhe …

in dieser Stille … nichts tun … nichts verstehen … einfach sein … genießen und heilen.

Und vielleicht wird es dich nicht überraschen, dass du dich gleich so viel besser fühlst …

4.3.5 *Das Mädchen von damals …* in den Arm nehmen, ihm zuhören, zur Seite stehen und mit ihm in die Zukunft gehen

Ziel: eine Erfahrung aus der Jugendzeit verarbeiten, da diese immer noch auf Beatrice lastet und sie darin einen Auslöser für ihre Erkrankung vermutet.

Technik: schonende Arbeit am Kindheitsdrama mit Ideomotorik.

Liebe Frau ... ja, schauen Sie mit offenen Augen auf den Punkt, den Sie gerade gewählt haben ... ganz entspannt ... in guter Verfassung ... denn das, was Sie jetzt in Hypnose erleben werden, kennen Sie sowieso von sich. Es kann nicht schlimmer sein als Ihre bekannten Gedanken, Bilder und Gefühle dazu, ja, es kann nur besser werden. **Und wenn man das richtig behandelt, wird es immer als gut empfunden, als sicher ... und stärkend ... und aus dem Schmerz hinausführend ...** und so schauen Sie einfach weiter auf den Punkt, den Sie gewählt haben ... und atmen ruhig und kommen zu sich.

Sie spüren die angenehme Atmosphäre hier ... meine Stimme, die zu Ihnen spricht ... prüfen noch mal, ob Sie wirklich gut sitzen, ob alles in Ordnung ist, **und freuen sich auf die Hypnose, in der Sie ... mit meiner Begleitung ... etwas Schönes für sich tun können.** Und irgendwann schließen Sie einfach die Augen und lehnen sich zurück. Sehr gut ...

Sie sind eine starke Frau ... und für meinen Begriff auch eine großartige Frau, die viel leistet. Ihre Kräfte sind begrenzt ... trotzdem geben Sie viel ... versprühen Fröhlichkeit und sind zugewandt ... geben Vertrauen und zeigen Ihre Kraft, die Sie haben, und die Liebe zum Leben. Das ist das, was Sie ausmacht, und wahrscheinlich noch viel, viel mehr.

(Nicht transkribiert ist die hier erfolgende Installation der ideomotorischen Signale / Fingersignale [FS].)

Dann fragen wir doch gleich mal das Unbewusste: Ist das Unbewusste damit einverstanden, dass wir uns dieser Situation, die Sie zuvor beschrieben haben, zuwenden?

FS: ›Ja.‹

Wunderbar. Ja, gut.

Und kann es Ihnen danach besser gehen?

FS: ›Ja.‹

Ja. Also wenn das keine Zustimmung ist. Das hervorragend.

Und Sie wissen, wie alt Sie sind ... ein halbes Jahrhundert ... ich bin schon ein ¾ Jahrhundert ... aber man ist ja im Herzen immer jung ... und jetzt ist Frühlingsanfang ... März ... und Sie sind hier in München am Wiener Platz ... bei mir in meinen Räumen ... alles ist ruhig, alles ist in Ordnung. Und ich frage mal Ihr Unbewusstes: Stimmt das?

(Zur Absicherung der kommenden Arbeit mit Altersregression ist die Feststellung von Alter, Zeit und Ort eine wesentliche Voraussetzung.)

FS: ›Ja.‹

Sehr schön, dann gehen Sie doch mal über ein paar Stufen tiefer ... und tiefer in diese innere Ruhe ... mit all Ihrer Stärke und den guten Fähigkeiten, die ich gerade angesprochen, nehmen Kontakt auf ... und fühlen in sich Licht, Stärke, Ausdauer, Liebe, auch Vernunft, Ideenreichtum, Kreativität, Disziplin, aber auch die zunehmende Fürsorge für sich selbst, die Seele und Körper guttut ...

Obwohl Sie jetzt über die ganze Zeit immer die Erwachsene bleiben, kommen Sie immer mehr in Kontakt mit der Situation und vor allem mit den Gefühlen, die das so junge Mädchen erfüllen.

(Aus Gründen der Anonymisierung sind hier Passagen nicht wiedergegeben.)

Und jetzt schon merken Sie als Erwachsene, dass in Beatrice, dem Mädchen, eine Ahnung aufsteigt, denn es ist sensibel. Nicht bewusst, aber unbewusst hat sie schon länger vorher registriert, dass irgendwas sich verändert ... so eine Erkrankung kommt nicht innerhalb von Stunden oder plötzlich an einem Tag. Es gab diese Veränderung schon, die hat sich angebahnt und jetzt wird es ihr bewusst. Es stimmt etwas nicht mit Papa.

(Aus Gründen der Anonymisierung sind hier Passagen nicht wiedergegeben.)

Und Sie, die Erwachsene, machen genau das Richtige, um die junge Beatrice zu stabilisieren.

Sie stellen sich hinter sie ... oder schließen sie in die Arme ... oder halten die Hände über sie ... geben Kraft und Ruhe, um etwas Schweres auszuhalten.

Und wenn jetzt etwas, was guttut, in das Mädchen Beatrice kommt, dann kann ein ›Finger für das Neue‹, das sind zwei Finger übrig, der eine oder der andere, sich heben, um anzuzeigen ... da kommt Halt ... Kraft ... und Wärme ... Linderung ...

FS: Der ›Finger für das Neue‹ hebt sich erst zögerlich, dann kräftiger.

Das Mädchen weiß, es stimmt was nicht ... und trotzdem kann es sich auf einmal ein bisschen mehr entspannen ... und durchatmen ... und, wie wenn ein Film abliefe ... oder ein Theaterspiel auf der Bühne ... da sind die Kinder – die sehr junge Beatrice, und ihr Brüderchen ist ja auch noch da – wie Hänsel und Gretel verlorene, denn Papa ist schwerkrank, Mama nur noch für ihn da und niemand darf von dem großen Unglück wissen, **aber Sie sind anwesend ... wie eine gute Fee ... sind dicht bei der jungen Beatrice ... mit Liebe ... und Ruhe und den Worten:**

›Das ist wirklich schlimm ... aber ich bin bei dir ... wir sind zusammen.‹

Und so gehen Sie ruhig tiefer in Ihre starken Gefühle der Liebe für das Mädchen ...

(Aus Gründen der Anonymisierung sind hier Passagen nicht wiedergegeben.)

Und Sie sind das Mütterliche ... jetzt ... und ändern die Szene ... mütterlich, fürsorglich, so kann sich die junge Beatrice anlehnen ... und das alles besser verkraften ...

Und jedes Mal jetzt ... und ich bin ein bisschen still ... wenn sich das in der Tiefe etwas von selbst abspielen kann, kann der ›Finger für das Neue‹ sich heben, wenn immer wieder etwas Gutes zugefügt wird ... was Gutes in der Szene ... sehr schön ... was Liebevolles ... Fürsorgliches ... Halt gebendes ... sehr schön ... sehr gut ...

Beatrice hat es schwer, aber **die Schwere wird leichter, weil die Große da ist ... sehr schön ... und Zuversicht gibt ... und Spannung abfließen kann.** Sehr schön ... sehr gut. Sehr gut.

(Mehrere FS erfolgen.)

Austausch ist möglich ... und das Mädchen darf endlich weinen ... bei Ihnen ... darf reden ... bei Ihnen ... darf spüren ... bei Ihnen ... diese ganzen Gefühle, die da sind, Gefühle von verlassen sein ... verloren sein ... enttäuscht sein ... vielleicht auch Wut ... denn auch die Wut über so ein Schicksal ist angemessen ... und alles ist im Fließen ... und jedes Gefühl, was fließt, befreit ... und das merken Sie schon jetzt ... sehr schön.

Und Sie nehmen das Mädchen Beatrice heraus ... aus der Szene ... machen mit ihr einen Spaziergang ... und atmen durch ... und lassen all diese Beklemmung hinter sich ...

Und Sie beide wandern über eine Wiese ... und kommen an einen Bach ... und setzen sich ans Ufer des Baches und lassen die Füße ins Wasser baumeln ... und spüren die Strömung des Wassers ... die Frische des Wassers ... und sehen die Fische, die munter vorbeischwimmen ... sich von der Strömung treiben lassen ... und wieder zurückschwimmen ... gegen den Strom ... um sich dann einfach wieder mit dem Strom treiben zu lassen ... und die Anstrengung fließt ab ... und die Spannung fließt ab ... und das empfinden Sie jetzt schon sehr deutlich ... wie die Spannung nachlässt und abfließt ... oben beim Kopf angefangen ... den Nacken hinab ... über Schultern hinweg ... fließt hinunter ... und fließt mit der Strömung des Baches hinweg ... und die Fische spielen damit ... das Wasser glitzert im Licht ... und die junge Beatrice atmet auf. Stimmt's?

FS: ›Ja.‹

Und dann gehen Sie wieder zurück mit ihr, weil das ihr Leben ist ... sie wächst dort auf ... aber die junge Beatrice ist schon etwas entspannter und stabiler … das Leben ist verändert … aber sie hat jetzt Sie neben sich … mit Ihnen kann sie sich austauschen … an Sie kann sie sich anlehnen … mit Ihnen kann sie durchatmen, und mit Ihnen kann sie auf andere Gedanken kommen … kann sich ausheulen, kann sich ausschimpfen, darf wütend werden, darf traurig sein, zornig über ihr Schicksal … und ihre Enttäuschung rauslassen. All diese Gefühle sind legitim … sind erlaubt und werden von Ihnen abgeleitet.

Und das befreit das Kind … und wenn das Kind befreit wird … geht es Ihnen besser.

Und Spannung fließt auch bei Ihnen ab. Es löst sich … wie wenn kleine Bröckchen in der Muskulatur auf einmal schmelzen … so wie Honig, der kristallisiert ist und fest und keinen richtigen Geschmack hat, in der Wärme auf einmal wieder richtig schön streichfähiger, genussvoller Honig wird, der fließt … und der Kopf wird freier … fühlt sich wohler und so kann vieles, was Schmerzen verursachte, sich auflösen … und so gehen Sie über 7 Schritte noch mal tiefer in Hypnose … und der ›Ja-Finger‹ kann das anzeigen … sieben Mal … Sie gehen tiefer und tiefer in heilsames Befinden … 1 … 2 … 3 … 4 … 5 … 6 … 7 in tiefe Heilung …

Die Kleine heilt … die Große heilt … Sie geben … die Kleine nimmt … und dann wird die Kleine geben … und Sie nehmen … es wird ein Fluss der Liebe zwischen euch … der Wertschätzung, des Lernens und der Anerkennung … mit Rückhalt und Stärke und einer wundervollen Resonanz …

Die kleine Beatrice merkt, sie hat Sie an der Seite … Ihr seid Hand in Hand … Ihr könnt euch alles sagen … alles austauschen … alles ist legitim, alle Gefühle sind richtig … alle Gefühle sind wertvoll … jedes Gefühl, was fließt, macht Sie frei …

Sie hatten zwölf wundervolle Kindheitsjahre und das wird Ihnen Stärke geben … diese zwölf Jahre sind die Basis, aus der Sie schöpfen … das, was Sie gelernt haben, was Sie empfangen haben, was Sie erleben durften … das Lächeln, die Stimme, die Halt gebende Hand …

(Aus Gründen der Anonymisierung sind hier Passagen nicht wiedergegeben.)

Immer wieder kann sich die große, starke, liebevolle, vernünftige Beatrice dem Kind zuwenden … und diese Szene verändern im Heute … an der Vergangenheit selbst können Sie nichts verändern … aber im Heute können Sie über die Vergangenheit ein neues Licht legen … eine neue Liebe … Wärme … ein anderes Verständnis … Anlass für Wachstum …

Und Sie werden wahrscheinlich darüber träumen, wie Sie Hand in Hand mit der jungen Beatrice … 12 Jahre alt … 13 …14 … 15 … 16 … 17 … durchs

Leben marschieren ... und ihr dies oder jenes zeigen oder vielleicht einfach nur Spaß haben, Dummheiten machen, ausgelassen sind ... fröhlich ... und so sein dürfen, wie Sie sich gerade fühlen ...

Und der ›Neue Finger‹ kann noch mal anzeigen, wenn sich noch etwas Neues hinzugefügt hat ... heilsam ... entspannend und förderlich.

FS: Der ›Neue Finger‹ hebt sich.

Genau ... und dann frage ich die Finger ... das Unbewusste:

Kann man das für heute so weit belassen? Ist es in Ordnung so?

FS: ›Ja.‹

Gut, dann lassen Sie sich Zeit ... sinken Sie noch mal tiefer in Hypnose, damit sich alles gut integriert ... abspeichert ... und heilsam wirkt ...

Später zählen Sie zurück und kommen bei 1 wieder ins Hier und Jetzt zurück ...

in vollkommen aufgeräumter Verfassung ...

4.3.6 *In neuem Licht* – sich positiver sehen, liebevoller mit sich sprechen und somit wohler fühlen

Kontext: Beatrice sagt vor der Hypnose: »Ich kämpfte mein ganzes Leben gegen die Krankheit, ich definierte mich als krank. Jetzt widme ich mich der Gesundheit. Das Trauma löst sich auf. Die letzte Hypnose war wunderschön. Ja, sie bewirkte Wunder. Ich lasse zu, gesund zu sein oder gesunder zu sein. Wenn ich Aufmerksamkeit brauche, kann ich es anders bekommen. Ich gehe nicht mehr zur *Kranken*gymnastik, sondern ins Training, will die Diagnose nicht mehr vor mir hertragen und mich damit vorstellen: ›Grüß Gott, ich bin Frau ... und habe MS.‹ Und ich will nicht hadern mit der Zeit der Krankheit, weil ich bin dadurch diejenige geworden, die ich bin.«

Ziel: positive Umorientierung in Bezug auf die Betrachtung und Beurteilung der eigenen Person.

Technik: Prolog mit suggestiver Hinführung zum Thema, tiefe Hypnose mit tiefer unbewusster Arbeit mithilfe von Bildern und Metaphern in Richtung Ziel.

Prolog

Was wir über uns denken, wie wir mit uns selbst sprechen, wie wir uns selbst sehen, wie wir uns innerlich begegnen und auch wie wir uns anderen Menschen gegenüber darstellen, ist nicht ohne Einfluss auf unsere Stimmung, unser Gefühlsleben und Körperbefinden.

Diese Hypnose leitet dazu an, wohlwollendere innere Dialoge zu führen und wieder in ein gesünderes Selbstbild und besseres Ich-Gefühl zu kommen.

Denn, sind wir länger krank oder leiden sogar an einer chronischen Erkrankung, beschäftigen uns ja nicht nur die Symptome, die wir erdulden müssen. Auch vieles andere belastet uns, angefangen bei den Untersuchungen, der Diagnose, den geäußerten Prognosen und oft strapaziösen Therapien. Die Krankheit wird zum Dauerthema, auch im Zusammensein mit anderen, und nimmt – ganz ungewollt – im normalen Leben immer mehr Raum ein. Dies übt – zusätzlich zum Leiden an sich – sogartig eine schlechte Wirkung auf unser Befinden aus und kann dazu führen, dass wir uns auch zu Zeiten, in denen es uns eigentlich besser oder gut gehen könnte, doch nicht besser oder gut fühlen.

Wir verlieren den Kontakt zu dem, was in uns gesund ist, wir *sind* die Krankheit. Wir definieren uns als *soundso-Patient* und nicht mehr als *Person, die eine soundso-Krankheit hat.*

Weil uns das aber nicht guttut, gilt es zurückzufinden zu unseren gesunden Anteilen und uns überraschen zu lassen, wie es sich dadurch innerlich aufhellen kann. Die ungute Stimmung löst sich und manches, was unmöglich schien, wird möglich.

Sehr beeindruckt hat mich die Erzählung eines Herrn darüber, was er nach unserer Therapiesitzung – natürlich mit Hypnose – erlebt hatte: Er trat unten aus der Haustür hinaus auf die Straße. Alles schien ihm auf einmal so verändert, lichtdurchflutet, lebendig, heiter und bunt, dass er sich fragte: ›Ja, bin ich denn in Italien?‹

Er fühlte sich wie neu kalibriert, das Hirn neu verdrahtet, die Welt wie ausgetauscht und seine Seele entspannt.

Hypnose

Und damit nicht *Sie* diese diffizile Arbeit leisten müssen, um es lichter werden zu lassen, können Sie sich jetzt einfach gemütlich zurücklehnen, und Ihr Unbewusstes betrauen mit der Frage: ›Wie wird es mir wohl gelingen, mich so zu orientieren, dass ich mich positiver sehe, liebevoller mit mir spreche, wohler mit mir fühle, andere mich neu wahrnehmen und es mir besser gehen kann?‹

Gut … mit Vertrauen … und ganz in Ruhe … und besinnlich … machen wir deshalb jetzt zusammen eine schöne Hypnose für Sie … um wieder einen Schritt weiter zu gehen … und … in Lebendigkeit zu wechseln … mit mehr Freiheit …

mehr Freiheit im Denken ... im Fühlen ... und im Erleben ...

Und während Sie so daliegen und sich noch mal richtig einkuscheln ... können Sie schon beginnen, ruhiger zu atmen ... kann Ihr Unbewusstes sich einstellen auf seine Aufgabe ...

und Ihre Sinne ... können ganz allmählich ... angenehm auf Reisen gehen ...

Sie können ja damit rechnen ... dass Ihr Unbewusstes um Ihre verborgenen Wünsche weiß ... mitdenkt ... mitarbeitet und vielleicht schon Pläne geschmiedet hat in der Richtung:

Wie lässt sich das umsetzen?

Wie gelingt ... dieses andere Denken ... Fühlen ... Erleben ...?

Wie gelingt ... ein mögliches Umschalten ...

von gedankenschwer ... zu gedankenleicht ...

von belastet ... zu aufatmend?

von gebunden ... zu freier?

von nicht gesund ... zu gesünder?

Es ist darüber noch die vollständige Erinnerung da ... in Seele ... Körper ... und Geist ...

gesund und frei ... lebendig und selbstverständlich ... viele Jahre Erfahrung ...

vor der Diagnose ... eine lange Zeit ...

Die Zeit nach der Diagnose mag länger sein oder länger erscheinen ...

aber die frühen Jahre sind, sicher eingespeichert, langlebig immer noch da ...

Und so atmen Sie ruhig ... hören mir nur noch beiläufig zu ...

entspannen sich bei jedem Ausatmen tiefer ...

und lassen sich dabei innerlich an einen wunderschönen Ort schweben ...

Sie spüren die Sonne auf der Haut ...

und die warme Nähe zu einem liebevollen Menschen ...

oder die warme, liebevolle Nähe zu sich selbst ...

Und während Sie noch mehr in Ihr Erleben eintauchen ...

Mag sein, auf einer wundervollen Hochebene … umrahmt von imposanten Bergen …

mit dem typischen Duft in der Nase … von grünen Almmatten mit bunten Alpenblumen …

ab und an … eine gemütlich wiederkäuende Kuh …

ja, während die Vögel hoch in den Lüften das Getragenwerden genießen …

… kann das Unbewusste sich in der Tiefe mit wichtigen Fragen beschäftigen …

Fragen … die alle anfangen mit dem Wörtchen ›wie‹ … Fragen …

die Ihr Wohlbefinden stärken, Ihren Lebensmut stählen und die Lebensfreude schenken …

›Wie wird es mir gelingen … mich anders zu betrachten?

Wie wird es mir gelingen … besser mit mir zu reden?

Wie wird es mir gelingen … mir liebevoller zu begegnen?

Wie wird es mir gelingen … mein Bild aufzuhellen?

Wie wird es mir gelingen … ein wenig aufgeschlossener zu sein?

Wie wird es mir gelingen … Diagnosen, Prognosen, schlechte Suggestionen auch einfach mal zu vergessen und mich dadurch besser zu fühlen?‹

Sie aber sind auf anderer Ebene vielleicht gerade fasziniert …

von Ihren schönen inneren Bildern … wo auch immer Sie gerade sind …

Und weil das Leben nicht rückwärts geht … sondern nach vorne rollt …

kann man sich immer mehr entfernen von dem, was ungut war …

und sich immer wieder Neues erschließen … und aneignen …

im Wissen darum, jeden Tag werden die Karten neu gemischt …

und es gibt immer wieder eine neue Chance …

Ihre einmalige Geschichte hat Sie zu der einmaligen Person gemacht, die Sie sind …

das Leid hat Sie gelehrt …

die Erfahrungen spiegeln sich wider, in der Tiefe, die Ihre Persönlichkeit ausmacht …

Nun aber kommt ein neues Programm … mit dem alten haben Sie genug gelernt …

genug Tiefe gewonnen ... Einsichten gehabt ...

und Verständnis für andere entwickelt ...

Jetzt aber schreiten Sie weiter aus ... jetzt ... verblassen Worte, die nicht harmlos sind ...

Verschwimmen Bilder, die guten Gefühlen im Wege stehen ...

Und vielleicht da ... über den Wäldern, über den Seen, über den Bergen ...

im blauen Himmel ... mit den paar Wolken ... die ihn erst interessant machen ...

bildet sich Ihr wirkliches Ich so richtig deutlich ab ...

malt sich in den Himmel ... plastisch und klar ... in vitalen Farben ...

Schauen Sie hin!!!

Und Sie aber ... aber atmen frische Luft ... Sie atmen Gesundes ein ...

es strömt in Ihren Körper ... und er begreift ...

dass er in neuem Licht steht ... energievoller und lebendiger ...

orientiert auf die innere Kraft ... auf das natürlich Normale ...

Ihr Körper hat gesundes Gehen gelernt, früher ...

hat sich jetzt über die Zeit vielleicht ein anderes Gehen angeeignet ...

vielleicht auch über lange Zeit ... aber jetzt erinnert er sich wieder an früher ...

als wäre es jetzt ... und nach und nach ...

verselbständigt sich wieder gleichmäßigeres, ausgewogeneres Gehen, Schritt für Schritt ...

Sie legen über den inneren Film ... einen neuen Film ...

Einen Film, in dem Sie elastischer gehen ... gleichmäßiger ... natürlicher ...

physiologischer im Gangbild ...

In manchen Sportgeschäften gibt es eine kleine Laufbahn ...

Will man sich Laufschuhe kaufen ... soll man auf dieser Bahn mit den neuen Schuhen laufen ...

Das wird gefilmt und der versierte Verkäufer schaut ...

›Welcher Schuh ist der richtige?‹

Und Sie sehen sich dort laufen ... betrachten sich auch von hinten ...

und ganz von selbst ... korrigiert sich das Gangbild ...

geschmeidiger ... gleichmäßiger ... symmetrischer ... normaler ...

und dieses ... geschmeidige, gleichmäßige, symmetrische, normale Laufen ...

verselbstständigt sich ... auf der Laufbahn Ihres Lebens ...

Und Ihr Unbewusstes hilft Ihnen, die Fragen zu beantworten:

›Welchen Schuh zieh ich mir an?

Wie verbessert sich mein Gang?

Wie komme ich in ein gutes Gefühl?

Wie laufe ich rund? Wie laufe ich meine Lebensbahn?‹

Worte tauschen sich wie automatisch aus ...

Sie denken andere Worte ...

und durch den Austausch der Worte gibt es andere Bilder ...

Sie sehen andere innere Bilder ...

und durch den Austausch der Bilder gibt es andere Gefühle ...

Sie fühlen neu ... elastischer, geschmeidiger, symmetrischer ... mit dem Impuls nach vorne ... und dadurch gibt es andere Stoffwechselvorgänge ...

und das wiederum erzeugt andere Gedanken, andere Bilder, andere Gefühle ...

und so gewinnen Sie dazu ...

Und jetzt ... lassen Sie sich einfach noch mal tiefer in Hypnose gleiten ...

damit aus dem allen ein harmonisches Ganzes wird ...

im Zusammenspiel und Zusammenwirken mit Ihrer unbewussten Kraft ...

Ihren Möglichkeiten und Ihrem starken Willen und Wollen ...

tatkräftiger zu sein ... sich leichter zu erheben ...

etwas hinter sich zu lassen ... und sich etwas zurückzuerobern ...

und zurückzugreifen auf die gesunden Zeiten ... in den früheren Lebensjahren ...

um sich selbstverständlicher und wohler zu fühlen ...

Sehr schön ... sehr gut ... und es wird Ihnen gelingen ...

Denn jedes Mal, wenn Sie diese Hypnose anwenden, werden Sie neue Bilder sehen ...

> **neue Erfahrungen machen … neue Muster entwickeln … und wohl auch neue Impulse haben …**
>
> **und wahrscheinlich auch vitalere Träume …**
>
> **in all dieser Offenheit … und mit der Frage:**
>
> **›Wie wird es mir gelingen … mich so zu orientieren … dass es mir besser gehen kann?‹**
>
> Verbleiben Sie noch eine gute Weile und kommen dann ganz angenehm und wach und klar …
>
> wieder ins Hier und Jetzt zurück … **in neuem Licht!**

Feedback nach 6 Monaten: »In den letzten Wochen wurde ich immer mal wieder darauf angesprochen, dass ich so gut aussehen würde, so voller Elan und auch so jung. Das freut mich sehr, denn es ist genau das, was ich empfinde. Ich bin gerade 51 Jahre alt geworden, leide seit 30 Jahren an Multipler Sklerose und einigen anderen Krankheiten. Ich habe wirklich sehr schwere Zeiten hinter mir. Und dennoch: Heute fühle ich mich jünger denn je, alles in mir ist in Aufbruchstimmung, ich habe das Gefühl, etwas ganz Neues beginnt in meinem Leben.

Was ich denn gemacht hätte, wurde ich von denen gefragt, die mir die anfänglich erwähnten Komplimente machten, ob ich auf Reha gewesen sei. Ja und nein, antworte ich darauf. Ich war nicht auf Reha, so wie man das landläufig versteht. Ich war auf einer Reha, die mich nicht körperlich an einen anderen Ort zur Erholung brachte, sondern ich befinde mich seit zwei Jahren auf einer Reise zu mir selbst und meinen inneren Ressourcen – mithilfe von Hypnotherapie.

Was hat sich bei mir verändert durch die Hypnose? Ich bin mit positiven Gedanken, Gefühlen und Bildern angefüllt. Mein innerer Dialog ist positiver, ich bin zuversichtlicher. Ich habe mehr Selbstvertrauen. Ich merke, dass ich selbst etwas tun kann, und fühle mich der MS nicht so ausgeliefert. Seit langer Zeit habe ich das Gefühl, dass etwas sogar besser werden darf und kann.

Ich habe angefangen, mein Gehen wieder zu trainieren. Das war viele Jahre lang überhaupt nicht möglich, aber ich sehe auf einmal wieder die Möglichkeit dazu. Ich hatte immer die Vorstellung, dass an meinen Beinen schwere Eisenkugeln hängen, die mich nicht vorwärtskommen lassen. Mithilfe der ›Hermeshypnose‹ konnte ich das auflösen, die Ketten sind gesprengt und ich habe nun kleine Flügelchen an den Beinen.

Ich sehe mich in ›neuem Licht‹. Ich denke anders über mich, ich bewege mich besser.

Mir wird immer mehr klar, wie wichtig unsere innere Grundlage ist. Wie wichtig es ist, den Mut und das Selbstvertrauen nicht zu verlieren. Wie schwierig ist es, sich selbst noch als wertvollen Menschen zu begreifen, wenn im Körper so vieles nicht mehr gut funktioniert. Dank der Hypnose komme ich in guten Kontakt mit meinem Körper und stehe mir selbst viel wohlwollender gegenüber.

Ich freue mich an kleinen Dingen. Wie erfüllt bin ich, wenn ich die im Frühling sprießenden Blumen betrachte! Ich möchte alles in mich einsaugen, aufnehmen, ich blühe auch von innen. Ich fühle mich wie neu aufgeladen, neu gestartet, so als hätte ich nun die Blumenwiese in mir und das beflügelt mich.

Hypnose stellt den Zusammenhang von Körper, Geist und Seele her. Alles ist eins und alles greift ineinander. Jedes negative Erleben, jede Belastung verändert unseren Körper und unsere Seele. Andererseits werden Seele und Körper gestärkt, wenn wir etwas Positives erleben. Das ist dann wie Auftanken. Hypnose kann man auch als Auftanken von guter Energie beschreiben. Je mehr Gutes ich in mir habe, desto stressresistenter kann ich werden. Je mehr Freude ich im Leben habe, desto mehr treten Schmerz und Depression in den Hintergrund.

Ich bin überzeugt davon, dass Hypnose vielen MS-Erkrankten helfen kann, ihr Leben zu verbessern. Eine tiefe Entspannung kann dazu führen, dass sich die Spastik reduziert, um nur ein Beispiel zu nennen. Wenn ich in der Hypnose in eine angenehme Stimmung versetzt werde, geht es mir natürlich besser, als wenn ich den ganzen Tag auf mich selbst fokussiert bin und mich ganz auf meine Schmerzen konzentriere.

Immer wieder fallen mir im Alltag Dinge ein, die ich in den Hypnosen gelernt habe. Auf einmal, ein positiver Gedanke, die Idee, etwas zu tun. Ich spüre die Sonne im Gesicht und es breitet sich sofort Ferienstimmung in mir aus.

Und noch etwas Faszinierendes: Gestern auf dem Heimweg habe ich ein Paar überholt, weil sie mir zu langsam waren! Das habe ich bestimmt 20 Jahre lang nicht gemacht oder länger. Ich konnte beim Überholen den Gang beschleunigen! Unglaublich, oder?«

Feedback nach 1 Jahr: »Liebe Frau Kaiser Rekkas, ich war heute auf dem Brauneck. Mit der Bahn hoch und dann auf den Gipfel. Das ging steil hoch, und ich habe es sehr gut geschafft. Und ich spüre gerade die Möglichkeit in mir, wieder normal gehen zu können. Ich fühle mich sooo befreit. In Bergbahnen hatte ich immer Höhenangst. Die war heute praktisch nicht mehr zu spüren. Keine Angst, kein Ziehen in den Beinen. Ich bin nicht erledigt ☺.«

Feedback nach 14 Monaten: »Liebe Frau Kaiser Rekkas, wir sind heute aus unserem Urlaub in XX gekommen, der ganz wunderbar war. In der Post war die Genehmigung für meine Reha in der Klinik, in der Prof. Xs ist. Ich freue mich sehr darüber ☺. Im Urlaub konnte ich ganz gut gehen und bin jeden Tag barfuß und bewusst durch die Wiese gegangen, das war toll! Und wir haben einfach mal ›so getan‹, als wäre ich gesund ☺. Ich bin ohne Stöcke zum See gegangen, wir sind Hand-in-Hand gegangen, statt mich bei X einzuhängen, ich habe geholfen, die Sonnenschirme zu holen. Und als ich an einer Gymnastik-Stunde teilgenommen habe, habe ich zum ersten Mal seit Jahrzehnten bei so einer Gelegenheit NICHT gesagt, dass ich krank bin und nicht alles mitmachen kann. Ich hab einfach so viel gemacht, wie mir gut tat, und ich fand mich ziemlich beweglich ☺.

Wie geht es Ihnen und Ihrem Mann?

Herzliche Grüße XXXX«

5 Trainingseinheit: Die Hypnotisierfähigkeit des Therapeuten und die Basis der guten Suggestion

Ebenso wichtig wie die von Motivation, Kontext und eventuellem Leiden abhängige Hypnosefähigkeit und hypnotische Suggestibilität des Patienten/Klienten ist die Hypnotisierfähigkeit des Therapeuten. Diese beruht auf fachlicher Kenntnis und Erfahrung, intuitivem Verstehen des Patienten/Klienten, besonnenem In-sich-Ruhen und dem Vermögen, kluge Hypnoseinterventionen mit passgenauen Suggestionen zu finden. Voraussetzung dafür sind innere Gelassenheit und geistige Klarheit, die den Zugang zum eigenen unbewussten Wissen gewähren. Verselbstständigt sich das Formulieren von guten Suggestionen durch Übung und Wiederholung, läuft während der Hypnose ein komplexer Prozess bewusst unbewusster Leistungen fast autonom ab.

Die spielerischen Trainingseinheiten im **Training »Basis«** *dienen der Sicherheit im hypnotischen Kontext:*

a) das »therapeutische Plateau«, von dem aus der Therapeut souverän zuhören und zielgerecht interagieren kann (S. 376 f.).
b) die Aufrechterhaltung des energetischen Niveaus im hypnotischen Prozess (S. 377 f.).
c) das Vertrauen in unbewusste Prozesse bei sich und dem anderen (S. 378 f.).
d) das mühelose Freisetzen von hypnotischer Kreativität bei sich und dem anderen (S. 379 ff.).
e) Abgabe von Stressoren und Hingabe an die eigenen unbewussten Kräfte (S. 381 f.).
f) das feinsinnige Wahrnehmen der unbewussten Situation und Bedürfnisse (S. 382 f.).
g) das Formulieren von stimmigen Hypnosetexten mit Bildern und Suggestionen, in denen sich der Patient/Klient auf bewusster und unbewusster Ebene gesehen, verstanden, angenommen und reflektiert fühlt (S. 383 f.).

Das Basistraining fokussiert – im Sinne von Selbstfürsorge und Optimierung der Nutzung hypnotischer Prozesse – auf das Wohlbefinden und In-sich-Ruhen des Therapeuten sowie sein Vertrauen in unbewusste Prozesse. Hier wird reflektiert, was uns selbst in und durch Hypnose mithilfe guter Suggestionen, die schöne, kraftvolle und schnell abrufbare Bilder und Ressourcensituationen für gelassene Ruhe und Orientierung auf das Wesentliche hervorrufen, guttun kann. So behalte ich, vor allem im schwierigen oder herausfordernden Kontext so wichtig, den roten Faden in der Hand. Hierfür wird das »Therapeutische Plateau« als »Safe Place für den Therapeuten« erschaffen. Dies ist die Arbeitsplattform, von der aus ich sicher, überlegt und souverän therapeutisch wirksam werden kann und immer wieder frische Impulse erhalte. Hier bin ich zugänglich und empathisch, höre zu und bleibe doch bei mir, achte auf meine Grenzen und haushalte mit meiner Kraft. Mein Therapeutisches Plateau muss ich mir imaginativ aufbauen, es integrieren, dann pflegen, seine Grenzen schützen, es kultivieren und stabil halten. Ebenso gilt es, mich immer wieder mit Energie anzureichern und diese achtsam und sinnvoll einzusetzen.

Aber auch mein Vertrauen in unbewusste Prozesse, die ich durch gezielte und sinnvolle Suggestionen initialisiere, erlaubt mir, durchzuatmen und oft nur begleitend und ohne Handlungsdruck, dem Klienten/Patienten zur Seite zu stehen. Die ideomotorische Technik ist dabei der absolute Königsweg, denn sie erleichtert die therapeutische Arbeit, für Patient wie Therapeut.

Das Freisetzen von Kreativität, die Wertschätzung meiner eigenen Tätigkeit und der Selbstglaube sind weitere Inhalte für vertiefte Arbeit in diesem Übungsprogramm.

Beeindruckend, wie Menschen nach der Hypnose verändert sind: die Gesichtszüge glatt und entspannt, die Augen klar und leuchtend, der Mund sinnlich lächelnd, der Atem ruhig fließend und die Stimme klangvoller. So gönnen auch wir uns Jugendfrische im Hypnosetempel, Wohltat mit beautifying Anti-Aging-Effekt, was heißt, hypnotisches Auftanken, Einspeichern, Wirkenlassen, Abrufen von schönen Erlebnissen mit all den Attributen von Düften, Klängen, Stimmung, Bewegung, Spiel in Sand, Sonne und Meer und wir im Mittelpunkt unseres Seins. Ja, auch für den Therapeuten soll gelten: »Hypnose ist wie Urlaub, Urlaub vom Alltag.«

Training »Praxis« *leitet spielerisch das Einüben bzw. Formulieren gezielter, passender therapeutischer Suggestionen für beispielhafte Themenbereiche an:*

a) »*Energievoll, selbstbewusst, gesund und …*« – tiefenwirksames positives Selbstbild (S. 384 f.).
b) *Selbstwertbooster* – Selbstvertrauen, Selbstsicherheit, Standing (S. 386 f.).
c) *Kurzurlaub* – entspannen, erholen, auftanken (S. 387 f.).
d) *Selbstfürsorge* – Hintergründe von Erschöpfung benennen, Auswege erkennen (S. 388 ff.).
e) *Heilsame Trance* – tiefe Entspannung, Symptomlinderung, Heilungsförderung: Hypnotherapeutische Suggestionen bei psychosomatischer Symptomatik (S. 390 f.).
f) *Liebespackung* für das leidende Organ (S. 391 f.).
g) »*That's right! Sehr gut! Sehr schön! Das ist gut so!*« entspannt den Klienten, entspannt den Therapeuten (S. 392 f.).
h) *Die Souffleuse:* Keine Suggestion parat? Vertrau dem Unbewussten mit seinem Rat! (S. 393 ff.)

Die Trainingseinheiten sind konzipiert für zwei Trainingspartner, wobei ich den Hypnotisierenden (Therapeut) einfach Person A und den Hypnotisanden (Probanden/Klienten) Person B nenne. Das muss nicht so eingehalten werden, ist aber zunächst einmal eine Anregung und Grundeinstellung, die selbstverständlich variiert und auf die aktuellen Bedingungen im Übungssetting zugeschnitten werden kann.

Immer mit Aufzeichnungsgerät!

Für alle Trainingseinheiten empfiehlt es sich, die Hypnosen aufzunehmen – und sei es mit dem Handy. Dies ist sowohl wichtig für die Selbstreflexion von Person A als auch für die Wiederholung der Hypnoseanleitung für Person B. Zudem fördert es die Gewohnheit, die Hypnose aufzuzeichnen. Löschen kann man sie immer noch. Eine gute Hypnoseanleitung mag in den Tiefen des Unbewussten wirksam werden, aber sie ist eine volatile Angelegenheit, verfliegt sie doch wie ein Traum, wenn sie nicht aufgezeichnet wird. Und es wäre schade darum.

Meine ganzen Bücher wären ohne mein Aufzeichnungsgerät nie entstanden.

5.1 Training »Basis« – *Fühl dich in der Arbeit sicher, vertrau in unbewusste Prozesse*

a) *Mein Therapeutisches Plateau* – Der Safe Place des Therapeuten

Konzept und inhaltliche Gestaltung mit passenden Suggestionen für eine individuelle Hypnose zum Finden und Ausgestalten des persönlichen Therapeutischen Plateaus

Kommt zu zweit zusammen.

Person A befragt Person B zu folgenden Kriterien und notiert die Antworten:

1) *Person A lässt sich von Person B beschreiben, wann dieser sichere Ort besonders wichtig/sinnvoll ist:*
   - anstrengende Patienten
   - sehr kranke Patienten
   - schwierige Situationen
   - verrückte, schlüpfrige Situationen
   - Grenzüberschreitungen/Respektlosigkeiten
   - schwieriger Kontext (Klinik, Vorgesetzter etc.)
   - eigene Schwächen/Schwachstellen/Sensibilitäten.

2) *Person A lädt Person B ein, sich ihr Therapeutisches Plateau vorzustellen, evtl. mit geschlossenen Augen:*
   - Wünsche an den Ort
   - Aussehen, Maß, Form, Größe, Umrahmung, Grenze
   - sonstige Attribute (Farbe, Töne, Materialien)
   - Besonderheiten oder wichtige Details des Ortes
   - innerer Dialog / Selbstsuggestion an diesem Ort
   - Empfinden an diesem Ort (zum Bsp. Ruhe, Weite, Standsicherheit …)
   - Name des Ortes
   - sinnvolle Suggestionen zum spontanen Auffinden und Nutzen des Therapeutischen Plateaus
   - eventuelle »Anker«.

3) *Person A entwirft aus den Informationen eine schöne Hypnose für Person B (mit Aufzeichnung):*
   - Induktion nach Wunsch
   - Hinführen zum Therapeutischen Plateau
   - sparsames Ansprechen der vorher gefundenen Infos zu Beschreibung und Wünschen
   - Suggestionen, dass noch wichtige Besonderheiten dazukommen können – vielleicht fügt das Unbewusste noch eine gute Idee hinzu?
   - evtl. ideomotorisch rückkoppeln lassen, damit der Ort wirklich perfekt ist

- Zeit gewähren für tiefes Eintauchen in den Ort des Therapeutischen Plateaus und Besitzergreifen desselben
- erleben lassen, wie Stärke, Ruhe, Souveränität und Kompetenz auch in herausfordernden Situationen (wie unter Punkt 1 benannt) selbstverständlich stabil erhalten bleiben, dazu passende Suggestionen formulieren
- Zeit geben für die Phase der Integration
- posthypnotische Suggestion für die Wirkung des Therapeutischen Plateaus
- Hypnoseausleitung mit innerlicher Nennung des für den Ort gefundenen Namens.

Kurz nachbesprechen, das Wichtige notieren, dann Rollen tauschen.

b) *Mein Energiespeicher* – Energie auftanken und sinnvoll nutzen

Konzept und inhaltliche Gestaltung mit passenden Suggestionen für eine individuelle Hypnose zum Finden und Ausgestalten des persönlichen Energiespeichers

Kommt zu zweit zusammen.

Person A befragt Person B zu folgenden Kriterien und notiert die Antworten:

1) *Beschreiben lassen, wann ein innerer Energiespeicher besonders wichtig/sinnvoll ist:*
   - Wann, wie und unter welchen Umständen kommt es zu (hohen) Energieverlusten?
   - Wann und wofür wird ein Energiespeicher besonders wichtig/sinnvoll sein?

2) *Vorstellung zum inneren Energiespeicher, evtl. mit geschlossenen Augen:*
   - Wie kann dieser Energiespeicher angelegt werden?
   - Wie könnte so ein Energiespeicher aussehen?
   - Wo könnte er stehen?
   - Womit ist er zu füllen?
   - Wie kann diese Füllung vor sich gehen?
   - Hat die Füllung eine Farbe oder Strahlung, einen Klang oder Geruch? Vielleicht einen Geschmack?
   - Wie sind die Inhalte abrufbar?
   - Wie kann man mit dem Inhalt haushalten?
   - Wie ist er nachfüllbar?
   - Was ist seine besondere Bedeutung/sein tieferer Sinn?
   - Was ist sonst noch wichtig am inneren Energiespeicher?

3) *Person A entwirft aus den Informationen eine schöne Hypnose mit guten Suggestionen für Person B (mit Aufzeichnung). Diese Hypnose ermöglicht Person B:*
   - Hinwandern an einen schönen inneren Ort
   - intensives Wahrnehmen des momentanen guten Erlebens (Gerüche, Geräusche, Klänge, Stimmung, Gefühle, Sand, Wasser und Sonne, im Mittelpunkt stehen, entspannt bleiben, Zuwendung bekommen, sich verstanden fühlen etc.)
   - intensives Auftanken und Einspeichern mit Erleben auf allen Sinneskanälen
   - Wirkenlassen und Integrieren
   - ein »Sesam-öffne-Dich« (Wort, Satz, Bild oder haptischer Anker) für spontanes Abrufen von Inhalten aus dem Energiespeicher finden
   - posthypnotische Suggestion für die Wirkung des Energiespeichers.

Kurz nachbesprechen, das Wichtige notieren, dann Rollen tauschen.

c) *Vertrauen in unbewusste Prozesse* – Delegation der Arbeit ans Unbewusste

Konzept und inhaltliche Gestaltung mit passenden Suggestionen für eine individuelle Hypnose (mit ideomotorischer Rückmeldung) zum Finden und Ausgestalten einer Hypnose für ein ganz persönliches Thema, was auch immer dies sei – seelisch, körperlich, privat oder beruflich

Kommt zu zweit zusammen.

1) *Person A befragt Person B zu deren Thema/Wunsch/Ziel und notiert die Antworten. Dieses Vorgespräch dient der Informationsgewinnung für Person A, aber auch, um das Unbewusste in den Bearbeitungsprozess zu involvieren und »Ideen zu säen«. Die unbewusste Arbeit wird somit schon vorbereitet:*
   - Definition des Themas/Wunsches/Zieles
   - knappe Skizzierung der Geschichte des Themas/Wunsches/Zieles
   - derzeitige Belastung/Einschränkung
   - Ausnahme von der Regel: Wann und unter welchen Bedingungen ist es gut, symptomfrei, erfolgreich etc.?
   - schon erfolgte Strategien für Veränderung
   - Ideen für Überwindung/Bewältigung
   - konkrete Wünsche an diese Hypnose
   - Vorstellung/Bild davon, wie es sein wird, wenn es gut ist.
   - diese Vorstellung/dieses Bild genauer ausmalen.

2) *Person A entwirft aus den Informationen eine schöne Hypnose für Person B (mit Aufzeichnung):*
   - Induktion einer tieferen Hypnose

- Thema aufgreifen und der unbewussten Arbeit übergeben
- durch Fingersignal die unbewusste Arbeit ideomotorisch bestätigen lassen
- Zeit gewähren für Eintauchen in noch tiefere Hypnose
- Suggestionen für erfolgreiche unbewusste Arbeit aussprechen
- unbewussten Arbeitsvorgängen Zeit und Raum lassen
- ab und an positive Rückmeldung geben mit: »Hmm, das ist gut so, sehr schön!« o. ä.
- den »Finger für das Neue« nach einer Weile die getane Arbeit bestätigen lassen
- Erste Phase für Integration
- Blick in die Zukunft werfen lassen, wenn die positive Veränderung eingetreten ist
- Zweite Phase für Integration
- posthypnotische Selbstsuggestion für eine fortlaufende Wirkung der unbewussten Arbeit in der Stille aussprechen lassen: »Bitte, liebes Unbewusstes, überrasche mich mit einer angenehmen/schönen Veränderung!«
- posthypnotische Suggestion für nächtliche Träume in Richtung Ziel
- Hypnoseausleitung mit positivem Statement bezüglich Überraschung/Veränderung.

3) *Nachbesprechung:*
- Besprecht die Hypnose nach, haltet das Wichtige davon für euch schriftlich fest.
- Verabredet euch locker für den morgigen Tag, um eventuelle schon eingetretene Entwicklungen zu berichten.

d) *Die Theaterbühne des Unbewussten* – Kreativer Szenenwechsel

Konzept und inhaltliche Gestaltung mit passenden Suggestionen für eine individuelle Hypnose (mit ideomotorischer Rückmeldung) zum Finden und Ausgestalten einer Hypnose für das Abstandnehmen von einem Problem/ Thema, unbewusster Arbeit vertrauen und sich überraschen lassen

Technik: das Problem/Thema anvisieren und ihm Figur, Form, Farbe geben. Dieses auf eine imaginierte innere Bühne setzen und der autonomen Arbeit des Unbewussten anvertrauen. Der Bühnenvorhang fällt. Nun in Ruhe und der Reihe nach auf alle Sinneswahrnehmungen konzentrieren und anschließend einem spontan entstehenden inneren Lächeln nachgehen. Irgendwann öffnet sich der Vorhang wieder und präsentiert überraschend Neues.

Kommt zu zweit zusammen.

1) *Person A befragt Person B zu deren Thema/Wunsch/Ziel und notiert die Antworten. Danach gibt sie folgende Instruktionen, die sie mit feinen Suggestionen bestückt, damit die erwünschten hypnotischen Sensationen, Bilder und Gefühle auch tatsächlich eintreten (mit Aufzeichnung):*
   - Sitze bequem zurückgelehnt, schließe die Augen und vergegenwärtige dir kurz noch mal, was dich beschäftigt (Frage/Aufgabe/Problem/Konflikt).
   - Visualisiere eine Theaterbühne.
   - Atme tief durch und lass Frage/Aufgabe/Problem/Konflikt auf diese Bühne wandern.
   - Bitte dein Unbewusstes nun, sich um die Inhalte auf der Bühne zu kümmern.
   - Der Bühnenvorhang fällt, und du genießt vollkommene innere Ruhe.
   - Konzentriere dich jetzt bitte auf deinen Körper: Fühle erst mal nach, wie du sitzt/liegst ... spüre die Unterlage ... deine Kleidung ... die Luft auf deinen Wangen ... die Temperatur an verschiedenen Stellen deines Körpers ... den sanften Druck deiner Lippen, die einander berühren! Du bist völlig in deinem Körpergefühl! *(Pause)*
   - Nimm alle Geräusche wahr: Stimmen ... Vogelgezwitscher ... Rauschen des Windes ... des Meeres/Waldes ... das Bellen eines Hundes ... das Zirpen von Zikaden/Hupen eines Autos ... Glockengeläut ... deinen eigenen Atem ... Stille ... Du bist ganz Ohr! *(Pause)*
   - Nimm nun ganz aufmerksam wahr, was zu riechen ist: Duft von ... warmer Erde ... Waldluft ... dein Parfum ... Sonnencreme ... deiner Haut ... Du bist nur Nase! *(Pause)*
   - Und jetzt, schmeck mal! Vielleicht noch Aroma vom Kaffee ... oder ein wenig Pikantes ... Süßes ... ein Hauch von Meersalz, wenn du deine Lippen leckst ... Lippenstift ... Sonnencreme ...? Alle Konzentration liegt in deiner Zunge! *(Pause)*
   - Finde nun zu deinem Lächeln. Wende dich deinem Thema mit Lächeln zu. Zieh einfach mal die Mundwinkel hoch und zaubere ein Lächeln auf dein Gesicht!? Bleibe eine Weile ganz entspannt auf der Ebene deines Lächelns! *(längere Pause)*
   - Der Bühnenvorhang öffnet sich wieder, und du lässt dich überraschen.
   - Was fällt dir auf? Was hat sich dort verändert? Was verspürst du spontan?
   - Genieße die neue Sicht auf die Dinge, atme durch, erlebe dich außerhalb des Systems, erfahre die kreative Distanz, inhaliere die Frische einer neuen Betrachtung deines Themas! *(Pause)*

- Lass dein Unbewusstes weiter in Richtung Lösung und Entfaltung schlendern, während du ruhig atmest und träumst.
- Integriere das Erlebte, erlaube dir in den nächsten Nächten dahingehende Träume, und beende die Hypnose.

2) *Nachbesprechung und danach Rollentausch*

e) *Meine hypnotische Beautyfarm* – Hypnose macht schön

Konzept und inhaltliche Gestaltung mit passenden Suggestionen für eine individuelle »Schönheitshypnose«

Sicher beobachtest auch du, wie Menschen nach der Hypnose anders aussehen. Hypnose ist durch die Abgabe von Stressoren und die Hingabe an die eigenen unbewussten Kräfte der ideale Zustand für eine Verschönerung von innen und außen. Gönnen auch wir uns immer mal wieder diese selbstberuhigende Wohltat mit beautifying Anti-Aging-Effekt!

Kommt zu zweit zusammen.

Im Vorgespräch finden beide gemeinsam den idealen inneren Ort (am Meer, im Wald, am See, in schönen Räumen, in einer Oase, auf einem anderen Stern) für die Wellness- und Beautyfarm. In der hypnotischen Beautyfarm kann man in eine schöne Farbe tauchen, in einer wohlklingenden Melodie schwingen, auf dem Pegasus dahinreiten, mit Delfinen schwimmen, mit den Vögeln singen, die wunderbarsten Düfte atmen, sich der schönsten Erlebnisse erinnern. Lasst eure Fantasie sprudeln wie den Jungbrunnen an diesem Ort. Malt alles farbig und wunderbar aus, mit Düften, Klängen, Früchten und Getränken, Massagen und Streicheleinheiten, und sei es vom lauen Wind. Man darf alles machen, was regeneriert.

Schwelgt in eurer Fantasie in der Zuversicht, dass in Hypnose alles möglich ist. Haltet alle eure Eingebungen in Stichworten fest. Bedenkt auch, dass eine passende posthypnotische Suggestion den Depoteffekt stärkt. Notiert auch diese schon vorher hier:

....

....

....

Person A leitet Person B in eine angenehm tiefe Hypnose (mit Aufzeichnung).

A betont, wie die Atmung ruhig fließt, Entspannung sich breit macht, Ruhe einzieht. Und jetzt wird der Ort der Verschönerung durch treffende

Suggestionen ähnlich einem Teppich ausgerollt und belebt. Die Suggestionen sollen dazu anregen, automatisch alles förmlich aufzusaugen, was wohltut und schön macht. Suggestiv wirkende Vergleiche ermöglichen ein tiefes Aufnehmen der entspannenden und harmonisierenden Angebote: »... wie die Wellen sich glätten ... die Gedanken sich glätten ... die Schläfen sich glätten ...« o. ä.

Ist die Lymphe im Fluss, werden wir zur Nymphe im Fluss.

Ist die anleitende Person selber ganz im Bild und Gefühl dieses Wohlfühlprozesses, fallen während der Hypnoseanleitung spontan weitere gute Suggestionen ein.

Besprecht die Hypnose nach, notiert das Wichtige davon und tauscht die Rollen.

f) *Mein inneres Lied* – Frohsinn, Leichtigkeit, Dynamik

Tranceinduktion durch Stimme und Körperbewegung beim Gehen durchs Gelände

Findet zu zweit oder zu dritt – alle in wacher (!), zugewandter Trance – jeweils für einen von euch einen »inneren Spruch für Frohsinn, Heiterkeit, Leichtigkeit, Kreativität und ...«.

Entwerft einen schönen, einprägsamen, persönlichen Satz, besser einen ganzen Reim oder einen Liedtext. Am besten etwas mit Rhythmus. Vielleicht im Sinne von: »Heute ist ein schöner Tag! // Heute mach ich blau! // Heute ist mein Tag! // Übermut tut immer gut!«

Komponiert eine kleine Melodie dazu.

Probiert es aus, korrigiert es, singt, lacht, springt, schlagt Purzelbäume, bis es richtig gut und rund und wirkungsvoll ist. Zeichnet die Hypnose auf!

Notiert hier den Satz:

....

....

....

Lauft anschließend über die Wiese oder wo auch immer, mit schwingenden Armen und Wind in den Haaren, und sprecht, summt oder singt den Text gemeinsam!

Setzt euch dann irgendwo gemütlich ab, schließt die Augen und lasst in Ruhe das eben Erlebte nachwirken.

Macht eine kleine Pause, dann ist der Nächste dran und ihr entwerft wieder zusammen das innere Leitmotiv.

g) *Blüten am Bach* – Störungen schwinden, um neue Muster zu finden

Konzept und inhaltliche Gestaltung mit passenden Suggestionen für eine individuelle Hypnose zum Finden und Ausgestalten einer Hypnose zur Tiefenentspannung, Erholung, Neuausrichtung

Kommt zu zweit zusammen. Person A formuliert die Hypnose für Person B. Zeichnet die Hypnose auf!

Schrittfolge dieser Hypnose:

- Antennen einziehen, Aufmerksamkeit nach innen richten
- auf Atmung einschwingen und die Wellenform der Atmung beachten
- beim Einatmen bis 3 zählen, einen Moment auf dem »Bergplateau« verweilen, bei der Talfahrt des Ausatmens bis 4 zählen, einen Moment im »Tal« ruhen
- über 21 Atemzüge beim Einatmen unter den geschlossenen Lidern nach oben wie in Richtung Stirn schauen, beim Ausatmen nach unten
- beim Einatmen den schützenden Himmel über sich fühlen, beim Ausatmen die tragende Erde
- die Augen die Mitte finden lassen, den Ruhepol
- nachspüren, wie die Augen nun vollkommen entspannt in ihren Augenhöhlen liegen
- die Augenregion bis in den kleinsten Winkel und die letzte Muskelfaser entspannen
- die Entspannung in konzentrischen Kreisen über Gesicht, den Kopf fließen lassen und fühlen, wie sie sich ausbreitet und schließlich durch den ganzen Körper strömt
- fühlen, wie der gesamte Körper sich nach und nach vollkommen entspannt
- im inneren Erleben auf einer Blumenwiese an einem Bach sein
- Es duftet, ist vollkommen friedlich und schön.
- auf der Blumenwiese eine gewisse Anzahl von Blüten sammeln
- alles, was stört, in die Blüten packen und sie gut schließen, wie kleine Päckchen
- die Blüten nach und nach vorsichtig auf die Wasseroberfläche setzen
- Die Blüten treiben mit der sanften Strömung dahin, mit jedem Ausatmen schwimmen sie weiter und weiter weg.
- Die Blüten bilden in der Ferne einen Blütenteppich.

- Sein Muster verändert sich, wird harmonischer und dem Heute angemessener.
- Je weiter der Blütenteppich wegschwimmt, umso farbiger und schöner wird er.
- Ruhe herrscht überall, im Körper, in den Gedanken und auch im Herzen.
- Positive Veränderungen geschehen jetzt ganz von selbst.
- Innere Ruhe und gute Stimmung verbleiben, auch wenn die Trance endet.

Kurz nachbesprechen, das Wichtige notieren, dann Rollen tauschen.

5.2 Training »Praxis« – *Formuliere die passenden therapeutischen Suggestionen*

Unser Selbstbild beeinflusst Befinden und Gesundheit. In Hypnose können wir eine möglichst ideale Ich-Form visualisieren und diese verinnerlichen, was automatisch bewusste und unbewusste Vorgänge im positiven Sinn auslöst (siehe Kap. 4.3 *In neuem Licht*).

In dieser Trainingseinheit werden die Angaben des Hypnotisanden (Person B) klar und unverändert aufgenommen und in der Hypnose mit dem gleichen Wortlaut und denselben Inhalten, vielleicht nur noch ein wenig mehr positiv aufgeladen, zurückgegeben. Dadurch fühlt sich Person B besonders aufgehoben und verstanden. Person A dagegen hat leichtes Spiel, weil sie ja schon die Formulierungen und Inhalte im Vorgespräch erfährt und nur wiedergeben muss.

a) *»Energievoll, selbstbewusst, gesund und …«* – tiefenwirksames positives Selbstbild

»Wenn Sie voller Kraft und Lebensfreude sind und richtig gesund, wie stehen Sie da, wie klingt Ihre Stimme?«
Harry Merl

Trainingsanleitung für das individuelle ideale Selbstbild

1) *Person A befragt Person B zu deren optimaler Vorstellung bezüglich Wohlbefinden und Gesundheit. Person B schließt die Augen und beschreibt nach unten aufgeführten Kriterien ihre Idealvorstellung und ihr Gefühl. Person A notiert die Antworten.*
   - Optik/Erscheinungsbild – *Wie sehe ich aus?*
   - Welche Kleidung / welches Outfit trage ich? Welche Farben trage ich?

- Wie ist mein Haarschnitt? Trage ich Schmuck, nutze ich Parfum? Make-up?
- Was drücken meine Augen aus?
- Expression/Körperausdruck – *Wie ist meine Haltung, wie ist mein energetisches Niveau?*
- Wie ist meine Gestik? Wie ist meine Mimik?
- Wie ist meine Körperhaltung? Wie stehe ich da? Ist mein Rücken gestrafft/aufrecht?
- Wie stehen meine Füße? Wie halte ich die Arme?
- Wie fließt meine Atmung?
- Wie, und wo besonders, fühle ich meine Energie?
- Akustik – *Wie höre ich mich an?*
- Wie hört sich meine Stimme an? Ist sie klangvoll? Ist sie eher hoch oder eher tief?
- Lasse ich mir Ruhe beim Sprechen? Ist meine Sprache fließend?
- Ist meine Stimme angenehm zum Anhören?
- Haptik/Sensorik (olfaktorisch/gustatorisch) – *Was schmecke ich? Wie rieche ich?*
- Wie fasse ich mich (von anderen) an? Weich, hart, elastisch, nachgiebig, warm, kühl?
- Wonach rieche ich? Was für ein Geschmack liegt mir auf der Zunge?
- Gefühl – *Wie fühle ich mich?*
- Wie fühle ich mich innerlich? Wie erlebe ich mich? Wie stehe ich zu mir?
- innerer Dialog – *Was ist meine beste Selbstsuggestion?*
- Wie rede ich mit mir (anders als sonst)? Was sage ich mir? Wie lauten meine Gedanken über mich?

2) *Person A entwirft aus den Infos eine schöne Hypnose für Person B.*
   - Dissoziieren an einen guten Ort, Einfinden in eine leichte Trance
   - gesammelte Infos mit Pausen der Reihe nach erleben (Zeit lassen!)
   - gutes Gesamtbild von »energievoll, selbstbewusst, gesund und …« deutlich erfahren
   - alles wirken lassen, die Erfahrung abspeichern
   - Namen finden sowie haptischen Anker / Berührung für spontanes Abrufen
   - posthypnotische Suggestion für die Wirkung dieser Hypnose.

Kurz nachbesprechen, das Wichtige notieren, dann Rollen tauschen.

Konzept bei Bedarf erweitern, mit persönlichen Details/speziellen Wünschen modifizieren.

b) Selbstwertbooster – Selbstvertrauen, Selbstsicherheit, Standing

Konzept und inhaltliche Gestaltung mit passenden Suggestionen für einen hypnotischen Selbstwertbooster

Kommt zu zweit zusammen.

Instruktion Person A: Mach im Vorgespräch genaue Notizen, auf die du während der Hypnose zurückgreifen kannst, damit deine Suggestionen haarfein das Thema von Person B treffen.

Themenfindung: Kläre ab, für welche Situation/Aufgabe Person B mehr Selbstvertrauen, Selbstsicherheit, Selbstwert, Standing haben möchte. Lass dir auch erzählen, was genau anders sein soll oder besser und was sich in Folge dadurch wiederum zum Positiven wendet.

Ressourcensituation: Lass dir von Person B berichten, in welchen anderen Situationen sie sich stark, gelassen und kompetent fühlt. Wählt eine wirklich gute Ressourcensituation aus.

Bitte um genaue Beschreibung der äußeren Situation, des körperlichen Gefühls, des seelischen Befindens und der mentalen Verfassung und der Selbstsuggestionen.

Details für die Hypnose: Wenn die Ressourcensituation zum Beispiel in der Natur spielt und Person B vom Grün der Bäume erzählt, frage nach, welche Bedeutung das Grün der Bäume für sie hat. Wenn sie von der Weite des Meeres spricht, weil sie gerade eine Strandszene im Kopf hat, frage nach, was die Weite des Meeres für sie bedeutet. Wenn sie vom Joggen am Fluss redet, frage nach, was das Wichtige daran ist: der Geruch des Wassers, das ruhige Strömen des Wassers, das Quaken der Frösche?

Und: Wie fühlt sich der Körper an? Was geht im Kopf vor? Wie ist die Seelenlage?

Achte genau auf die Wortwahl, auf die beschriebenen Einzelheiten, die Bilder und die Bezüge zu der Situation. Mach Notizen, auf die du während der Hypnose immer wieder schaust, damit du alles berücksichtigst. Zeichnet die Hypnose auf!

Hypnose

1) Triff jetzt die Vorbereitung für eine angenehme Trance von etwa 20 Minuten.
2) Person B soll sich wohl, bequem und warm fühlen.
3) Frage nach, ob Person B eine Lieblingshypnoseinduktion hat, ansonsten verwende deine eigene Lieblingsinduktion.
4) Stelle dein Aufnahmegerät an und beginne mit der Tranceeinleitung.
5) Geleite Person B in eine richtig schöne Hypnose für tiefe Entspannung.

6) Eröffne den Hypnotischen Raum. Benutze jetzt die erhaltenen Informationen, führe Person B in ihr »Ressourcen-Ich« und schneidere eine Hypnoseanleitung auf die Situation zu, die zu verbessern/bewältigen ist. Gib feine, kluge Suggestionen, die den Wünschen von Person B entsprechen, Halt geben und Ermutigung. Sei kreativ, verwandele etwas den Inhalt, aber nicht zu übertrieben. Gehe während der Tranceanleitung immer wieder selbst in Trance. Verbinde dich mit deinen unbewussten Eingebungen, im engen Kontakt mit Person B und zugleich im eigenen Flow.
7) Sprich ein paar gute, passende posthypnotische Suggestionen aus.
8) Gewähre eine Zeit der Stille für die Integration der Arbeit von ca. 1–2 Minuten.
9) Schließe die Hypnose ab.

Nachbesprechung: Beredet die Wirkung. Bedenkt: Dies ist ein Training! Ihr dürft/sollt euch gegenseitig korrigieren, um aneinander zu lernen. Wechselt die Rollen. Hört die Audioaufnahme an!

c) *Kurzurlaub* – entspannen, erholen, auftanken

Kommt zu zweit zusammen.

Person A ist der »Therapeut« und Person B der »erschöpfte Patient«. Ziel ist es, der Erschöpfung zu begegnen, Trigger und Stressoren zu finden und die Selbstachtsamkeit zu erhöhen. Zeichnet die Hypnose auf!

Darstellung der Erschöpfungssituation durch Person B:

- Beschreibung der Erschöpfung (Art, Dauer, Auswirkung)
- Hintergründe und Ursachen
- eventuelle Ängste und Befürchtungen
- Information, wo sich Person B am besten erholt, was für sie der Inbegriff von Ruhe, Entspannung und Auftanken ist
- Ausmalen einer ganz persönlichen Energiequelle
- Verdeutlichen, wie es sich anfühlt, wenn sie in ihrer Kraft steht.

Sammlung von Suggestionen: Während des Berichtes von Person B formuliert Person A, der Therapeut, im Stillen etwa 6 potente Suggestionen und eine gute posthypnotische Suggestion. Bitte diese Suggestionen aufschreiben und das Blatt neben sich legen.

Hypnoseeinleitung: Person B darf nun die Augen schließen, sich entspannt zurücklehnen, erst einmal nur z. B. dem Rauschen der Blätter im Wind zuhören und verschnaufen. Person A beginnt dann, eine entspannende

Hypnose einzuleiten, bevorzugterweise über die Ruhe der Atmung, die Schwere des Körpers und Suggestionen in Richtung Loslassen und Absinken oder auch zum Beispiel mit der Technik: »Ruhig einatmen ... ausatmen und dabei den eigenen Namen nennen ...«

Dissoziation: Danach führt Person A Person B in eine schöne Umgebung, vielleicht an den Ort, den Person B schon genannt hat, lädt diesen aber energetisch noch mehr auf und stattet ihn vielversprechend aus. Alles hat mit größter Ruhe und genügend Zeit vor sich zu gehen. Immer wieder wird von Ruhe und Erholung gesprochen. Wesentlich dabei ist die Ruhe und Entspannung von Person A selbst.

Suggestionen: Und jetzt kommen die spezifischen Suggestionen, die schon formuliert sind und vielleicht sogar noch 2–3 neue Suggestionen, die durch die momentane Stimmung gerade intuitiv in den Sinn kommen. (Diese bitte auch niederschreiben.)

Integrationsphase: Danach erfolgt für Person B die Zeit für die Integrationsphase von etwa 2 Minuten, in der Person A nur ab und an ein beruhigendes »Ja, so ist es gut!«, oder »Sehr schön so!« ausspricht.

Posthypnotische Suggestion: Anschließend wird die posthypnotische Suggestion, die auch schon vorher formuliert worden war, ausgesprochen. Dazu gehört ebenfalls die Suggestion, dass diese Hypnose künftig gerne und wiederholt gehört wird, um den therapeutischen Effekt zu erhöhen.

Ausleitung: Dann wird die Hypnose ausgeleitet.

Feedback: Wichtig ist, dass Person B nun ausführlich und ehrlich Feedback gibt zu dem, was sie gehört und erlebt hat, wie sie sich während der Hypnose gefühlt hat und wie es ihr jetzt geht. Verbesserungsvorschläge sind willkommen. Denkt dabei immer daran, dass wir miteinander lernen und von keinem ehrlicher als von unseren Kollegen Korrektur und Anregungen bekommen und dadurch die Chance haben, uns verbessern zu können.

d) *Selbstfürsorge* – Hintergründe von Erschöpfung benennen, Auswege erkennen

Besprecht anhand der untenstehenden Fragen die persönlichen und externen Faktoren, die bei Person B Erschöpfung auslösen. Geht dabei nicht zu sehr ins Detail. Denkt immer daran: Es ist keine Therapie-, sondern eine Trainingssituation. Am besten einfach ankreuzen, was zutrifft, und je nach Belieben und Vertrauen kurz berichten. So können anschließend Suggestionen, die sich auf die Hintergründe von Erschöpfung beziehen und diese im Positiven beeinflussen, passend formuliert werden.

Fragen nach persönlichen Faktoren, die die Erschöpfung auslösen/begünstigen:

- hohe Leistungsbereitschaft: »Ich leiste, also bin ich.«
- Perfektionismus
- überhöhte Selbsteinschätzung: »Das schaff ich auch noch.«
- unzureichende Abgrenzung in bestimmten Kontexten
- eventuelle Vulnerabilität durch parallele private Belastungen
- unzureichende Selbstregulation und Selbstfürsorge
- mangelhaftes Selbst- und Zeitmanagement
- innere »Antreiber«, »Nörgler«, »Besserwisser«, »Kritiker«, »Abwerter«, »Pedanten«, »Tyrannen«
- innere Dialoge: »Ich kann noch so viel leisten, es ist nie genug.«
- Weiteres.

Fragen nach externen Faktoren:

- Arbeitsüberlastung
- schwer kontrollierbarer Arbeitskontext
- chronische Stressbelastung mit unzureichenden Erholungsphasen
- begleitender Druck im Alltagsleben
- Konkurrenzdruck und/oder Mobbing
- Lärmbelästigung, gestörter Schlaf o. Ä.
- Long Covid, Krieg, Umwelt etc.

Klärt zusammen ab, für welches der Ziele passende Suggestionen gefunden werden sollen.

Hier kann Person B Wünsche ausdrücken:

- Erholung, Beruhigung, Selbstberuhigung
- ausreichender Schlaf
- Nutzen persönlicher Ressourcen
- verbessertes Zeitmanagement
- adäquate Abgrenzung
- Distanz zu Stressoren
- Stressregulation
- Konfliktkompetenz
- Austausch innerer Dialoge
- Stärkung von Selbstwert
- Vertrauen in eigene Fähigkeiten
- Rollensicherheit
- Überprüfen/Verbessern von Lebensmottos oder innerer Dialoge
- Beachtung der Körpersignale
- Erlernen von Selbstregulation.

Stellt euer Aufnahmegerät an, nehmt die Hypnose auf!

Person A leitet die Hypnose nach diesem Schema an:

Induktion: Beginne mit einer einfachen ruhigen Tranceinduktion nach Belieben.

Dissoziation: Führe an einen ruhigen sicheren Ort.

Utilisation: Baue jetzt die Suggestionen in den Gesamttext ein.

Integration: Gib Zeit (1–2 min.) für das Einwirken der Suggestionen.

Posthypnotische Suggestion: Formuliere eine wirksame Suggestion.

Ausleitung, der Hypnoseeinleitung angemessen: eventuell mit dem Satz, dass Person B geistig klar und wach zurückkehren soll, ihr Körper aber noch in der heilsamen Trance verbleiben darf.

Vertiefung der Hypnoseerfahrung: Person B soll die Audioaufnahme mehrfach anhören!

Nachbesprechung: Bedenkt, dies ist ein Training! Ihr dürft und sollt euch gegenseitig korrigieren, um aneinander zu lernen. Wechselt die Rollen! Viel Erfolg!

e) *Heilsame Trance* – tiefe Entspannung, Symptomlinderung, Heilungsförderung: Hypnotherapeutische Suggestionen bei psychosomatischer Symptomatik

Vorgespräch: Person B hat ca. 10 Minuten Zeit für

- die Darstellung der Beschwerden und eine kurze Beschreibung der Genese
- die Erzählung, wann, wo und unter welchen Umständen das Befinden besser ist
- die Erklärung, was für ein Ort von Heilung besonders wirksam wäre
- den Bericht, wie es sich anfühlen wird, beschwerdefrei, gesund und fit zu sein
- die Formulierung der Wünsche an die Hypnose.

Suggestionen: Person A macht sich parallel dazu Gedanken bezüglich positiver, prägnanter, stimmiger Suggestionen und findet mindestens 6 sehr gute, potente Suggestionen und eine gute posthypnotische Suggestion. Bitte diese Suggestionen notieren und die Aufzeichnungen gut sichtbar neben sich legen. Zeichnet die Hypnose auf!

Bitte im Sinn behalten:

- während der Hypnose niemals die Diagnose nennen, sondern höchstens von Symptomatik/Problem/Thema reden!
- nur dasjenige aussprechen, was im Positiven erreicht werden soll!

- bei der Hypnoseausleitung die »Heilende Trance im Körper belassen«!
- empfehlen, diese Hypnose zur neuronalen Bahnung mehrfach zu wiederholen!

Hypnose: Person B darf nun die Augen schließen, sich zurücklehnen und entspannen (... und dem inneren Meeresrauschen lauschen ...).

1) Person A wendet sich Person B zu und erwähnt kurz die Zielrichtung dieser Hypnose (z. B. »damit sich dein Bauch wohler fühlt«).
2) Dann leitet sie eine heilsame Hypnose ein.
3) Danach führt Person A Person B behutsam an den heilsamen Ort. Alles hat mit größter Ruhe und genügend Zeit vor sich zu gehen, wobei immer wieder von Entspannung, Symptomlinderung, Heilungsförderung gesprochen wird. (Am heilsamen Ort kann man sich im Spiegel betrachten und dabei Gewebe ausbessern, man kann mit dem betroffenen Organ Zwiesprache halten und nach seinen Wünschen fragen oder einfach ruhen.)
4) Und jetzt kommen die spezifischen Suggestionen, die schon formuliert sind. Vielleicht kommen sogar noch 2–3 neue Suggestionen dazu, die gerade intuitiv in den Sinn kommen. (Diese bitte auch niederschreiben.)
5) Danach erfolgt für Person B die Zeit für die Integrationsphase von etwa 1–2 Minuten, in der nur ab und an ein beruhigendes »Ja, so ist es gut« oder »Sehr schön so!« gesagt wird.
6) Anschließend wird die posthypnotische Suggestion, die auch schon vorher formuliert wurde, ausgesprochen. Dazu gehört auch die Suggestion, dass diese Hypnose mit Vorliebe wiederholt praktiziert wird.
7) Dann wird die Hypnose ausgeleitet.
8) Nun erhält die Hypnose noch ihr Alleinstellungsmerkmal, ihren einzigartigen Namen.

Wichtig ist, dass Person B ausführlich und ehrlich Feedback gibt zu dem, was sie gehört hat, was sie erlebt hat, wie sie sich während der Hypnose gefühlt hat und wie es ihr jetzt geht. Immer sind Verbesserungsvorschläge willkommen.

f) Liebespackung für das leidende Organ

Konzept und inhaltliche Gestaltung mit passenden Suggestionen für eine individuelle Hypnose zum Regenerieren, Verwöhnen, Pflegen und – wenn nötig und möglich – Ausheilen eines Körperbereiches/Organs.

Kommt zu zweit zusammen.

Person A befragt Person B zu folgenden Kriterien und notiert die Antworten.

Person B beschreibt Thema, Anliegen, Wünsche und Ziel:

- Was ist das Problem?
- Seit wann besteht es und wo besonders?
- Wann ist es gut/besser oder symptomfrei?
- Was wird anders sein, wenn es gut ist?
- Wie wird es sich anfühlen?

Entwickelt gemeinsam Ideen, Bilder, Vorstellungen zum Regenerieren, Verwöhnen, Pflegen des Körperbereiches/Organs (es empfiehlt sich, dass Person B bei der Beschreibung ihrer Vorstellung die Augen schließt):

- Wie könnte ein heilsamer Ort aussehen?
- Wo könnte er sein?
- Was sind seine Attribute (z. B. Wärme, Ruhe, gute Atmosphäre, gute Luft ...)
- Wie ist er abrufbar?
- Was soll dort geschehen, vielleicht auch mystisch, märchenhaft, wie durch Zauberkraft?
- Was könnte bestenfalls passieren?
- Wie wird sich das anfühlen?
- Was muss vielleicht vorher noch in der Tiefe, ganz von selbst geschehen oder gelöst/geheilt werden?
- Was ist sonst noch wichtig?

Person A entwirft aus den Informationen eine schöne Hypnose mit guten Suggestionen für Person B und macht dabei eine Audioaufnahme. Diese Hypnose ermöglicht Person B:

- Eintauchen in möglichst tiefe Trance
- Hinwandern an den vorher entworfenen, schönen, heilsamen inneren Ort.
- intensives Wahrnehmen des momentanen guten Erlebens (Gerüche, Geräusche, Klänge, Stimmung, Gefühle)
- intensives Auftanken und Einspeichern auf allen Sinneskanälen
- Wirkenlassen und Integrieren
- ein »Sesam öffne Dich« (Wort, Satz, Bild oder haptischer Anker) für spontanes Abrufen der Hypnoseinhalte finden
- posthypnotische Suggestion für die Wirkung dieser Hypnose aussprechen.

Kurz nachbesprechen, das Wichtige notieren, dann Rollen tauschen.

g) *»That's right! Sehr gut! Sehr schön! Das ist gut so!«* – entspannt den Klienten, entspannt den Therapeuten

M. H. Ericksons »That's right«, übersetzt auf Deutsch etwa »So ist es gut!« und in der Bedeutung in etwa »Sehr schön«, »Sehr gut!«, »Du machst gerade alles richtig!«, entschleunigt den Prozess, wirkt harmonisierend und lässt den anderen in eine Wolke von Ruhe, Akzeptanz und Wohlwollen sinken. Und genau da passiert es: die fragile Öffnung für Ideen, Bilder, Entwicklung, Integration.

In dieser Übung geht es entspannenderweise nicht um das Suggestive in schönen Sätzen, sondern um die übertragene Ruhe, den Wohlklang der zu hörenden Stimme und das Erleben, dass alles einfach gerade richtig ist und man selbst auch mal so völlig ok ist.

Tut euch zu zweit zusammen und macht etwas sehr Einfaches und sehr Wirkungsvolles:

Tranceinduktion: Person A gibt Person B einige kleine Sätze für einen leichten Trancezustand mit Dissoziation an einen schönen, sicheren Ort: ruhige Atmung, Sommerwiese, Strand, Almhütte o. Ä.

Danach sagt Person A nichts weiter als ab und zu mal:

»Sehr gut!«

oder:

»Sehr schön!«

oder:

»Das ist gut so!«

oder:

»Weiter so, das sieht gut aus!«
Hier macht der Ton die Musik. Die Suggestion kommt mit dem Klang der Stimme, die sehr zugewandt, warm und liebevoll sein sollte.

Ausleitung: Nach ca. 7 Minuten orientiert Person A Person B wieder ins Hier und Jetzt.

Feedback: Besprecht jetzt bitte ausführlich eure Erfahrungen.

Wechselt danach die Rollen!

Ihr werdet bemerken, dass diese Zauberwörtchen den anderen entspannen, aber zugleich auch euch selbst. Es ist die »ok-Plattform« für die Entwicklung therapeutischer Prozesse und ist immer wieder mal auszusprechen.

Ebenso sinnvoll ist das zeitweilige Schweigen während der Hypnose, um Arbeit im Stillen ohne Drängen und all unsere gut gemeinten Anregungen zu gestatten. Nur bitte vorher ankündigen, sonst könnte der Klient denken, dem Therapeuten sei es vielleicht übel oder er sei eingeschlafen.

h) Die Souffleuse: Keine Suggestion parat? **Vertrau dem Unbewussten mit seinem Rat.**

Früher gab es im Theater, eingelassen in den Bühnenboden, so eine kleine Box, in der saß die Souffleuse. Eine Souffleuse musste sensibel sein und sich mit dem Spiel identifizieren. Sie kannte jede Eigenheit, auch Schwäche, der Schauspieler, war dabei aber unsichtbar und durfte auch nicht stören – obwohl jede Sekunde an der Aufführung beteiligt. Sie sollte mit dem Schauspieler mitschwingen und ihm dann, aber wirklich nur dann, wenn er nicht mehr weiterwusste oder sich im Text verlor, zu Hilfe eilen und ihm die entsprechenden Worte oder Textpassagen zuflüstern. Was früher aus dieser fast unsichtbaren und doch dekorativen Venusmuschel zum Schauspieler durchdrang, kann verglichen werden mit den Eingebungen, die das Unbewusste uns zuflüstert, wenn wir bewusst nicht mehr weiterwissen und uns dann einfach nur noch zurücklehnen, durchatmen, entspannen und vertrauen. Um diesen Prozess anzuregen, kann Person A nach leichter Hypnoseinduktion Person B folgende Hypnose anbieten – für eine entspannte Arbeit mit guten Ideen und passgenauen Suggestionen.

So kommt zu zweit zusammen und zeichnet die Hypnose auf:

> Du wirst Hypnose machen ... bewusst oder auch unbewusst ... bei anderen oder sogar auch bei dir ... und du wirst dabei die richtigen Worte finden!
>
> Und du wirst dabei immer wieder zurückgreifen auf das, was du gelernt hast ... auf das, was du schon längst praktiziert ... aber jetzt bewusster praktizierst ... auf das, was du gelesen hast ... und das, was du von anderen erfährst ... da ist ein großer ... großer Fundus in dir, der zur Wirkung kommt ...
>
> Und wenn du in der Sitzung bist mit einem Menschen, der sich dir anvertraut ... egal aus welchen Gründen ... wirst du immer diesen Fundus in dir verspüren ... und du wirst in Ruhe sein und diese Ruhe ausstrahlen ... du wirst in deine Kompetenz kommen ... und man wird dir deine Kompetenz anmerken ... und du wirst vertrauen ... in unbewusste Vorgänge ... und dieses Vertrauen wird sich auf den anderen übertragen ...
>
> Vielleicht wirst du manchmal nicht gleich wissen, was du sagst in der Hypnose ... aber du weißt: ›Für Hypnose brauche ich nichts zu tun ... nichts zu verstehen!‹ Du entspannst dich einfach!
>
> Natürlich hast du ein Konzept, was zu tun ist ... aber wie du das Konzept füllst ... das Schema umsetzt ... das gibt dir dein Unbewusstes ein ... dafür

lehnst du dich zurück … auch innerhalb der Hypnose mit jemand anderem … schließt kurz die Augen oder bist so einfach bei dir …

Und dir kommen die Menschen in den Sinn, von denen du gelernt hast … die Situationen, in denen du gelernt hast … es fallen dir spontan Metaphern und Gleichnisse ein … Worte und Bilder … und Suggestionen … wie von selbst … und die passen einfach und sind stimmig.

Und immer … wenn du irgendwann mal nicht weiter weißt … lehnst du dich innerlich einfach zurück … gibst dem anderen die Pause … gibst aber auch dir die Pause … von selber kommt das richtige Wissen hoch … aus den Büchern, die du gelesen hast … aus den Worten von Menschen, von denen du gelernt hast … aus den Trainingseinheiten, von denen du profitiert hast … und aus deinem logischen Verstand, mit dem du kombinieren kannst … und immer wieder Lösungen findest … im Vertrauen in deine Ressourcen … in deinen Fundus … es kommen dir immer wieder Ideen … und Bilder … im Wissen um deine Kompetenzen …

Und du wirst immer mehr in unbewusste Prozesse vertrauen … immer sensibler arbeiten … mit immer mehr Erfolg … und das ist wirklich interessant: Das Arbeiten mit und in Hypnose wird auf dich zurückwirken … es wird dich immer freier und ideenreicher machen … immer intuitiver und kreativer …

6 Ausklang

Der Vogel singt, das Meer rauscht, das Lüftchen weht, der Oleander blüht

Wie schön!

Ein ganzes Buch voller Lernstoff, schwere Arbeit, hohe Konzentration ...

Material in Hülle und Fülle ... und jetzt noch Training auf allen Ebenen ...

vom Therapeutischen Plateau über die Bühne des Unbewussten bis zur Beautyfarm ...

aufpassen, mitschreiben, experimentieren und nachts noch Suggestionen träumen ...

Aber es hat sich gar nicht wie Arbeit angefühlt ... es war lustvoll, freudvoll ...

Intuitives Lernen im Übermaß und Überschwang ...

Und jetzt hör doch einfach mal den Wellen zu ... und dem Vogel, der da singt für dich!

Spür den Wind auf den Wangen ... und auf dem Körper ...

vielleicht noch ein anderer Klang ... aber du hörst vor allem dein eigenes ruhiges Atmen ...

das dich in wunderbare Hypnose geleitet ... so tief und so erholsam ... so angenehm ...

Die Augen ruhen in den Augenhöhlen, so ruhig wie das glatte Meer in den Morgenstunden ...

der Wind streichelt noch die letzte Anspannung hinweg ...

die Stirne glatt ... die Schläfen glatt ... die Wangen entspannt ... der Ausdruck gelöst ...

Ein feines Lächeln umspielt deinen Mund ... und dieses Lächeln ...

mit jedem Atemzug ... sinkt tiefer in dich ein und füllt dich zunehmend aus ...

All das Schöne, was eben noch außen war, breitet sich innerlich wohltuend aus ...

in der Ferne heiteres Lachen ... hier der Gesang des Vogels ...

das Rauschen des Meeres ... gelassenes Strömen ...

der laue Wind, der noch die letzte Falte hinwegstreicht und wegbläst ...

und dich so gelöst macht und so befriedet ... und so in Einklang bringt mit dir ...

Dein Innenraum erfüllt mit diesen wunderbaren Farben ...

mit dem Lichtblau des Himmels ... der Sandfarbe der Dünen ...

dem Grün des Rasens ... dem Marmorweiß der Häuser ...

dem Rot des Oleanders ... dem Gold der Sonne ... dem Tiefblau des Meeres ...

alles füllt dich wohltuend aus ... ist präsent in deinem Inneren ...

verbindet dich mit deinem inneren Reichtum ... und deiner Freude am Sein ...

Und du lässt es einfach wirken ... und genießt diese Friedlichkeit, die dich auftankt ...

die Atemwege frei, um tief Luft zu holen ...

dein Herz umhegt, um in Ruhe zu arbeiten ...

und entspanntes Blut entspannt durch deine Adern zu pumpen ...

Aber vielleicht nimmst du auch nichts anderes wahr ...

als das Wehen des Windes ... um deine Nasenspitze ... oder um deinen großen Zeh ...

oder das angenehme Sinken, mit dem Gefühl, in einem Jungbrunnen zu baden ...

in dem du dich erholst und deine Schönheit zum Strahlen kommt ...

das Auge leuchtend ... die Züge entspannt ... der Kopf klar ...

und die Seele heiter ...

Du genießt mit allen Sinnen und fühlst dich einfach nur noch wohl ...

Literatur

Barber, J. (ed.) (1996): Hypnosis and suggestion in the treatment of pain – a clinical guide. New York (Norton).

Bernheim, C. (2011): Hippolyte Bernheim, un destin sous hypnose. Paris (Hugo et Compagnie).

Bernheim, H. (1886): De la suggestion et de ses applications à la thérapeutique. Paris (Doin). [dt. (1888): Die Suggestion und ihre Heilwirkung. Autorisierte deutsche Ausgabe von Dr. Sigm. Freud. Leipzig/Wien (Franz Deuticke).]

Bernheim, H. (1892): Hypnotisme, suggestion, psychothérapie. Études nouvelles. Paris (LEN). [dt. (2015): Neue Studien über Hypnotismus, Suggestion und Psychotherapie. Übersetzt von S. Freud. Leipzig/Wien (Vero).]

Binet, A. (1900): La suggestibilité. Paris (Schleicher Frères).

Buergler et al. (2023): Imaginary pills and open-label placebos can reduce test anxiety by means of placebo mechanisms. *Scientific Reports* 13. Verfügbar unter: https://www.nature.com/articles/s41598–023–29624–7#Sec2 [25.09.2024].

de Shazer, S. (1984): The imaginary pill technique. *J. Strateg. Syst. Ther.* 3: 30–34.

Eidenschink, K. (2024): Es gibt keine Narzissten! Nur Menschen in narzisstischen Nöten. Eine Handreichung für alle und jede(n). Heidelberg (Carl-Auer), 2. Aufl.

Gheorghiu, V. A. (2000): Suggestion, Suggestibilität, Suggestionalität: Versuch der Einordnung suggestionaler Phänomena unter Berücksichtigung ihrer Anwendung in der Psychotherapie. *Imagination* 2000 (2): 48–58.

Gilligan, S. G. (2008): Therapeutische Trance. Das Prinzip Kooperation in der Ericksonschen Hypnotherapie. Heidelberg (Carl-Auer), 6. Aufl. 2017.

Hammond, D. C. (ed.) (1990): Handbook of hypnotic suggestions and metaphors. New York (Norton).

Kaiser Rekkas, A. (2016): Der Bär fängt wieder Lachse. Ideomotorische Arbeit in klinischer Hypnose und Hypnotherapie. Heidelberg (Carl-Auer), 2., korr. Aufl.

Kaiser Rekkas, A. (2022): Raus aus dem Schmerz mit Hypnose. Schmerzlinderung – Entspannung – Kräftigung – Heilungsförderung [Hörbuch]. Heidelberg (Carl-Auer).

Kaiser Rekkas, A. (Hrsg.) (2022): Hypnose und Hypnotherapie. Manual für Praxis, Fortbildung und Lehre. Heidelberg (Carl-Auer), 2., erw. Aufl.

Kaiser Rekkas, A., T. Conrad, J. Marr, M. Teut u. K. Wortmann (2023): Selbsthypnose bei Multipler Sklerose. Therapie in Eigenregie. Erholung – Linderung – Unterstützung heilsamer Vorgänge [Hörbuch]. Heidelberg (Carl-Auer).

Oswald, W. (2017): Freie Hypnose und hypnotische Assoziation. *Imagination* 18 (4). Wien (Facultas).

Oswald, W. (2022): Dialogische versus monologische Trance. In: Kaiser Rekkas, A. (Hrsg.): Hypnose und Hypnotherapie. Manual für Praxis, Fortbildung und Lehre. Modul I Grundkurs. Heidelberg (Carl-Auer), 2., erw. Aufl., S. 57 ff.

Rasch, B. (2022): Schlafvertiefung durch Hypnose. *DZzH* 2022 (1): 36–41. Verfügbar unter: https://dgzh.de/wp-content/uploads/2022/06/dzzh_2022-web_1-komprimiert.pdf [25.09.2024].

Revenstorf, D. u. U. Prudlo (1994): Zu den wissenschaftlichen Grundlagen der Klinischen Hypnose unter besonderer Berücksichtigung der Hypnotherapie nach M. H. Erickson. *Hypnose und Kognition* 11 (1, 2): 190–224.

Rossi, E. L. a. D. B. Cheek (1988): Mind-Body Therapy. Methods of Ideodynamic Healing in Hypnosis. New York (Norton).

Schützenberger, A. A. (2001): Oh, meine Ahnen! Wie das Leben unserer Vorfahren in uns wiederkehrt. Heidelberg (Carl-Auer), 10. Aufl. 2021.

Universität Freiburg, Departement für Psychologie: Kognitive Biopsychologie und Methoden. Hypnose-Texte. Verfügbar unter: https://www.unifr.ch/psycho/de/forschungseinheiten/biopsy/hypnose.html [25.09.2024].

Wikipedia: Animalischer Magnetismus. Verfügbar unter: https://de.wikipedia.org/wiki/Animalischer_Magnetismus [25.09.2024].

Wikipedia: Somnambulismus. Verfügbar unter: https://de.wikipedia.org/wiki/Somnambulismus [25.09.2024].

Über die Autorin

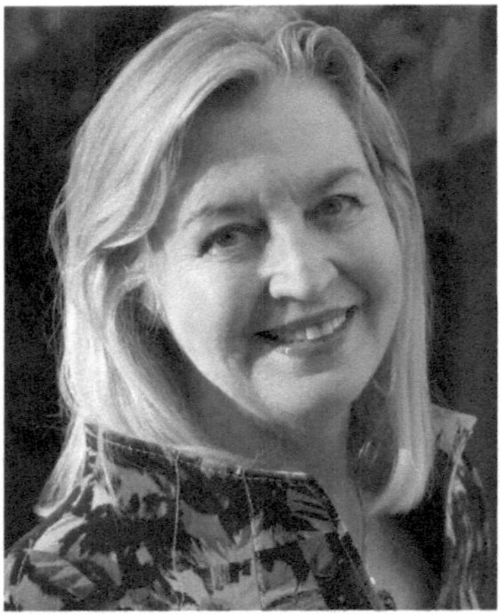

© Pascal Deger

Agnes Kaiser Rekkas, Dr. rer. biol. hum., Diplom-Psychologin, Psychologische Psychotherapeutin, Physiotherapeutin; Zertifikat in Systemischer Therapie und Klinischer Hypnose; Dozentin und Supervisorin anerkannter Hypnosefachgesellschaften wie DGH, MEG, MEI, MEGA, ÖGATAP; Privatpraxis in München, Autorin von wissenschaftlichen Publikationen und Fachbüchern, u. a. *Die Fee, das Tier und der Freund. Hypnotherapie in der Psychosomatik* (5. Aufl. 2021), *Im Atelier der Hypnose. Entwurf, Technik, Therapieverlauf* (4. Aufl. 2016), *Wie man ein Krokodil fängt, ohne es zu verletzten. Innovative Hypnotherapie* (als Hrsg., 4. Aufl. 2022), *Der Bär fängt wieder Lachse. Ideomotorische Arbeit in klinischer Hypnose und Hypnotherapie* (2. Aufl. 2016), *Hypnose und Hypnotherapie. Manual für Praxis, Fortbildung und Lehre* (2. Aufl. 2022) und *Die poetische Sprache der Hypnose. Therapeutisch wirksame Trance in ihrer sinnlichsten Form* (2020); zahlreiche Audioproduktionen.